临床护理技术与护理研究

王晓梅　张苏　乔馨　闫聪　李路红　周静◎主编

吉林科学技术出版社

图书在版编目（ＣＩＰ）数据

临床护理技术与护理研究/王晓梅等主编. --长春：
吉林科学技术出版社，2024.3
ISBN 978-7-5744-1168-5

Ⅰ.①临… Ⅱ.①王… Ⅲ.①护理学Ⅳ.①R47

中国国家版本馆 CIP 数据核字(2024)第 064619 号

临床护理技术与护理研究

主　　编	王晓梅　等	
出 版 人	宛　霞	
责任编辑	梁丽玲	
封面设计	树人教育	
制　　版	树人教育	
幅面尺寸	185mm×260mm	
开　　本	16	
字　　数	305 千字	
印　　张	13	
印　　数	1~1500 册	
版　　次	2024 年 3 月第 1 版	
印　　次	2024 年12月第 1 次印刷	

出　　版　　吉林科学技术出版社
发　　行　　吉林科学技术出版社
地　　址　　长春市福祉大路5788 号出版大厦A 座
邮　　编　　130118
发行部电话/传真　　0431-81629529 81629530 81629531
　　　　　　　　　　81629532 81629533 81629534
储运部电话　　0431-86059116
编辑部电话　　0431-81629510
印　　刷　　廊坊市印艺阁数字科技有限公司

书　　号　　ISBN 978-7-5744-1168-5
定　　价　　80.00元

编 委 会

主　编　王晓梅（曹县人民医院）

张　苏（菏泽市妇幼保健院）

乔　馨（山东省济宁市泗水县苗馆镇卫生院）

闫　聪（河口区中医院）

李路红（昌乐县人民医院红河分院）

周　静（成都市第二人民医院）

目　　录

第一章　呼吸系统疾病护理

第一节　急性呼吸道感染

一、急性上呼吸道感染

急性上呼吸道感染简称上感,为外鼻孔至环状软骨下缘包括鼻腔、咽或喉部急性炎症的概称。其特点是起病急、病情轻、病程短、可自愈,预后好,但发病率高,并具有一定的传染性。本病是呼吸道最常见的一种感染性疾病,发病不分年龄、性别、职业和地区,免疫功能低下者易感。全年皆可发病,以冬春季节多见,多为散发,但在气候突变时可小规模流行。

主要病原体是病毒,少数是细菌。人体对病毒感染后产生的免疫力较弱、短暂,病毒间也无交叉免疫,故可反复发病。

(一)病因与发病机制

1.病因

常见病因为病毒,少数由细菌引起,可单纯发生或继发于病毒感染之后发生。病毒包括鼻病毒、冠状病毒、腺病毒、流感和副流感病毒以及呼吸道合胞病毒、埃可病毒和柯萨奇病毒等。细菌以口腔定植菌溶血性链球菌为多见,其次为流感嗜血杆菌、肺炎链球菌和葡萄球菌等,偶见革兰阴性杆菌。

2.发病机制

正常情况下健康人的鼻咽部有病毒、细菌存在,一般不会发病。接触病原体后是否发病,取决于传播途径和人群易感性。淋雨、受凉、气候突变、过度劳累等可降低呼吸道局部防御功能,致使原存的病毒或细菌迅速繁殖引起发病。老幼体弱,免疫功能低下或有慢性呼吸道疾病的,如鼻窦炎、扁桃体炎者更易发病。病原体主要通过飞沫传播,也可由于接触患者污染的手和用具而传染。

(二)临床表现

1.临床类型

(1)普通感冒:俗称"伤风",又称急性鼻炎或上呼吸道卡他。以冠状病毒和鼻病毒为主要致病病毒。起病较急,主要表现为鼻部症状,如打喷嚏、鼻塞、流清水样鼻涕,早期有咽部干痒或烧灼感。2～3天后鼻涕变稠,可伴咽痛、流泪、味觉迟钝、呼吸不畅、声嘶、咳嗽等,有时由于咽鼓管炎致听力减退。严重者有发热、轻度畏寒和头痛等。体检可见鼻腔黏膜充血、水肿、有分泌物,咽部可轻度充血。若无并发症,一般经5～7天痊愈。

(2)急性病毒性咽炎和喉炎:急性病毒性咽炎常由鼻病毒、腺病毒、流感病毒、副流感病毒以及肠病毒、呼吸道合胞病毒等引起。临床表现为咽痒和灼热感,咽痛不明显,但合并链球菌感染时常有咽痛。体检可见咽部明显充血、水肿。急性喉炎多为流感病毒、副流感病毒及腺病毒等引起,临床表现为明显声嘶、讲话困难、可有发热、咽痛或咳嗽,咳嗽时咽喉疼痛加重。体检可见喉部充血、水肿,颌下淋巴结轻度肿大和触痛,有时可闻及喉部的喘息声。

(3)急性疱疹性咽峡炎:多由柯萨奇病毒A引起,表现为明显咽痛、发热,病程约为一周。查体可见咽部充血,软腭、腭垂、咽及扁桃体表面有灰白色疱疹及浅表溃疡,周围伴红晕。多发于夏季,儿童多见,成人偶见。

(4)急性咽结膜炎:主要由腺病毒、柯萨奇病毒等引起。表现为发热、咽痛、畏光、流泪、咽及结膜明显充血。病程4～6天,多发于夏季,由游泳传播,儿童多见。

(5)急性咽扁桃体炎:病原体多为溶血性链球菌,其次为流感嗜血杆菌、肺炎链球菌、葡萄球菌等。起病急,以咽、扁桃体炎症为主,咽痛明显、伴发热、畏寒,体温可达39℃以上。查体可发现咽部明显充血,扁桃体肿大、充血,表面有黄色脓性分泌物。有时伴有颌下淋巴结肿大、压痛,而肺部查体无异常体征。

2.并发症

一般预后良好,病程常在1周左右。少数患者可并发急性鼻窦炎、中耳炎、气管-支气管炎。以咽炎为表现的上呼吸道感染,部分患者可继发溶血性链球菌引起的风湿热、肾小球肾炎等,少数患者可并发病毒性心肌炎。

(三)辅助检查

1.血液检查

病毒感染者,白细胞计数常正常或偏低,伴淋巴细胞比例升高。细菌感染者可有白细胞计数与中性粒细胞增多和核左移现象。

2.病原学检查

因病毒类型繁多,一般无需进行此检查。需要时可用免疫荧光法、酶联免疫吸附法、血清学诊断或病毒分离鉴定等方法确定病毒的类型。细菌培养可判断细菌类型并做药物敏感试验以指导临床用药。

(四)诊断要点

根据鼻咽部的症状和体征,结合周围血象和阴性胸部X线检查可作出临床诊断。一般无需病因诊断,特殊情况下可进行细菌培养和病毒分离,或病毒血清学检查等确定病原体。但须与初期表现为感冒样症状的其他疾病鉴别,如过敏性鼻炎、流行性感冒、急性气管-支气管炎、急性传染病前驱症状等。

(五)治疗要点

治疗原则以对症处理为主,以减轻症状,缩短病程和预防并发症。

1.对症治疗

病情较重或发热者或年老体弱者应卧床休息,忌烟,多饮水,室内保持空气流通。如有发热、头痛,可选用解热镇痛药(如复方阿司匹林、去痛片等)口服。咽痛可用消炎喉片含服,局部雾化治疗。鼻塞、流鼻涕可用1%麻黄素滴鼻。

2.抗菌药物治疗

一般不需用抗生素,除非有白细胞升高、咽部脓苔、咯黄痰和流鼻涕等细菌感染证据,可根据当地流行病学史和经验用药,可选口服青霉素、第一代头孢菌素、大环内酯类或喹诺酮类。

3.抗病毒药物治疗

如无发热,免疫功能正常,发病超过2天一般无需应用。对于免疫缺陷患者,可早期常规使用广谱的抗病毒药,如利巴韦林和奥司他韦,可缩短病程。具有清热解毒和抗病毒作用的中药亦可选用,有助于改善症状,缩短病程。如板蓝根冲剂、银翘解毒片等。

(六)护理要点

1.生活护理

症状轻者适当休息,避免过度疲劳;高热患者或年老体弱者应卧床休息。保持室内空气流通,温湿度适宜,定时空气消毒,进行呼吸道隔离,患者咳嗽或打喷嚏时应避免对着他人,防止交叉感染。饮食应给予高热量、高维生素的流质或半流质,鼓励患者多饮水及漱口,保持口腔湿润和舒适。患者使用的餐具、毛巾等可进行煮沸消毒。

2.对症护理

高热者遵医嘱物理降温,如头部冷敷,冰袋置于大血管部位,温水或乙醇擦浴,4℃冷盐水灌肠等。注意30分钟后测量体温并记录。必要时遵医嘱药物降温。咽痛者可用淡盐水漱咽部或含服消炎喉片,声嘶者可行雾化疗法。

3.病情观察

注意观察生命体征,尤其是体温变化及咽痛、咳嗽等症状的变化。警惕并发症,如中耳炎患者可有耳痛、耳鸣、听力减退、外耳道流脓;并发鼻窦炎者会出现发热、头痛加重、伴脓涕,鼻窦有压痛。

4.用药护理

遵医嘱用药,注意观察药物不良反应。

5.健康教育

积极体育锻炼,增强机体免疫力。生活饮食规律、改善营养。避免受凉、淋雨、过度疲劳等诱发因素,流行季节避免到公共场所。注意居住、工作环境的通风换气。年老体弱易感者应注意防护,上呼吸道感染流行时应戴口罩。

二、急性气管-支气管炎

急性气管-支气管炎是由生物、物理、化学刺激或过敏等因素引起的气管-支气管黏膜的急性炎症。临床症状主要为咳嗽和咳痰。常发生于寒冷季节或气候突变时,也可继发于上呼吸道感染,或为一些急性呼吸道传染病(麻疹、百日咳等)的一种临床表现。

(一)病因与发病机制

1.感染

病毒或细菌是本病最常见的病因。常见的病毒有呼吸道合胞病毒、副流感病毒、腺病毒等。细菌以肺炎球菌、流感嗜血杆菌、链球菌和葡萄球菌较常见。

2.理化因素

冷空气、粉尘、刺激性气体或烟雾对气管-支气管黏膜的急性刺激。

3.过敏反应

花粉、有机粉尘、真菌孢子、动物毛皮及排泄物等的吸入,钩虫、蛔虫的幼虫在肺移行,或对细菌蛋白质的过敏均可引起本病。

感染是最主要的病因,过度劳累、受凉是常见诱因。

(二)临床表现

1.症状

起病较急,通常全身症状较轻,可有发热,体温多于 3～5 天内恢复正常。大多先有上呼吸道感染症状,以咳嗽为主,初为干咳,以后有痰,黏液或黏液脓性痰,偶伴血痰。气管受累时在深呼吸和咳嗽时感胸骨后疼痛;伴支气管痉挛,可有气急和喘鸣。咳嗽、咳痰可延续 2～3 周才消失,如迁延不愈,可演变成慢性支气管炎。

2.体征

体检肺部呼吸音粗,可闻及不固定的散在干、湿啰音,咳嗽后可减少或消失。

(三)辅助检查

病毒感染者白细胞正常或偏低,细菌感染者可有白细胞总数和中性粒细胞增高。胸部 X 线检查多无异常改变或仅有肺纹理增粗。痰涂片或培养可发现致病菌。

(四)诊断要点

1.肺部可闻及散在干、湿性啰音,咳嗽后可减轻。

2.胸部 X 线检查无异常改变或仅有肺纹理增粗。

3.排除流行性感冒及某些传染病早期呼吸道症状,即可作出临床诊断。

4.痰涂片或培养有助于病因诊断。

(五)治疗要点

1.病因治疗

有细菌感染证据时应及时应用抗生素。可首选青霉素、大环内酯类,亦可选用头孢菌素类或喹诺酮类等药物或根据细菌培养和药敏实验结果选择药物。多数口服抗菌药物即可,症状较重者可肌内注射或静脉滴注给药。

2.对症治疗

咳嗽剧烈而无痰或少痰可用右美沙芬、喷托维林镇咳。咳嗽痰黏而不易咳出,可口服祛痰剂如复方甘草合剂、盐酸氨溴索或溴己新等,也可行超声雾化吸入。支气管痉挛时可用平喘药,如茶碱类等。

（六）护理要点

1.保持呼吸道通畅

（1）保持室内空气清新,温湿度适宜,减少对支气管黏膜的刺激,以利于排痰。

（2）注意休息,经常变换体位,叩击背部,指导并鼓励患者有效咳嗽,必要时行超声雾化吸入,以湿化呼吸道,利于排痰,促进炎症消散。

（3）遵医嘱使用抗生素、止咳祛痰剂、平喘剂,密切观察用药后的反应。

（4）哮喘性支气管炎的患者,注意观察有无缺氧症状,必要时给予吸氧。

2.发热的护理

（1）密切观察体温变化,体温超过39℃时采取物理降温或遵医嘱给予药物降温。

（2）保证充足的水分及营养的供给:多饮水,给营养丰富、易于消化的饮食。保持口腔清洁。

3.健康教育

（1）增强体质,避免劳累,防治感冒。

（2）改善生活卫生环境,防止有害气体污染,避免烟雾刺激。

（3）清除鼻、咽、喉等部位的病灶。

第二节　慢性阻塞性肺疾病

慢性阻塞性肺疾病(COPD)是一组以气流受限为特征的肺部疾病,气流受限不完全可逆,呈进行性发展。COPD是一种慢性气道阻塞性疾病的统称,主要指具有不可逆性气道阻塞的慢性支气管炎和肺气肿两种疾病。患者在急性发作期过后,临床症状虽有所缓解,但其肺功能仍在继续恶化,并且由于自身防御和免疫功能的降低以及外界各种有害因素的影响,经常反复发作,而逐渐产生各种心肺并发症。

COPD是呼吸系统疾病中的常见病和多发病,患病率和病死率均居高不下。因肺功能进行性减退,严重影响患者的劳动力和生活质量,给家庭和社会造成巨大的负担,根据世界银行/世界卫生组织发表的研究,至2020年COPD将成为世界疾病经济负担的第五位。

一、病因与发病机制

确切的病因不清楚,但认为与肺部对香烟烟雾等有害气体或有害颗粒的异常炎症反应有关。这些反应存在个体易感因素和环境因素的互相作用。

1.吸烟

吸烟为重要的发病因素,吸烟者慢性支气管炎的患病率比不吸烟者高 2~8 倍,烟龄越长,吸烟量越大,COPD 患病率越高。烟草中含焦油、尼古丁和氢氰酸等化学物质,可损伤气道上皮细胞和纤毛运动,促使支气管黏液腺和杯状细胞增生肥大,黏液分泌增多,气道净化能力下降。还可使氧自由基产生增多,诱导中性粒细胞释放蛋白酶,破坏肺弹力纤维,诱发肺气肿形成。

2.职业粉尘和化学物质

接触职业粉尘及化学物质,如烟雾、变应原、工业废气及室内空气污染等,浓度过高或时间过长时,均可能产生与吸烟类似的 COPD。

3.空气污染

大气中的有害气体如二氧化硫、二氧化氮、氯气等可损伤气道黏膜上皮,使纤毛清除功能下降,黏液分泌增加,为细菌感染增加条件。

4.感染因素

感染亦是 COPD 发生发展的重要因素之一。病毒感染以流感病毒、鼻病毒、腺病毒和呼吸道合胞病毒为常见。细菌感染常继发于病毒感染,常见病原体为肺炎链球菌、流感嗜血杆菌、卡他莫拉菌和葡萄球菌等。这些感染因素造成气管、支气管黏膜的损伤和慢性炎症。

5.蛋白酶-抗蛋白酶失衡

蛋白水解酶对组织有损伤、破坏作用;抗蛋白酶对弹性蛋白酶等多种蛋白酶具有抑制功能,其中 α-抗胰蛋白酶(at-AT)是活性最强的一种。蛋白酶增多或抗蛋白酶不足均可导致组织结构破坏并产生肺气肿。吸入有害气体、有害物质可以导致蛋白酶产生增多或活性增强,而抗蛋白酶产生减少或灭活加快;同时氧化应激、吸烟等危险因素也可以降低抗蛋白酶的活性。先天性 α-抗胰蛋白酶缺乏,多见北欧血统的个体,我国尚未见正式报道。

6.氧化应激

有许多研究表明 COPD 患者的氧化应激增加。氧化物主要有超氧阴离子(具有很强的氧化性和还原性,过量生成可致组织损伤,在体内主要通过超氧歧化酶清除)、羟根(OH)、次氯酸(HCL-)和一氧化氮(NO)等。氧化物可直接作用并破坏许多生化大分子如蛋白质、脂质和核酸等,导致细胞功能障碍或细胞死亡,还可以破坏细胞外基质;引起蛋白酶-抗蛋白酶失衡;促进炎症反应,如激活转录因子,参与多种炎症因子的转录,如 IL-8、TNF-α、NO 诱导合成酶和环氧化物诱导酶等。

7.炎症机制

气道、肺实质及肺血管的慢性炎症是 COPD 的特征性改变,中性粒细胞、巨噬细胞、T 淋巴细胞等炎症细胞均参与了 COPD 发病过程。中性粒细胞的活化和聚集是 COPD 炎症过程的一个重要环节,通过释放中性粒细胞弹性蛋白酶、中性粒细胞组织蛋白酶 G、中性粒细胞蛋白酶 3 和基质金属蛋白酶引起慢性黏液高分泌状态并破坏肺实质。

8.其他

如自主神经功能失调、营养不良、气温变化等都有可能参与COPD的发生、发展。

二、临床表现

（一）症状

起病缓慢、病程较长。主要症状有：

1.慢性咳嗽

咳嗽时间持续在3周以上，随病程发展可终身不愈。常晨间咳嗽明显，夜间有阵咳或排痰。

2.咳痰

一般为白色黏液或浆液性泡沫性痰，偶可带血丝，清晨排痰较多。急性发作期痰量增多，可有脓性痰。

3.气短或呼吸困难

早期在劳动时出现，后逐渐加重，以致在日常活动中甚至休息时也感到气短，是COPD的标志性症状。

4.喘息和胸闷

部分患者特别是重度患者或急性加重时支气管痉挛而出现喘息。

5.其他

晚期患者有体重下降，食欲减退等。

（二）体征

早期体征可无异常，随疾病进展出现以下体征：

1.视诊

胸廓前后径增大，肋间隙增宽，剑突下胸骨下角增宽，称为桶状胸。部分患者呼吸变浅，频率增快，严重者可有缩唇呼吸等。

2.触诊

双侧语颤减弱。

3.叩诊

肺部过清音，心浊音界缩小，肺下界和肝浊音界下降。

4.听诊

两肺呼吸音减弱，呼气延长，部分患者可闻及湿性啰音和（或）干性啰音。

（三）并发症

1.慢性呼吸衰竭

常在COPD急性加重时发生，其症状明显加重，发生低氧血症和（或）高碳酸血症，可具有缺氧和二氧化碳潴留的临床表现。

2.自发性气胸

如有突然加重的呼吸困难,并伴有明显的发绀,患侧肺部叩诊为鼓音,听诊呼吸音减弱或消失,应考虑并发自发性气胸,通过 X 线检查可以确诊。

3.慢性肺源性心脏病

由于 COPD 肺病变引起肺血管床减少及缺氧致肺动脉痉挛、血管重塑,导致肺动脉高压、右心室肥厚扩大,最终发生右心功能不全。

三、辅助检查

1.肺功能检查

这是判断气流受限的主要客观指标,对 COPD 诊断、严重程度评价、疾病进展、预后及治疗反应等有重要意义。吸入支气管舒张药后第一秒用力呼气容积占用力肺活量百分比(FEV_1/FVC)$<70\%$ 及 $FEV_1<80\%$ 预计值者,可确定为不能完全可逆的气流受限。肺总量(TLC)、功能残气量(FRC)和残气量(RV)增高,肺活量(VC)减低,表明肺过度充气,有参考价值。由于 TLC 增加不及 RV 增高程度明显,故 RV/TLC 增高大于 40% 有临床意义。

2.胸部影像学检查

X 线胸片改变对 COPD 诊断特异性不高,早期可无变化,以后可出现肺纹理增粗、紊乱等非特异性改变,也可出现肺气肿改变。高分辨胸部 CT 检查对有疑问病例的鉴别诊断有一定意义。

3.血气检查

对确定发生低氧血症、高碳酸血症、酸碱平衡失调以及判断呼吸衰竭的类型有重要价值。

4.其他

COPD 合并细菌感染时,外周血白细胞增高,核左移。痰培养可能查出病原菌,常见病原菌为肺炎链球菌、流感嗜血杆菌、卡他莫拉菌、肺炎克雷伯杆菌等。

四、诊断要点

1.诊断依据

主要根据吸烟等高危因素史、临床症状、体征及肺功能检查等综合分析确定诊断。不完全可逆的气流受限是 COPD 诊断的必备条件。

2.临床分级

根据 FEV_1/FVC、$FEV_1\%$ 预计值和症状可对 COPD 的严重程度做出分级。

3.COPD 病程分期

①急性加重期:指在慢性阻塞性肺疾病过程中,短期内咳嗽、咳痰、气短和(或)喘息加重,痰量增多,呈脓性或黏液脓性,可伴发热等症状;②稳定期:指患者咳嗽、咳痰、气短等症状稳定或症状较轻。

五、治疗要点

(一)稳定期治疗

1.祛除病因

教育和劝导患者戒烟;因职业或环境粉尘、刺激性气体所致者,应脱离污染环境。接种流感疫苗和肺炎疫苗可预防流感和呼吸道细菌感染,避免它们引发的急性加重。

2.药物治疗

主要是支气管舒张药,如 β_2 肾上腺素受体激动剂、抗胆碱能药、茶碱类和祛痰药、糖皮质激素,以平喘、祛痰,改善呼吸困难症状,促进痰液排泄。某些中药具有调理机体状况的作用,可予辨证施治。

3.非药物治疗

(1)长期家庭氧疗(LTOT):长期氧疗对 COPD 合并慢性呼吸衰竭患者的血流动力学、呼吸生理、运动耐力和精神状态产生有益影响,可改善患者生活质量,提高生存率。

1)氧疗指征(具有以下任何一项):①静息时,$PaO_2 \leqslant 55mmHg$ 或 $SaO_2 < 88\%$,有或无高碳酸血症。②$56mmHg \leqslant PaO_2 < 60mmHg$,$SaO_2 < 89\%$ 伴下述之一:继发红细胞增多(红细胞压积 $>55\%$);肺动脉高压(平均肺动脉压 $\geqslant 25mmHg$);右心功能不全导致水肿。

2)氧疗方法:一般采用鼻导管吸氧,氧流量为 $1.0\sim 2.0L/min$,吸氧时间 $>15h/d$,使患者在静息状态下,达到 $PaO_2 \geqslant 60mmHg$ 和(或)使 SaO_2 升至 90% 以上。

(2)康复治疗:康复治疗适用于中度以上 COPD 患者。其中呼吸生理治疗包括正确咳嗽、排痰方法和缩唇呼吸等;肌肉训练包括全身性运动及呼吸肌锻炼,如步行、踏车、腹式呼吸锻炼等;科学的营养支持与加强健康教育亦为康复治疗的重要方面。

(二)急性加重期治疗

最多见的急性加重原因是细菌或病毒感染。根据病情严重程度决定门诊或住院治疗。治疗原则为抗感染、平喘、祛痰、低流量持续吸氧。

六、主要护理诊断/问题

1.气体交换受损

与呼吸道阻塞、呼吸面积减少引起通气和换气功能受损有关。

2.清理呼吸道无效

与呼吸道炎症、阻塞、痰液过多有关。

3.营养失调

低于机体需要量与长期咳痰、呼吸困难致食欲下降或感染机体代谢加快有关。

4.焦虑

与日常活动时供氧不足、疲乏有关、经济支持不足有关。

5.活动无耐力

与疲劳、呼吸困难有关。

七、护理措施

1.气体交换受损

与呼吸道阻塞、呼吸面积减少引起通气和换气功能受损有关。

(1)休息与体位:保持病室内环境安静、舒适,温度20～22℃,湿度50％～60％。卧床休息,协助患者生活需要以减少患者氧耗。明显呼吸困难者摇高床头,协助身体前倾位,以利于辅助呼吸肌参与呼吸。

(2)病情观察:监测患者的血压、呼吸、脉搏、意识状态、血氧饱和度,观察患者咳嗽、咳痰情况,痰液的量、颜色及形状,呼吸困难有无进行性加重等。

(3)有效氧疗:COPD氧疗一般主张低流量低浓度持续吸氧。对患者进行正确的氧疗指导,避免出现氧浓度过高或过低而影响氧疗效果。氧疗装置定期更换、清洁、消毒。急性加重期发生低氧血症者可鼻导管吸氧,或通过文丘里面罩吸氧。鼻导管给氧时,吸入的氧浓度与给氧流量有关,估算公式为吸入氧浓度(％)＝21＋4×氧流量(L/min)。一般吸入氧浓度为28％～30％,应避免吸入氧浓度过高引起二氧化碳潴留。

(4)呼吸功能锻炼:在病情允许的情况下指导患者进行,以加强胸、膈呼吸肌肌力和耐力,改善呼吸功能。

1)缩唇呼吸:目的是增加气道阻力,防止细支气管由于失去放射牵引和胸内高压引起的塌陷,以利于肺泡通气。方法:患者取端坐位,双手扶膝,舌尖放在下颌牙齿内底部,舌体略弓起靠近上颌硬腭、软腭交界处,以增加呼气时气流阻力,口唇缩成"吹口哨"的嘴形。吸气时闭嘴用鼻吸气,呼气时缩唇,慢慢轻轻呼出气体,吸气与呼气之比为1:2,慢慢呼气达到1:4。吸气时默数1、2,呼气时默数1、2、3、4。缩唇口型大小以能使距嘴唇15～20cm处蜡烛火焰随气流倾斜但不熄灭为度。呼气是腹式呼吸组成部分,应配合腹式呼吸锻炼。每天3～4次,每次15～30分钟。

2)腹式呼吸:目的为锻炼膈肌,增加肺活量,提高呼吸耐力。方法:根据病情采取合适体位,初学者以半卧位为宜。

①仰卧位的腹式呼吸:让患者髋关节、膝关节轻度屈曲,全身处于舒适的肢位。患者一手放在腹部上,另一只手放在上胸部,此时治疗师的手与患者的手重叠放置,进行缩唇呼吸。精神集中,让患者在吸气和呼气时感觉手的变化,吸气时治疗师发出指令让患者放置于腹部的手轻轻上抬,治疗师在呼气的结束时,快速地徒手震动并对横膈膜进行伸张,以促进呼吸肌的收缩,此训练是呼吸系统物理治疗的基础,要对患者进行充分的指导,训练的时间每次5～10分钟,训练的效果随次数增加显现。训练时注意:把握患者的呼吸节律:顺应患者的呼吸节律进行呼吸指导可避免加重患者呼吸困难程度。开始时不要进行深呼吸:腹式呼吸不是腹式深呼吸,在开始时期指导患者进行集中精力的深呼吸,可加重患者的呼吸困难。腹式呼吸的指导应

在肺活量 1/3～2/3 通气量的程度上进行练习。应理解腹式深呼吸是充分的腹式呼吸。应了解横膈的活动：横膈在吸气时向下方运动，腹部上升，了解横膈的运动，易理解腹式呼吸。

②坐位的腹式呼吸：坐位的腹式呼吸的基础是仰卧位的腹式呼吸。患者采用的体位是坐在床上或椅子上足跟着地，让患者的脊柱伸展并保持尽量前倾坐位。患者一手放在膝外侧支撑体重，另一手放在腹部。治疗师一手放在患者的颈部，触及斜角肌的收缩。另一手放在患者的腹部，感受横膈的收缩。这样能够发现患者突然出现的意外和不应出现的胸式呼吸。正确的腹式呼吸是吸气时横膈膜开始收缩，然后斜角肌等呼吸辅助肌使收缩扩大，呼气时吸气肌放松处于迟缓状态。

③立位的腹式呼吸：手法：患者用单手扶床栏或扶手支撑体重。上半身取前倾位。治疗师按照坐位的腹式呼吸指导法指导患者训练。

④用药护理：按医嘱给予支气管舒张气雾剂、抗生素等药物，并注意用药后的反应。应用氨茶碱后，患者在 21 日出现心率增快的症状，停用氨茶碱加用倍他乐克减慢心率治疗后好转。

2.清理呼吸道无效

与呼吸道炎症、阻塞、痰液过多有关。

(1)减少尘埃与烟雾刺激，避免诱因，注意保暖。

(2)补充水分：饮水(保持每天饮水 1.5～2L 以上)、雾化吸入(每日 2 次，每次 20 分钟)及静脉输液，有利于痰液的稀释便于咳出。

(3)遵医嘱用药，口服及静滴沐舒坦祛痰，静滴氨茶碱扩张支气管。

(4)注意无菌操作，加强口腔护理。

(5)定时巡视病房，加强翻身、叩背、吸痰。指导患者进行深呼吸和有效的咳嗽咳痰，定期(每 2h)进行数次随意的深呼吸(腹式呼吸)，吸气末屏气片刻，然后进行咳嗽；嘱患者经常变换体位以利于痰液咳出，保证呼吸道的通畅，防止肺不张等并发症。

3.焦虑

与日常活动时供氧不足、疲乏有关、经济支持不足有关。

(1)入院时给予热情接待，注意保持病室的整洁、安静，为患者创造一个舒适的周围环境。

(2)鼓励家属陪伴，给患者心理上带来慰藉和亲切感，消除患者的焦虑。

(3)随时了解患者的心理状况，多与其沟通，讲解本病有关知识及预后情况，使患者对疾病有一定的了解，说明不良情绪对病情有害无利，积极配合会取得良好的效果。

(4)加强巡视病房，在患者夜间无法入睡时适当给予镇静治疗。

4.营养失调

营养低于机体需要量，与长期咳痰、呼吸困难致食欲下降或感染机体代谢加快有关。

(1)评估营养状况并了解营养失调原因，宣传饮食治疗的意义和原则。

(2)制定适宜的饮食计划，呼吸困难可使热量和蛋白质消耗增加，因此应制定高热量、高蛋白、高维生素的饮食计划，不能进食或输注过多的糖类，以免产生大量 CO_2，加重通气负担。改善患者进食环境，鼓励患者进食。少量多餐，进软食，细嚼慢咽，避免进食易产气食物。

（3）便秘者给予高纤维素食物和水果，有心衰或水肿者应限制水钠的摄入。

（4）必要时静脉补充营养。

5.健康教育

（1）COPD 的预防主要是避免发病的高危因素、急性加重的诱发因素以及增强机体免疫力。戒烟是预防 COPD 的重要措施，也是最简单易行的措施，在疾病的任何阶段戒烟都有益于防止 COPD 的发生和发展。

（2）控制职业和环境污染，减少有害气体或有害颗粒的吸入，可减轻气道和肺的异常炎症反应。

（3）积极防治婴幼儿和儿童期的呼吸系统感染，可能有助于减少以后 COPD 的发生。流感疫苗、肺炎链球菌疫苗、细菌溶解物、卡介菌多糖核酸等对防止 COPD 患者反复感染可能有益。

（4）指导患者呼吸功能锻炼，防寒保暖，锻炼身体，增强体质，提高机体免疫力。

（5）对于有 COPD 高危因素的人群，应定期进行肺功能监测，以尽可能早期发现 COPD 并及时予以干预。

第三节　慢性肺源性心脏病

肺源性心脏病是指肺组织或肺动脉及其分支的病变，引起肺循环阻力增加，因而发生肺动脉高压，导致右心室增大伴或不伴有充血性心力衰竭的一组疾病。按病程的缓急，肺源性心脏病可分为急性和慢性两类。在此仅介绍慢性肺源性心脏病。

慢性肺源性心脏病简称肺心病，由于肺组织、肺血管或胸廓的慢性病变引起肺组织结构和（或）功能异常，产生肺血管阻力增加、肺动脉压力增高，使右心室扩张和（或）肥厚、伴或不伴右心功能衰竭的心脏病，并排除先天性心脏病和左心病变引起者。肺心病在我国是常见病、多发病，病死率在 15% 左右。患病年龄多在 40 岁以上，随年龄增长而患病率增高。寒冷地区、高原地区、农村患病率高。急性发作以冬春季多见，常因呼吸道感染而诱发肺、心功能不全。

一、病因与发病机制

（一）病因

1.支气管-肺疾病

这是引起肺心病的主要原因，以 COPD 最多见，占 80%～90%，其次为支气管哮喘、支气管扩张、重症肺结核、尘肺等。

2.胸廓运动障碍性疾病

这类疾病有严重的脊椎后、侧凸；脊椎结核以及类风湿性关节炎、胸膜广泛黏连及胸廓形成术后造成的严重胸廓或脊椎畸形；神经肌肉疾患如脊髓灰质炎。

3.肺血管疾病

累及肺动脉的过敏性肉芽肿病,广泛或反复发生的多发性肺小动脉栓塞及肺小动脉炎,以及原因不明的原发性肺动脉高压症。

4.通气驱动失常的疾病

如睡眠呼吸暂停综合征等。

(二)发病机制

肺的功能和结构的改变致肺动脉高压(PAH)是慢性肺心病的一个重要的病理生理阶段。肺动脉高压早期,如果能及时去除病因,或适当地进行对症治疗,有可能逆转病变或阻断病变的进一步发展。

1.呼吸功能改变

上述病因中引起肺阻塞性或限制性通气功能障碍,使肺活量、残气量和肺总量降低,进一步发展则通气/血流比例失调而出现换气功能失常,最终导致低氧血症和高碳酸血症。

2.血流动力学改变

主要改变在肺动脉和右心,表现为肺动脉高压和右室收缩压升高。肺动脉高压形成有以下三方面的因素。

(1)功能性因素:机体缺氧、高碳酸血症及呼吸性酸中毒,使肺小动脉收缩、痉挛引起肺动脉高压,其中缺氧是肺动脉高压形成最重要的因素。原因在于:①缺氧时收缩血管的活性物质如前列腺素、白三烯等明显增多,致使肺小动脉、肺血管阻力增加,产生肺动脉高压;②缺氧使肺血管平滑肌细胞膜对 Ca^{2+} 的通透性增高,使 Ca^{2+} 内流增加,肌肉兴奋.收缩偶联效应增强,引起肺血管收缩;③缺氧和高碳酸血症可刺激颈动脉窦和主动脉体化学感受器,反射性兴奋交感神经,使儿茶酚胺分泌增加,收缩肺小动脉。

(2)解剖性因素:肺血管解剖结构的变化,形成肺循环血流动力学障碍。主要原因有:①肺血管炎症:反复发作的慢性阻塞性肺疾病和支气管周围炎可引起邻近小动脉炎症,导致血管壁肥厚、管腔狭窄或纤维化,其至闭塞,使肺血管阻力增加,产生肺动脉高压。②肺血管受压:肺气肿使肺泡内压增高,肺泡毛细血管受压,造成毛细血管管腔狭窄或闭塞。③肺血管损毁:肺泡壁破坏,造成毛细血管网损毁,肺泡毛细血管网减损超过70%时肺循环阻力增大。④肺血管重塑:慢性缺氧使血管收缩,管壁张力增高可直接刺激血管平滑肌细胞增生,使动脉管腔肥厚狭窄。

(3)血容量增多和血液黏稠度增加:缺氧使肾小动脉收缩,肾血流量减少,肾小球滤过率下降,引起水、钠潴留,继发醛固酮增多,加重水钠潴留,最终循环血容量增多;慢性缺氧产生继发性红细胞增多,血液黏稠度增加,血流阻力随之增高。血容量增多和血液黏稠度增加,使肺动脉压升高。

3.心脏负荷增加和心功能损害

长期肺循环阻力增高,右心负荷加重,发生右心室代偿性肥厚。随着病情发展,肺动脉压进一步增高,超过右心室的负荷时,右心功能失代偿而致右心衰竭。缺氧、高碳酸血症、酸中毒、肺部感染等因素不仅可引起右心功能损害,也可累及左心,致左心功能不全。

4.多脏器损害

缺氧和高碳酸血症还可导致重要器官如脑、肝肾、胃肠及内分泌系统、血液系统的病理改变,最终导致多器官功能的衰竭。

二、临床表现

本病病程进展缓慢,可分为代偿期和失代偿期,但两阶段界限并不十分清楚。

(一)肺、心功能代偿期

1.症状

主要是原发病的表现。患者有慢性咳嗽、咳痰或哮喘病史,逐步出现乏力、呼吸困难、活动耐力下降。

2.体征

可有不同程度的发绀和肺气肿征。听诊呼吸音低,偶有干、湿啰音,心音遥远,有时只能在剑突下听到。肺动脉瓣区第二心音亢进,三尖瓣区收缩期杂音,剑突下有明显心尖搏动提示PAH 和右心受累。部分患者因肺气肿使胸腔内压升高,阻碍腔静脉回流,可有颈静脉充盈。

(二)肺、心功能失代偿期

肺组织损害严重引起缺氧、二氧化碳潴留,可导致呼吸和(或)心力衰竭。

1.呼吸衰竭

多见于急性呼吸道感染之后。缺氧早期主要表现为发绀、心悸、胸闷等。病情进一步发展时发生低氧血症,可出现各种精神神经障碍症状,称为肺性脑病。

2.心力衰竭

以右心衰竭为主,可并发各种心律失常。

(三)并发症

常可并发肺性脑病、酸碱失衡及电解质紊乱、心律失常、休克、消化道出血、弥散性血管内凝血(DIC)等,其中肺性脑病是肺心病死亡的首要原因。

三、辅助检查

1.X 线检查

可作为诊断慢性肺心病的主要依据。除肺、胸基础疾病及急性肺部感染征象外,尚有PAH 征,如右下肺动脉干增宽,其横径≥15mm;右下肺动脉干横径与气管横径之比≥1.07;肺动脉段明显突出或其高度≥3mm;中央 A 扩张,外周血管纤细,"残根"征;右心室增大等。

2.心电图

右心肥大的改变,如肺性 P 波、电轴右偏,可作为诊断慢性肺心病的参考条件。

3.超声心动图

常表现为右心房和右心室增大。通过测定右室内径≥20mm,右室流出道内径≥30mm,右心室前壁厚度≥5mm,左右室内径比值<2mm 等指标可诊断慢性肺心病。

4.血液检查

红细胞及血红蛋白可升高;全血黏度、血浆黏度增加;合并感染时白细胞计数增高、中性粒细胞增加。其他如心力衰竭时肾、肝功能改变,呼吸衰竭不同阶段的电解质紊乱。呼吸衰竭时血气分析值 $PaO_2<60mmHg$、$PaCO_2>50mmHg$。

四、诊断要点

凡有慢性广泛性肺、胸疾病的患者,一旦发现有肺动脉高压、右心室增大而同时排除原发性心脏疾病引起右心室增大可能,即可诊断为本病。肺动脉高压、右心室增大是早期诊断肺心病的关键。

五、治疗要点

肺心病是原发于重症胸、肺基础疾病的晚期并发症,其中 80% 以上是由 COPD 等发展而来,故积极防治这类疾病是避免肺心病发生的根本措施。对已发生肺心病的患者,应针对缓解期和急性加重期分别予以干预。

(一)缓解期治疗

缓解期治疗是防止肺心病发展的关键。原则上采用中西结合的综合治疗措施,增强免疫功能、祛除诱发因素、减少或避免急性加重期的发生,使肺心功能得到部分或全部恢复。

(二)急性加重期治疗

1.控制呼吸道感染

呼吸道感染是发生呼吸衰竭和心力衰竭的常见诱因,要积极控制。根据痰培养及药敏,选择有效抗生素。一般主张联合用药,常用的抗菌药有青霉素类、氨基糖甙类、喹诺酮类、头孢菌素类等。

2.畅通呼吸道,纠正缺 O_2 和 CO_2 潴留

采取综合措施,包括稀释痰液,促进排痰;使用支气管舒张剂解除气道痉挛;给予持续低流量、低浓度氧疗。必要时气管插管或气管切开建立人工气道,维持呼吸。

3.控制心力衰竭

轻度心力衰竭患者在给氧、积极控制感染、改善呼吸功能后症状一般能得以改善。但对治疗无效的患者可选用利尿剂、强心剂及血管扩张剂。

4.控制心律失常

心律失常经过控制感染、纠正缺氧后一般可自行消失。如果持续存在可根据心律失常的类型选用药物,但应注意避免普萘洛尔等 β 受体阻滞剂,以免引起支气管痉挛。

5.抗凝治疗

应用普通肝素或低分子肝素防止肺微小动脉原位血栓形成。

六、主要护理诊断/问题

1.气体交换受损

与通气/血流比例失调有关。

2.清理呼吸道无效

与呼吸道感染,痰液黏稠过多有关。

3.活动无耐力

与缺氧、心功能减退有关。

4.体液过多

与右心衰致水钠潴留有关。

5.有皮肤完整性受损的危险

与皮肤水肿、长期卧床有关。

6.潜在并发症

肺性脑病。

七、护理措施

1.急性加重期的护理

(1)休息与活动:绝对卧床休息。呼吸困难者取半卧位;水肿者下肢适当抬高,以促进静脉回流,减轻水肿;对烦躁不安或昏迷者,可使用床栏或约束肢体加以安全保护,必要时专人护理。协助患者定时翻身,更换卧姿。指导患者在床上进行缓慢、重复的肌肉松弛运动,如上下肢的循环运动,腓肠肌的收缩与放松。水肿明显、需长期卧床者应加强皮肤护理,防止压力性损伤发生。病情允许时可动员患者下床适当活动,保证患者活动安全。保持环境安静整洁,空气新鲜,室内温湿度适宜。限制探视,减少交叉感染。

(2)保持呼吸道通畅:神志清楚患者鼓励其深呼吸和有效咳嗽。神志不清者观察喉中痰鸣情况,必要时予以机械吸痰。

(3)氧疗:根据缺氧和CO_2潴留的程度不同,合理给氧。一般予以持续、低流量、低浓度吸氧,氧流量1～2L/min,氧浓度25%～29%。注意监测氧疗效果,若患者在用氧过程中出现烦躁不安或嗜睡、面色潮红、多汗,应警惕患者低氧血症纠正过快而致低氧对外周化学感受器的刺激解除,反导致呼吸受抑,体内CO_2无法排出。此时应及时调低氧浓度,并畅通呼吸道,促进CO_2排出。

(4)用药护理:

1)利尿剂:护士应严格遵医嘱采用小量、间歇、短疗程给药方式,一般以呋塞米与螺内酯交替使用为妥。注意观察并记录患者的体重、尿量、电解质及咳痰情况。中草药复方五加皮汤、车前草、金钱草等均有一定的利尿作用。防止利尿过度致低钾、低氯性碱中毒而加重缺氧,痰液黏稠不易咳出,加重呼吸衰竭。过度脱水还可使血液浓缩,增加循环阻力,引发 DIC。

2)强心剂:慢性肺心病患者因缺氧和感染,肝肾功能差,对洋地黄类药物耐受性低,易发生毒性反应,出现心律失常。洋地黄用量宜小,一般为常规剂量的 1/2 或 2/3,常用作用快、排泄快的强心剂,如毒毛花苷 K、毛花甘丙或地高辛等。用药前注意纠正缺氧,防治低钾血症,用药后注意观察疗效和毒性反应。缺氧和感染均可使心率增快,在衡量洋地黄药物的疗效时,不能仅以心率为疗效指征,应结合患者缺氧改善和活动耐力增加综合判断。

3)血管扩张剂:对部分顽固性心衰患者有作用,但可降低体循环血压,反射性引起心率增快、血氧分压降低、CO_2 升高等不良反应,应注意观察。

4)重症患者在烦躁不安时避免使用镇静剂、麻醉药、催眠药,以免抑制呼吸功能和咳嗽反射。

5)长期应用广谱抗生素时注意观察可能继发的真菌感染。

(5)饮食护理:予以高热量、高蛋白、高维生素的清淡饮食。少量多餐,减少用餐时的疲劳。餐前餐后及时漱口,保持口腔清洁,促进食欲。避免含糖高、易产气的食物,以免痰黏难咳和腹胀加重呼吸困难。适量补充含纤维素的食物,防止便秘加重心脏负担。禁烟酒。若患者有明显水肿、少尿应限制水钠摄入,钠盐＜3g/d,水＜1500mL/d。但限水后应注意患者咳痰情况,遵医嘱及时给予祛痰药。

(6)病情观察:观察患者的生命体征、口唇及甲床部位的颜色,注意呼吸的频率、节律、幅度及有无发绀。及时发现肺性脑病的征兆,如失眠、兴奋甚至躁狂;或表情淡漠、神志恍惚、嗜睡等。注意右心衰表现,观察有无体重快速增加、颈静脉怒张、肝肿大、恶心呕吐,下肢或尾骶部浮肿情况。观察皮肤黏膜的完整性,注意有无压力性损伤和口腔真菌感染。

(7)心理护理:由于本病是一种慢性病,易反复发作并加重,给患者造成很大的精神压力和经济负担。急性加重期因频繁咳嗽、咳脓痰、喘息,患者会担心照顾者厌恶。护士要理解和关心患者,积极减轻其心理焦虑和压力,促进患者有效应对。

2.缓解期护理

以健康教育为主,促进患者自我护理。

(1)改善环境,避免诱因。劝告患者戒烟,避免烟雾、粉尘和刺激性气体对呼吸道的影响。注意保暖,避免受凉感冒而诱发慢性支气管炎。

(2)合理选择食谱,加强营养,摄食低盐易消化饮食,注意口腔卫生。

(3)避免劳累,保证充足的睡眠。根据肺、心功能状况进行适当的体育锻炼,如散步、太极拳等。经常以冷水洗面或擦身进行耐寒锻炼,以提高机体的抵抗力。

(4)坚持有效咳嗽、缩唇呼吸及腹式呼吸锻炼,以保持呼吸道通畅,提高呼吸肌耐力。

(5)指导患者采取正确的姿势,以利于气体交换和节省体力。如站立时,可背靠墙,使膈肌和胸廓松弛,全身放松;坐位时凳高合适,保证两足能平放在地,身体稍向前倾,两手放在双腿上或趴在小桌上，桌上放软枕，使胸椎与腰椎尽可能在一条直线上；卧位时抬高床头，床尾亦稍抬高，使下肢关节轻度屈曲。

（6）自我监测病情，定期门诊复查。如患者感到胸闷、心悸加重、咳嗽频繁剧烈、咳痰不畅，或体重增加、尿少、水肿，或家属发现患者神志淡漠、嗜睡或兴奋躁动、口唇发绀加重等，均提示病情加重或变化，应立即就诊。

第四节　支气管哮喘

支气管哮喘，简称哮喘，是由嗜酸性粒细胞、肥大细胞和 T 淋巴细胞等多种炎性细胞及细胞组分参与的气道慢性炎症性疾病。

这种慢性炎症导致气道反应性增加，通常出现广泛多变的可逆性气流受限，并引起反复发作的喘息、气急、胸闷或咳嗽等症状，常在夜间或清晨发作、加剧，可经治疗缓解或自行缓解。

一、概述

（一）病因

病因还不十分清楚，大多认为哮喘是与多基因遗传有关的疾病，同时受遗传因素和环境因素的双重影响。

资料显示，哮喘的亲属患病率高于群体患病率，并且亲缘关系越近，患病率越高。哮喘患儿双亲大多存在不同程度气道高反应性。而研究显示与气道高反应性、IgE 调节和特异性反应相关的基因，在哮喘的发病中起着重要的作用。

环境因素中引起哮喘的激发因素，包括吸入物，如尘螨、花粉、动物毛屑等各种特异和非特异吸入物；感染，如细菌、病毒、原虫、寄生虫等；食物，如鱼、虾蟹、蛋类、牛奶等；药物，如阿司匹林等；气候变化、运动、妊娠等。

（二）发病机制

发病机制尚不完全清楚，大多认为哮喘与变态反应、气道炎症、气道高反应及神经机制等因素相互作用有关。

1.变态反应

当变应原进入具有特应性体质的机体后，可刺激机体通过 T 淋巴细胞的传递，由 B 淋巴细胞合成特异性 IgE，并结合于肥大细胞和嗜碱性粒细胞表面的高亲和性的 IgE 受体。当变应原再次进入机体内，可与结合在这些受体上的 IgE 交联，使该细胞合成并释放多种活性介质导致平滑肌收缩、黏液分泌增加、血管通透性增高和炎症细胞浸润等，产生哮喘的临床症状。

根据变应原吸入后哮喘发生的时间，可分为速发型哮喘反应（IAR）、迟发型哮喘反应（LAR）和双相型哮喘反应（OAR）。速发型哮喘反应几乎在吸入变应原的同时立即发生反应，15～30min 达到高峰，2h 后逐渐恢复正常。迟发型哮喘反应 6h 左右发病，持续时间长，可达数天,而且临床症状重,常呈持续性哮喘发作状态。

2.气道炎症

气道慢性炎症被认为是哮喘的本质。表现为多种炎症细胞特别是肥大细胞、嗜酸性粒细胞等在气道聚集和浸润,这些细胞相互作用可以分泌出多种炎症介质和细胞因子,使气道反应性增高,气道收缩,黏液分泌增加,血管渗出增多。

3.气道高反应性

表现为气道对各种刺激因子出现过强或过早的收缩反应,是哮喘患者发生和发展的另外一个重要因素。普遍认为气道炎症是导致气道高反应性的重要机制之一。

4.神经机制

支气管受复杂的自主神经支配,与某些神经功能低下和亢进有关。

(三)病理

显微镜下可见气道黏膜下组织水肿、微血管通透性增加、杯状细胞增殖及支气管分泌物增加、支气管平滑肌痉挛等病理改变。若哮喘长期反复发作,表现为支气管平滑肌肌层增厚、气道上皮细胞下纤维化、黏液腺增生和新生血管形成等,导致气道重构。

二、临床表现

(一)症状

1.前驱症状

在变应原引起的急性哮喘发作前往往有打喷嚏、流鼻涕、眼痒、流泪、干咳或胸闷等前驱症状。

2.喘息和呼吸困难

反复发作性喘息或伴有哮鸣音的呼气性呼吸困难,是哮喘的典型症状。

3.咳嗽、咳痰

咳嗽是哮喘的常见症状,由气道的炎症和支气管痉挛引起。干咳是哮喘前驱症状,哮喘发作时,咳嗽、咳痰症状反而减轻。哮喘发作接近尾声时,大量分泌物排出,咳嗽、咳痰可能加重。

4.胸闷和胸痛

哮喘发作时可有胸闷和胸部发紧感。

(二)体征

支气管哮喘具有季节性,急性发作时,两肺闻及弥漫性哮鸣音,以呼气期为主,可自行缓解或使用支气管扩张药后缓解。胸部呈过度充气状态,有广泛的哮鸣音,呼气时延长,辅助呼吸肌和胸锁乳突肌收缩加强。心率增快、奇脉、胸腹反常运动、发绀、意识障碍等提示病情严重。

(三)分期

根据临床表现分为急性发作期、慢性持续期和临床缓解期。

急性发作指气促、咳嗽、胸闷等症状突然发生,常伴呼吸困难;慢性持续期指每周均不同频度和(或)不同程度的出现症状;临床缓解期是指经过治疗或未经治疗后症状、体征消失,肺功能恢复到急性发作前水平,并维持 3 个月以上。

三、辅助检查

1.肺功能检查

第 1 秒钟用力呼气量(FEV_1)、FEV_1/FVC、呼气流量峰值(PEF)等有关呼气流速的指标,在哮喘发作时全部下降,经有效的支气管扩张药治疗后好转,缓解期逐渐恢复。哮喘发作时还可以有肺活量(VC)降低,残气量、功能残气量、肺总量增加,残气/肺总量比值增高。

2.动脉血气分析

哮喘严重发作时可有不同程度的低氧血症、低碳酸血症、呼吸性碱中毒。病情进一步加剧,可表现呼吸性酸中毒。

3.胸部 X 线检查

哮喘发作时两肺透亮度增加,呈过度充气状态。并发感染时,可见肺纹理增加和炎症浸润阴影。

4.血液检查

发作时可有嗜酸性粒细胞增多,并发感染时白细胞和中性粒细胞增多,外源性哮喘者血清总 IgE 增高。

5.痰液检查

涂片可见较多的嗜酸性粒细胞及其退化形成的夏科-莱登结晶、黏液栓等。

6.支气管激发试验

测定气道反应性,吸入激发剂后,FEV_1 或 PEF 下降$\geqslant 20\%$,即可确定为支气管激发试验阳性。可作为辅助诊断和评估哮喘严重程度和预后。

7.支气管舒张试验

测定气流受限的可逆性。吸入支气管舒张药后 FEV_1 或 PEF 改善率$\geqslant 15\%$,可诊断支气管舒张试验阳性,可辅助诊断和指导用药。

8.特异性变应原检测

缓解期检测有利于判断变应原,了解导致个体哮喘发作的危险因素。

四、护理评估

1.健康史

(1)询问患者发作时的症状、持续时间、诱发或缓解因素,了解既往治疗经过和检查。

(2)了解患者对哮喘知识的掌握程度,询问患者是否熟悉哮喘急性发作的先兆和处理方法,发作时有无按医嘱治疗。

（3）评估患者呼吸困难对日常生活、工作的影响程度，了解患者的家族史。

（4）评估与患者哮喘发生的各种病因和诱因，如有无接触变应原、吸烟等。

2.心理社会评估

哮喘急性和反复发作，可影响患者的睡眠、体力活动，应评估患者有无烦躁、焦虑、恐惧等心理反应，并注意给予心里安慰；因哮喘需要终身防治，评估患者的家庭、社会支持系统，及对疾病治疗的信心，应加强与患者的沟通，增加患者的信心和对疾病的了解。

五、护理问题

1.气体交换受损

与支气管痉挛、气道炎症、黏液分泌增加、气道阻塞有关。

2.清理呼吸道无效

与气道平滑肌痉挛、痰液黏稠、排痰不畅、疲乏有关。

3.知识缺乏

缺乏正确使用吸入药物治疗的相关知识。

4.焦虑

与哮喘反复发作或症状不缓解，患者容易出现焦虑有关。

5.潜在并发症

呼吸衰竭、气胸或纵隔气肿。

六、护理目标

1.患者呼吸困难缓解，能平卧。

2.能进行有效咳嗽，痰液能咳出。

3.能正确使用吸入药物治疗。

4.尽快使患者胸闷、呼吸困难得到缓解，增加舒适感，心理护理缓解焦虑恐惧情绪。

5.护士严密监测和管理患者，及时发现并发症并配合医师抢救。

七、护理措施

1.生活护理

①发现和避免诱发因素。询问患者导致发作的因素，如能发现和避免诱发因素，有助于哮喘症状的控制，并保持环境清洁、空气新鲜。②饮食护理。根据需要供给热量，必要时可静脉补充营养。禁食可能诱发哮喘的食物，如鱼、虾、蟹、牛奶及蛋类。

2.心理护理

哮喘反复发作可以导致心理障碍，而心理障碍也会影响哮喘的临床表现和治疗效果。正确认识和处理这些心理问题，有利于提高哮喘的治疗成功率。护士应关心、体贴患者。通过暗示、说服、示范、解释、训练患者逐渐学会放松技巧及转移自己的注意力。

3.治疗配合

(1)病情观察。密切观察患者症状体征的变化,了解其呼吸困难的程度,辅助呼吸肌的活动情况,测量和记录体温、脉搏和呼吸及哮喘发作的持续时间。配合医生监测肺功能指标(FEV_1 或 PEF),进行动脉血气分析,防止出现并能及时处理危及生命的严重哮喘发作。当 $PaO_2 < 60mmHg$、$PaCO_2 > 50mmHg$ 时,说明患者已经进入呼吸衰竭状态。发现上述情况及时通知医生,并做相应的护理。

(2)对症护理。①体位:让患者取坐位,将其前臂放在小桌上,背部靠着枕头,注意保暖,防止肩部着凉。②氧疗:患者哮喘发作严重,遵医嘱给予鼻导管或面罩吸氧,改善呼吸功能。③保持呼吸道通畅:遵医嘱给予祛痰药和雾化吸入,以湿化气道,稀释痰液,利于排痰。在气雾湿化后,护士应注意帮助患者翻身拍背,引流排痰。④重度哮喘发作有可能导致呼吸衰竭,有窒息等危险,可行气管切开或气管内插管进行机械通气。因此,应备好气管插管和所需物品及各种抢救物品,配合医生抢救。

4.用药护理

(1)糖皮质激素(简称激素)是当前治疗哮喘最有效的药物。可采取吸入、口服和静脉用药。指导患者吸入药物后用清水充分漱口,使口咽部无药物残留,减轻局部反应。长期用药可引起骨质疏松等全身反应,指导患者联合用药,减少激素的用量。口服用药时指导患者不可自行停药或减量。

(2)色甘酸二钠:是一种非皮质激素抗炎药物。能预防变应原引起速发和迟发反应,以及运动和过度通气引起的气道收缩。少数病例可有咽喉不适、胸闷,偶见皮疹,孕妇慎用。

(3)β_2 受体激动药(如沙丁胺醇):可舒张气道平滑肌,解除气道痉挛和增加黏液纤毛清除功能等。吸入后 5～10min 即可起效,药效可维持 4～6h,多用于治疗轻度哮喘急性发作的患者,用药方法应严格遵医嘱间隔给药。用药期间应注意观察不良反应,如心悸、低血钾和骨骼肌震颤等。但一般反应较轻,停药后症状即可消失,应宽慰患者不必担心。

(4)茶碱:具有松弛支气管平滑肌、兴奋呼吸中枢等作用。主要不良反应为胃肠道症状(恶心、呕吐),心血管症状(心动过速、心律失常、血压下降)。用药过程最好监测血浆氨茶碱浓度。发热、妊娠、小儿或老年人,患有肝、心、肾功能障碍及甲状腺功能亢进者尤须慎用。

(5)其他药物:半胱氨酰白三烯受体拮抗药主要的不良反应是胃肠道症状,通常较轻微,少数有皮疹,血管性水肿,转氨酶升高,停药后可恢复正常。吸入抗胆碱药物不良反应少,少数患者有口苦或口干感。

5.健康指导

(1)指导患者注意哮喘发作的前驱症状,自我处理并及时就医,鼓励并指导患者坚持每日定时测量峰流速值(PEF)、监视病情变化、记录哮喘日记。指导患者各种雾化吸入器的正确使用方法。

(2)积极参加锻炼,尽可能改善肺功能,最大程度恢复劳动能力,预防疾病向不可逆性发展,预防发生猝死。

(3)指导患者了解目前使用的每一种药物的主要作用、用药的时间、频率和方法及各种药物的不良反应。

(4)指导峰流速仪的使用

1)站立水平位握峰流速仪,不要阻挡游标移动。游标放在刻度的最基底位"0"处。

2)深吸气,嘴唇包住口器,尽可能快的用力呼气。

3)记录结果,将游标拨回"0"位,再重复 2 次,取其最佳值。

4)当峰流速值用诊断时,首先用患者峰流速值与预计值比较。儿童一般根据性别、身高而调整确定其正常范围,亦可通过 2～3 周的正规治疗及连续观察,取无症状日的下午所测 PEF 为患儿个人最佳值。若该值低于一般统计正常值的 80%,则考虑为中度发作,应调整原有治疗。

5)PEF 变异率 $=\dfrac{最高\ PEF-最低\ PEF}{1/2(最高\ PEF+最低\ PEF)}\times100\%$

当变异率<20%提示轻度哮喘,变异率在 20%～30%为中度哮喘,变异率>30%时为重度哮喘。

(5)指导患者识别和避免过敏原或诱因,并采取相应措施:①在花粉和真菌最高季节应尽量减少外出;②保持居住环境干净、无尘、无烟,窗帘、床单、枕头应及时清洗;③避免香水、香的化妆品及发胶等可能的过敏原;④回避宠物,不用皮毛制成的衣物或被褥。如必须拜访有宠物家庭,应提前吸入气雾剂;⑤运动性哮喘患者在运动前应使用气雾剂;⑥充分休息、合理饮食、定期运动、情绪放松、预防感冒。

(6)推荐患者家属参与哮喘的管理,起到监督管理的作用。

八、护理评价

患者呼吸频率、节律平稳,无奇脉、三凹征;正确运用有效咳嗽、咳痰方法,咳嗽、咳痰程度减轻;能正确掌握雾化吸入器的使用方法和注意事项;掌握哮喘发作先兆及相应自我处理方法;消除焦虑情绪。

第五节　呼吸衰竭

呼吸衰竭指各种原因引起的肺通气和(或)换气功能严重障碍,以致在静息状态下亦不能进行维持足够的气体交换,导致低氧血症(伴或不伴)高碳酸血症,进而引起一系列的病理生理改变和相应的临床表现的一种综合征。其临床表现缺乏特异性,明确诊断有赖于动脉血气分析:在海平面、静息状态、呼吸空气条件下,动脉血氧分压(PaO_2)<60mmHg,伴或不伴二氧化碳分压($PaCO_2$)>50mmHg,并排除心内解剖分流和原发于心排血量降低等致低氧因素,可诊断为呼吸衰竭。

一、概述

1.病因

呼吸系统疾病如严重呼吸系统感染、急性呼吸道阻塞性病变、重度或危重哮喘、各种原因引起的急性肺水肿、肺血管疾病、胸廓外伤或手术损伤、自发性气胸和急剧增加的胸腔积液,导致通气和(或)换气障碍;急性颅内感染、颅脑外伤、脑血管病变(脑出血、脑梗死)等直接或间接抑制呼吸中枢;脊髓灰质炎、重症肌无力、有机磷中毒及颈椎外伤等可损伤神经-肌肉传导系统,引起通气不足。上述各种原因均可造成急性呼吸衰竭。

2.分类

(1)按动脉血气分析分类。①Ⅰ型呼吸衰竭:缺氧性呼吸衰竭,血气分析特点是$PaO_2 < 60mmHg$,$PaCO_2$降低或正常。主要见于肺换气功能障碍性疾病。②Ⅱ型呼吸衰竭:即高碳酸性呼吸衰竭,血气分析特点是$PaO_2 < 60mmHg$同时伴有$PaCO_2 > 50mmHg$。系肺泡通气功能障碍所致。

(2)按发病急缓分为急性呼吸衰竭和慢性呼吸衰竭。①急性呼吸衰竭是指呼吸功能原来正常,由于多种突发因素的发生或迅速发展,引起通气或换气功能严重损害,短时间内发生呼吸衰竭,因机体不能很快代偿,如不及时抢救,会危及患者生命。②慢性呼吸衰竭多见于慢性呼吸系统疾病,其呼吸功能损害逐渐加重,虽有缺氧,或伴二氧化碳潴留,但通过机体代偿适应,仍能从事个人生活活动,称为代偿性慢性呼吸衰竭。一旦并发呼吸道感染,或因其他原因增加呼吸生理负担所致代偿失调,出现严重缺氧、二氧化碳潴留和酸中毒的临床表现,称为失代偿性慢性呼吸衰竭。

(3)按病理生理分为:①泵衰竭,由神经肌肉病变引起;②肺衰竭,是由气道、肺或胸膜病变引起。

3.发病机制

各种病因引起的肺通气不足、弥散障碍、通气/血流比例失调、肺内动-静脉解剖分流增加和氧耗增加,使通气和(或)换气过程发生障碍,导致呼吸衰竭。

(1)肺通气不足:肺泡通气量减少,肺泡氧分压下降,二氧化碳分压上升。气道阻力增加、呼吸驱动力弱、无效腔气量增加均可导致通气不足。

(2)弥散障碍:见于呼吸膜增厚(如肺水肿、肺间质病变)和面积减少(如肺不张、肺实变),或肺毛细血管血量不足(肺气肿)及血液氧合速率减慢(贫血)等。

(3)通气/血流比例失调:①通气/血流大于正常。引起肺有效循环血量减少,造成无效通气。②通气/血流小于正常。形成无效血流或分流样血流。

(4)肺内动-静脉解剖分流增加:由于肺部病变如肺泡萎陷、肺不张、肺水肿、肺炎实变均可引起肺动脉样分流增加,使静脉血没有接触肺泡气进行气体交换,直接进入肺静脉。

(5)机体氧耗增加:氧耗量增加是加重缺氧的原因之一,发热、寒战、呼吸困难和抽搐均将增加氧耗量。

二、辅助检查

1.动脉血气分析

呼吸衰竭的诊断标准是在海平面、标准大气压、静息状态、呼吸空气条件下,动脉血氧分压（PaO_2）<60mmHg,伴或不伴有二氧化碳分压（$PaCO_2$）>50mmHg。单纯的 PaO_2<60mmHg 为Ⅰ型呼吸衰竭;若伴 $PaCO_2$>50mmHg,则为Ⅱ型呼吸衰竭。

2.肺功能检测

肺功能有助于判断原发疾病的种类和严重程度。

3.肺部影像学检查

包括肺部胸部 X 线片、肺部 CT 等有助于分析呼吸衰竭的原因。

三、护理评估

1.致病因素

询问患者或家属是否有导致慢性呼吸系统疾病,如慢性阻塞性肺疾病、重症肺结核、肺间质纤维化等;是否有胸部的损伤;是否有神经或肌肉等病变。

2.身体状况

(1)呼吸困难:是最早、最突出的表现,表现为呼吸浅速,出现"三凹征",合并二氧化碳麻醉时,则出现浅慢呼吸或潮式呼吸。

(2)发绀:是缺氧的主要表现。当动脉血氧饱和度<90%或氧分压<50mmHg 时,可在口唇、指甲、舌等处出现发绀。

(3)精神、神经症状:注意力不集中、定向力障碍、烦躁,精神错乱,后期表现躁动、抽搐、昏迷。慢性缺氧多表现为智力和定向力障碍。有二氧化碳潴留时常表现出兴奋状态,二氧化碳潴留严重者可发生肺性脑病。

(4)血液循环系统:早期血压升高,心率加快;晚期血压下降,心率减慢、失常甚至心脏停搏。

(5)其他:严重呼吸衰竭对肝、肾功能和消化系统都有影响,可有消化道出血,尿少,尿素氮升高,肌酐清除率下降,肾衰竭。

3.心理社会状况

呼吸衰竭患者常因呼吸困难产生焦虑或恐惧反应。由于治疗的需要,患者可能需要接受气管插管或气管切开,进行机械通气,患者因此加重焦虑情绪。他们可能害怕会永远依赖呼吸机。各种监测及治疗仪器也会加重患者的心理负担。

四、治疗要点

1.保持气道通畅

气道通畅是纠正缺氧和二氧化碳潴留的先决条件。①清除呼吸道分泌物;②缓解支气管痉挛:用支气管解痉药,必要时给予糖皮质激素以缓解支气管痉挛;③建立人工气道:对于病情危重者,可采用经鼻或经口气管插管,或气管切开,建立人工气道,以方便吸痰和机械通气治疗。

2.氧疗

急性呼吸衰竭患者应使动脉血氧分压维持在接近正常范围;慢性缺氧患者吸入的氧浓度应使动脉血氧分压在 60mmHg 以上或血氧饱和度(SaO_2)在 90% 以上;一般状态较差的患者应尽量使动脉血氧分压在 80mmHg 以上。常用的给氧法为鼻导管、鼻塞、面罩、气管内机械给氧。对缺氧不伴二氧化碳潴留的患者,应给予高浓度吸氧(>35%),宜将吸入氧浓度控制在 50% 以内。缺氧伴明显二氧化碳潴留的氧疗原则为低浓度(<35%)持续吸氧。

3.机械通气

呼吸衰竭时应用机械通气的目的是改善通气、改善换气和减少呼吸功耗,同时要尽量避免和减少发生呼吸机相关肺损伤。

4.病因治疗

对病因不明确者,应积极寻找。病因一旦明确,即应开始针对性治疗。对于病因无特效治疗方法者,可针对发病的各个环节合理采取措施。

5.一般处理

应积极预防和治疗感染、纠正酸碱失衡和电解质紊乱、加强液体管理,保持血细胞比容在一定水平、营养支持及合理预防并发症的发生。

五、护理问题

1.气体交换受损

与肺换气功能障碍有关。

2.清理呼吸道无效

与呼吸道分泌物黏稠、积聚有关。

3.有感染加重的危险

与长期使用呼吸机有关。

4.有皮肤完整性受损的危险

与长期卧床有关。

5.营养失调——低于机体需要量

与摄入不足有关。

6.语言沟通障碍

与人工气道建立影响患者说话有关。

7.恐惧

与病情危重有关。

六、护理目标

1.患者缺氧和二氧化碳潴留症状得以改善,呼吸形态得以纠正。

2.患者在住院期间呼吸道通畅,没有因痰液阻塞而发生窒息。

3.患者住院期间感染未加重。

4.卧床期间皮肤完整,无压力性损伤。

5.患者能认识到增加营养的重要性并能接受医务人员的合理饮食建议。

6.护士和患者能够应用图片、文字、手势等多种方式建立有效交流。

7.可以和患者进行沟通,患者焦虑、恐惧心理减轻。

七、护理措施

1.生活护理

(1)提供安静、整洁、舒适的环境。

(2)给予高蛋白、高热量、维生素丰富、易消化的饮食,少量多餐。

(3)控制探视人员,防止交叉感染。

(4)急性发作时,护理人员应保持镇静,减轻患者焦虑。缓解期患者进行活动,协助他们适应生活,根据身体情况,做到自我照顾和正常的社会活动。

(5)咳痰患者应加强口腔护理,保持口腔清洁。

(6)长期卧床患者预防压力性损伤发生,及时更换体位及床单位,骨隆突部位予以按摩或以软枕垫起。

2.治疗配合

(1)呼吸困难的护理:教会有效地咳嗽、咳痰方法,鼓励患者咳痰,每日饮水在 1500~2000mL,雾化吸入。对年老体弱咳痰费力的患者,采取翻身、拍背排痰的方法。对意识不清及咳痰无力的患者,可经口或经鼻吸痰。

(2)氧疗的护理:不同的呼衰类型,给予不同的吸氧方式和氧浓度。Ⅰ型呼吸衰竭者,应提高氧浓度,一般可给予高浓度的氧(>35%),使动脉血氧分压在 60mmHg 以上或血氧饱和度(SaO_2)在 90% 以上;Ⅱ型呼吸衰竭者,以低浓度持续给氧为原则,或以血气分析结果调节氧流量。吸氧方法可用鼻导管、鼻塞或面罩等。应严密观察吸氧效果,如果呼吸困难缓解,心率下降,发绀减轻,表示吸氧有效,如若呼吸过缓,意识障碍加重,表示二氧化碳潴留加剧,应报告医师,并准备呼吸兴奋药和辅助呼吸等抢救物品。

(3)机械通气的护理。

(4)酸碱失衡和电解质紊乱的护理:呼吸性酸中毒为呼吸衰竭最基本和最常见的酸碱紊乱类型。以改善肺泡通气量为主。包括有效控制感染、祛痰平喘、合理用氧、正确使用呼吸兴奋药及机械通气来改善通气,促进二氧化碳排出。水和电解质紊乱以低钾、低钠、低氯最为常见。

慢性呼吸衰竭因低盐饮食、水潴留、应用利尿药等造成低钠,应注意预防。

3.病情观察

(1)注意观察呼吸频率、节律、深度的变化。

(2)评估意识状况及神经精神症状,观察有无肺性脑病的表现。

(3)昏迷患者应评估瞳孔、肌张力、腱反射及病理反射。

(4)准确记录每小时出入量,尤其是尿量变化。合理安排输液速度。

4.心理护理

呼吸衰竭的患者由于病情的严重及经济上的困难往往容易产生焦虑、恐惧等消极心理,因此从护理上应该重视患者心理情绪的变化,积极采用语言及非语言的方式跟患者进行沟通,了解患者的心理及需求,提供必要的帮助。同时加强与患者家属之间的沟通,使家属能适应患者疾病带来的压力,能理解和支持患者,从而减轻患者的消极情绪,提高生命质量,延长生命时间。

5.健康教育

(1)讲解疾病的康复知识。

(2)鼓励进行呼吸运动锻炼,教会患者有效咳嗽、咳痰技术,如缩唇呼吸、腹式呼吸、体位引流、拍背等方法。

(3)遵医嘱正确用药,熟悉药物的用法、剂量和注意事项等。

(4)教会家庭氧疗的方法,告之注意事项。

(5)指导患者制订合理的活动与休息计划,教会其减少氧耗量的活动与休息方法。

(6)增强体质,避免各种引起呼吸衰竭的诱因:①鼓励患者进行耐寒锻炼和呼吸功能锻炼,如用冷水洗脸等,以提高呼吸道抗感染的能力;②指导患者合理安排膳食,加强营养,达到改善体质的目的;③避免吸入刺激性气体,劝告吸烟患者戒烟;④避免劳累、情绪激动等不良因素刺激;⑤嘱患者减少去人群拥挤的地方,尽量避免与呼吸道感染者接触,减少感染的机会。

八、护理评价

1.呼吸平稳,血气分析结果正常。

2.患者住院期间感染得到有效控制。

3.患者住院期间皮肤完好。

4.患者及家属无焦虑情绪存在,能配合各种治疗。

第六节 肺血栓栓塞症

肺栓塞(PE)是以各种栓子阻塞肺动脉系统为其发病原因的一组疾病或临床综合征的总称,常见的栓子为血栓,少数为脂肪、羊水、空气等。肺血栓栓塞症(PTE)为来自静脉系统或右心的血栓阻塞肺动脉或其分支所致的疾病,主要临床特征为肺循环和呼吸功能障碍。PTE 为

PE 最常见的类型,通常所称的 PE 即指 PTE。

引起 PTE 的血栓主要来源于深静脉血栓形成(DVT)。

国外 PTE 发病率较高,病死率亦高,未经治疗的 PTE 的病死率为 25％～30％,大面积 PTE1h 内死亡率高达 95％,是仅次于肿瘤和心血管病威胁人类生命的第三大杀手。PTE-DVT 发病和临床表现隐匿、复杂,对 PTE-DVT 的漏诊率和误诊率普遍较高。虽然我国目前尚无准确的流行病学资料,但随着诊断意识和检查技术的提高,诊断例数已有显著增加。

一、病因与发病机制

1.深静脉血栓形成引起肺栓塞

引起 PTE 的血栓可以来源于下腔静脉径路、上腔静脉径路或右心腔,其中大部分来源于下肢近端的深静脉,即腘静脉、股静脉、髂静脉。腓静脉血栓一般较细小,即使脱落也较少引起 PTE。只有当血栓发展到近端血管并脱落后,才易引起肺栓塞。任何可以导致静脉血液淤滞、静脉系统内皮损伤和血液高凝状态的因素均可引起深静脉血栓形成。深静脉血栓形成的高危因素有:①获得性高危因素:高龄,肥胖,大于 4 天的长期卧床、制动,心脏疾病,如房颤合并心衰、动脉硬化等,特别是膝关节、髋关节、恶性肿瘤手术,妊娠和分娩。②遗传性高危因素:凝血因子 V 因子突变引起的蛋白 C 缺乏、蛋白 S 缺乏和抗凝血酶缺乏等造成血液的高凝状态。患者年龄一般在 40 岁以下,常以无明显诱因反复发生 DVT 和 PTE 为主要临床表现。

2.非深静脉血栓形成引起肺栓塞

全身静脉血回流至肺,故肺血管床极易暴露于各种阻塞和有害因素中,除上述深静脉血栓形成外,其他栓子也可引起肺栓塞,包括:脂肪栓塞,如下肢长骨骨折、羊水栓塞、空气栓塞、寄生虫栓塞、感染病灶、肿瘤的癌栓、毒品引起血管炎或继发血栓形成。

二、病理生理

肺动脉的血栓栓塞既可以是单一部位的,也可以是多部位的。病理检查发现多部位或双侧性的血栓栓塞更为常见。一般认为栓塞更易发生于右侧和下肺叶。发生栓塞后有可能在栓塞局部继发血栓形成,参与发病过程。PTE 所致病情的严重程度取决于栓子的性质及受累血管的大小和肺血管床阻塞的范围;栓子阻塞肺血管后释放的 5-羟色胺、组胺等介质引起的反应及患者原来的心肺功能状态。栓塞部位的肺血流减少,肺泡无效腔量增大,故 PTE 对呼吸的即刻影响是通气/血流比值增大。右心房压升高可引起功能性闭合的卵圆孔开放,产生心内右向左分流;神经体液因素可引起支气管痉挛;毛细血管通透性增高,间质和肺泡内液体增多或出血;栓塞部位肺泡表面活性物质分泌减少,肺泡萎陷,呼吸面积减小;肺顺应性下降,肺体积缩小并可出现肺不张;如累及胸膜,则可出现胸腔积液。以上因素导致通气/血流比例失调,出现低氧血症。

急性 PTE 造成肺动脉较广泛阻塞时,可引起肺动脉高压,出现急性肺源性心脏病,致右心功能不全,回心血量减少,静脉系统淤血;右心扩大致室间隔左移,使左心室功能受损,导致心排出量下降,进而可引起体循环低血压或休克;主动脉内低血压和右心房压升高,使冠状动脉灌注压下降,心肌血流减少,特别是心室内膜下心肌处于低灌注状态,加之 PTE 时心肌耗氧增加,可致心肌缺血,诱发心绞痛。

肺动脉发生栓塞后,若其支配区的肺组织因血流受阻或中断而发生坏死,称为肺梗死(PI)。由于肺组织接受肺动脉、支气管动脉和肺泡内气体弥散等多重氧供,PTE 中仅约不足 15% 发生 PI。

若急性 PTE 后肺动脉内血栓未完全溶解,或反复发生 PTE,则可能形成慢性血栓栓塞性肺动脉高压,继而出现慢性肺源性心脏病,右心代偿性肥厚和右心衰竭。

三、临床表现

(一)PTE 表现

1.症状

常见症状有:①不明原因的呼吸困难及气促,尤以活动后明显,为 PTE 最多见的症状;②胸痛,包括胸膜炎性胸痛或心绞痛样疼痛;③晕厥,可为 PTE 的唯一或首发症状;④烦躁不安、惊恐甚至濒死感;⑤咯血,常为小量咯血,大咯血少见;⑥咳嗽、心悸等。各病例可出现以上症状的不同组合,具有多样性和非特异性。临床上若同时出现呼吸困难、胸痛及咯血,称为 PTE"三联征",但仅见于约 20% 的患者。大面积肺栓塞时可发生休克甚至猝死。

2.体征

(1)呼吸系统:呼吸急促最常见、发绀、肺部有时可闻及哮鸣音和(或)细湿啰音,肺野偶可闻及血管杂音;合并肺不张和胸腔积液时出现相应的体征。

(2)循环系统体征:心率快,肺动脉瓣区第二心音(P_2)亢进及收缩期杂音;三尖瓣反流性杂音;心包摩擦音或胸膜心包摩擦音;可有右心衰体征如颈静脉充盈、搏动、肝大伴压痛、肝颈返流征(+)等。血压变化,严重时可出现血压下降甚至休克。

(3)其他可伴发热:多为低热,少数患者有 38℃ 以上的发热。

(二)DVT 表现

主要表现为患肢肿胀、周径增粗、疼痛或压痛、皮肤色素沉着,行走后患肢易疲劳或肿胀加重。但需注意,半数以上的下肢 DVT 患者无自觉症状和明显体征。应测量双侧下肢的周径来评价其差异。进行大、小腿周径的测量点分别为髌骨上缘以上 15cm 处,髌骨下缘以下 10cm 处。双侧相差 >1cm 即考虑有临床意义。

最有意义的体征是反映右心负荷增加的颈静脉充盈、搏动及 DVT 所致的肿胀、压痛、僵硬、色素沉着及浅静脉曲张等,一侧大腿或小腿周径较对侧大 1cm 即有诊断价值。

四、治疗要点

1.急救措施

(1)一般处理:对高度疑诊或确诊 PTE 的患者,应进行重症监护,绝对卧床 1~2 周。剧烈胸痛者给予适当镇静、止痛对症治疗。

(2)呼吸循环支持,防治休克

1)氧疗:采用经鼻导管或面罩吸氧,必要时气管插管机械通气,以纠正低氧血症。避免做气管切开,以免溶栓或抗凝治疗引发局部大出血。

2)循环支持:对于出现右心功能不全但血压正常者,可使用多巴酚丁胺和多巴胺;若出现血压下降,可增大剂量或使用其他血管加压药物,如去甲肾上腺素等。扩容治疗会加重右室扩大,减低心排出量,不建议使用。液体负荷量控制在 500mL 以内。

2.溶栓治疗

溶栓指征:大面积 PTE 有明显呼吸困难、胸痛、低氧血症等。对于次大面积 PTE,若无禁忌证可考虑溶栓,但存在争议。对于血压和右心室运动功能均正常的病例,不宜溶栓。溶栓的时间窗一般定为急性肺栓塞发病或复发 14 天以内。症状出现 48h 内溶栓获益最大,溶栓治疗开始越早,治疗效果越好。

绝对禁忌证:有活动性内出血和近期自发性颅内出血。

相对禁忌证:2 周内的大手术、分娩、器官活检或不能压迫止血部位的血管穿刺;2 个月内的缺血性脑卒中;10 天内的胃肠道出血;15 天内的严重创伤;1 个月内的神经外科或眼科手术;难以控制的重度高血压(收缩压＞180mmHg,舒张压＞110mmHg);近期曾行心肺复苏;血小板计数＜$100×10^9$/L;妊娠;细菌性心内膜炎;严重肝、肾功能不全;糖尿病出血性视网膜病变等。对于致命性大面积 PTE,上述绝对禁忌证亦应被视为相对禁忌证,文献提示低血压和缺氧即是 PTE 立即溶栓的指征。

常用的溶栓药物:尿激酶(UK)、链激酶(SK)和重组组织型纤溶酶原激活剂(rtPA)。三者溶栓效果相仿,临床可根据条件选用。

溶栓方案与剂量:

(1)尿激酶:负荷量 4400IU/kg,静注 10 分钟,随后以 2200IU/(kg·h)持续静滴 12h;快速给药:按2 万 IU/kg 剂量,持续静滴 2h。

(2)链激酶:负荷量 25 万 IU,静注 30 分钟,随后以 10 万 IU/h 持续静滴 24h。快速给药:150 万 IU,持续静滴 2h。链激酶具有抗原性,用药前需肌注苯海拉明或地塞米松,以防止过敏反应。链激酶 6 个月内不宜再次使用。

(3)rt-PA:推荐 rt-PA 50mg 持续静注 2h 为国人标准治疗方案。

使用尿激酶、链激酶溶栓时无需同时使用肝素治疗;但以 rt-PA 溶栓,当 rt-PA 注射结束后,应继续使用肝素。

3.抗凝治疗

抗凝为 PTE 和 DVT 的基本治疗方法,可以有效防止血栓再形成和复发,为机体发挥自身的纤溶机制溶解血栓创造条件。抗凝药物主要有非口服抗凝剂普通肝素(UFH)、低分子肝素(LMWH)、口服抗凝剂华法林。抗血小板药物阿司匹林或氯吡格雷的抗凝作用不能满足PTE 或 DVT 的抗凝要求,不推荐使用。

临床疑诊 PTE 时,即可开始使用 UFH 或 LMWH 进行有效的抗凝治疗。用尿激酶或链激酶溶栓治疗后,应每 2～4h 测定一次凝血酶原时间(PT)或活化部分凝血活酶时间(APTT),当其水平降至正常值的 2 倍时,即给予抗凝治疗。

UFH 给药时需根据 APTT 调整剂量,尽快使 APTT 达到并维持在正常值的 1.5～2.5 倍。LMWH 具有与 UFH 相同的抗凝效果。可根据体重给药,且无需监测 APTT 和调整剂量。UFH 或 LMWH 一般连用 5～10 天,直到临床情况平稳。使用肝素 1～3 天后加用口服抗凝剂华法林,初始剂量为 3.0～5.0mg。当连续两天测定的国际标准化比率(INR)达到 2.5(2.0～3.0)时,或 P 延长至正常值的 1.5～2.5 倍时,停止使用肝素,单独口服华法林治疗。根据 INR 或 PT 调节华法林的剂量。一般口服华法林的疗程至少为 3～6 个月。对复发性 VTE、并发肺心病或危险因素长期存在者,抗凝治疗的时间应延长至 12 个月或以上,甚至终生抗凝。

4.其他治疗

如肺动脉血栓摘除术、肺动脉导管碎解和抽吸血栓,仅适用于经积极的内科治疗无效的紧急情况或存在溶栓和抗凝治疗绝对禁忌证。为防止下肢深静脉大块血栓再次脱落阻塞肺动脉,可考虑放置下腔静脉滤器。若阻塞部位处于手术可及的肺动脉近端,可考虑行肺动脉血栓内膜剥脱术。

五、护理要点

1.一般护理

安置患者于监护室,监测呼吸、心率、血压、静脉压、心电图及动脉血气的变化。患者应绝对卧床休息。避免大幅度的动作及用手按揉下肢深静脉血栓形成处,翻身时动作要轻柔,以防止血栓脱落,栓塞其他部位。做好各项基础护理,预防并发症。进食清淡、易消化的高维生素类食物。保持大便通畅,避免用力,以免促进深静脉血栓脱落。大便干燥时可酌情给予通便药或做结肠灌洗。

2.镇静、止痛、给氧

患者胸痛剧烈时遵医嘱给予镇静、止痛药,以减轻患者的痛苦症状,缓解患者的紧张程度。保持呼吸道通畅,根据血气分析和临床情况合理给氧,改善缺氧症状。床旁备用气管插管用物及呼吸机,便于患者出现呼吸衰竭时立即进行机械通气治疗。

3.病情观察

密切观察患者的神志、血压、呼吸、脉搏、体温、尿量和皮肤色泽等,有无胸痛、晕厥、咯血及休克等现象。正确留取各项标本,观察动脉血气分析和各项实验室检查结果如血小板计数、凝血酶原时间(PT)或活化部分凝血活酶时间(APTT)、血浆纤维蛋白含量、3P 实验等。

4.心理护理

PTE 患者多有紧张、焦虑、悲观的情绪,应减少不必要的刺激,给予相应的护理措施,如护理人员守护在患者床旁,允许家属陪伴,解释病情,满足患者所需等。鼓励患者配合治疗,树立战胜疾病的信心和勇气。

5.溶栓及抗凝护理

用药前:①溶栓前宜留置外周静脉套管针,以方便溶栓中取血监测,避免反复穿刺血管。②测定基础 APTT、PT 及血常规(含血小板计数、血红蛋白)等。③评估是否存在禁忌证,如活动性出血、凝血功能障碍、未予控制的严重高血压等。必要时应配血,做好输血准备。用药期间:

(1)注意观察出血倾向:①溶栓治疗的主要并发症为出血,包括皮肤、黏膜及脏器的出血。最严重的是颅内出血,发生率约 1%～2%。在用药过程中,观察患者有无头痛、呕吐、意识障碍等情况;观察皮肤黏膜有无紫癜及穿刺点有无渗血;观察大小便的颜色,及时留取标本进行潜血检查。②肝素在使用的第 1 周每 1～2 天、第 2 周起每 3～4 天必须复查血小板计数一次,以发现肝素诱导的血小板减少症。若出现血小板迅速或持续降低达 30% 以上,或血小板计数$<100×10^9$/L,应停用 UFH。③华法林在治疗的前几周,有可能引起血管性紫癜,导致皮肤坏死。华法林所致出血可以用维生素 K 拮抗。

(2)评估疗效:溶栓及抗凝后,根据医嘱定时采集血标本,对临床及相关辅助检查情况进行动态观察。

6.健康教育

PTE 的预防和早期识别极为重要,应做好本病的有关预防和发病表现的宣教。老年、体弱、久病卧床的患者,应注意加强腿部的活动,经常更换体位,抬高下肢,以减轻下肢血液的淤滞,预防下肢深静脉血栓形成。长途空中旅行、久坐或久站,或孕妇妊娠期内引起的下肢和脚部浮肿、下肢静脉曲张,可采取非药物预防方法,如穿充气加压袜、使用间歇充气加压泵,以促进下肢静脉回流。已经开始抗凝药物治疗的患者应坚持长期应用抗凝药物并告诉患者注意观察出血倾向。当出现不明原因的气急、胸痛、咯血等表现时,应及时到医院诊治。

第二章　循环系统疾病护理

第一节　心力衰竭

一、概述

心力衰竭是由于各种心脏疾病导致心功能不全的临床综合征。心力衰竭通常伴有肺循环和(或)体循环的充血,故又称之为充血性心力衰竭。

心功能不全分为无症状和有症状两个阶段,无症状阶段是有心室功能障碍的客观指标如射血分数降低,但无充血性心力衰竭的临床症状,如果不积极治疗,将会发展成有症状心功能不全。

(一)临床类型

1.发展速度分类

按其发展速度可分为急性和慢性两种,以慢性居多。急性心力衰竭常因急性的严重心肌损害或突然心脏负荷加重,使心排血量在短时间内急剧下降,甚至丧失排血功能。临床以急性左侧心力衰竭为常见,表现为急性肺水肿、心源性休克。

慢性心力衰竭病程中常有代偿性心脏扩大、心肌肥厚和其他代偿机制参与的缓慢的发展过程。

2.发生部位分类

按其发生的部位可分为左心、右心和全心衰竭。左侧心力衰竭临床上较常见,是指左心室代偿功能不全而发生的,以肺循环瘀血为特征的心力衰竭。

右侧心力衰竭是以体循环瘀血为主要特征的心力衰竭,临床上多见于肺源性心脏病、先天性心脏病、高血压、冠心病等。

全心衰竭常是左侧心力衰竭使肺动脉压力增高,加重右心负荷,长此以往,右心功能下降、衰竭,即表现出全心功能衰竭症状。

3.功能障碍分类

按有无舒缩功能障碍又可分为收缩性和舒张性心力衰竭。收缩性心力衰竭是指心肌收缩力下降,心排血量不能满足机体代谢的需要,器官、组织血液灌注不足,同时出现肺循环和(或)体循环瘀血表现。

舒张性心力衰竭见于心肌收缩力没有明显降低,可使心排血量正常维持,心室舒张功能障碍以致左心室充盈压增高,使肺静脉回流受阻,而导致肺循环瘀血。

(二)心力衰竭分期

心力衰竭的分期可以从临床上判断心力衰竭的不同时期,从预防着手,在疾病源头上给予干预,减少和延缓心力衰竭的发生,减少心力衰竭的发展和死亡。心力衰竭分期分为四期。

A 期:心力衰竭高危期,无器质性心脏或心力衰竭症状,如患者有高血压、代谢综合征、心绞痛,服用心肌毒性药物等,均可发展为心力衰竭的高危因素。

B 期:有器质性心脏病如心脏扩大、心肌肥厚、射血分数降低,但无心力衰竭症状。

C 期:有器质性心脏,病程中有过心力衰竭的症状。

D 期:需要特殊干预治疗的难治性心力衰竭。

心力衰竭的分期在病程中是不能逆转的,只能停留在某一期或向前发展,只有在 A 期对高危因素进行有效治疗,才能减少发生心力衰竭,在 B 期进行有效干预,可以延缓发展到有临床症状的心力衰竭。

(三)心功能分级

1.根据患者主观症状和活动能力,心功能分为四级。

Ⅰ级:患者表现为体力活动不受限制,一般活动不出现疲乏、心悸、心绞痛或呼吸困难等症状。

Ⅱ级:患者表现为体力活动轻度受限制,休息时无自觉症状,但日常活动可引起气急、心悸、心绞痛或呼吸困难等症状。

Ⅲ级:患者表现为体力活动明显受限制,稍事活动可有气急、心悸等症状,有脏器轻度瘀血体征。

Ⅳ级:患者表现为体力活动重度受限制,休息状态也有气急、心悸等症状,体力活动后加重,有脏器重度瘀血体征。

此分级方法多年来在临床应用,优点是简便易行,缺点是仅凭患者主观感觉,常有患者症状与客观检查有差距,患者个体之间差异比较大。

2.根据客观评价指标,心功能分为 A、B、C、D 级。

A 级:无心血管疾病的客观依据。

B 级:有轻度心血管疾病的客观依据。

C 级:有中度心血管疾病的客观依据。

D 级:有重度心血管疾病的客观依据。

此分级方法对于轻、中、重度的标准没有具体的规定,需要临床医师主观判断。但结合第一个根据患者主观症状和活动能力进行分级的方案,是能弥补第一分级方案的主观症状与客观指标分离情况的。如患者心脏超声检查提示轻度主动脉瓣狭窄,但没有体力活动受限制的情况,联合分级定为Ⅰ级 B。又如患者体力活动时有心悸、气急症状,但休息症状缓解,心脏超声检查提示左心室射血分数(LVEF)为<35%,联合分级定为Ⅱ级C。

3.6min 步行试验:要求患者 6min 之内在平直走廊尽可能的快走,测定其所步行的距离,若 6min 步行距离<150m,表明为重度心功能不全,150～425m 为中度,426～550m 为轻度心功能不全。

此试验简单易行、安全、方便,用于评定慢性心力衰竭患者的运动耐力,评价心脏储备能力,也常用于评价心力衰竭治疗的效果。

二、慢性心力衰竭

慢性心力衰竭是多数心血管疾病的终末阶段,也是主要的死亡原因。心力衰竭是一种复杂的临床综合征,特定的症状是呼吸困难和乏力,特定的体征是水肿,这些情况可造成器官功能障碍,影响生活质量。主要表现为心脏收缩功能障碍的主要指标是左心室射血分数下降,一般<40%;而心脏舒张功能障碍的患者左心室射血分数相对正常,通常心脏无明显扩大,但有心室充盈指标受损。

我国引起慢性心力衰竭的基础心脏病的构成比与过去有所不同,过去我国以风湿性心脏病为主,近 10 年来其所占比例趋于下降,而冠心病、高血压的所占比例明显上升。

(一)病因及发病机制

1.病因

各种原因引起的心肌、心瓣膜、心包或冠状动脉、大血管的结构损害,导致心脏容量负荷或压力负荷过重均可造成慢性心力衰竭。

冠心病、高血压、瓣膜病和扩张性心肌病是主要的病因;心肌炎、肾炎、先天性心脏病是较常见的病因;而心包疾病、贫血、甲状腺功能亢进与减退症、脚气病、心房黏液瘤、动脉-静脉瘘、心脏肿瘤和结缔组织病、高原病及少见的内分泌病等,是比较少见易被忽视的病因。

2.诱因

(1)感染:感染是最主要的诱因,最常见的呼吸道感染,其次是风湿热,在幼儿患者中风湿热则占首位。女性患者泌尿系统感染的诱发亦常见,感染性心内膜炎、全身感染均是诱发因素。

(2)心律失常:特别是快速心律失常,如房颤等。

(3)生理、心理压力过大:如劳累过度、情绪激动、精神紧张等。

(4)血容量增加:液体摄入过多过快、高钠饮食。

(5)妊娠与分娩。

(6)其他:大量失血、贫血;各种原因引起的水、电解质、酸碱平衡紊乱;某些药物应用不当等。

3.发病机制

慢性心力衰竭的发病机制是很复杂的过程,心脏功能大致经过代偿期和失代偿期。

(1)心力衰竭代偿期:心脏受损初始引起机体短期的适应性和代偿性反应,启动了 Frank-Starling 机制,增加心脏的前负荷,使心回血量增加,心室舒张末容积增加,心室扩大,心肌收缩力增强,而维持心排血量的基本正常或相对正常。

机体的适应性和代偿性反应,激活交感神经体液系统,交感神经兴奋性增强,增强心肌收缩力并提高心率,以增加心排血量,但同时机体周围血管收缩,增加了心脏后负荷,心肌增厚,心率加快,心肌耗氧量加大。

心脏功能下降,心排血量降低、肾素-血管紧张素-醛固酮系统也被激活,代偿性增加血管阻力和潴留水、钠,以维持灌注压;交感神经兴奋性增加,同时激活神经内分泌细胞因子如心钠素、血管升压素、缓激肽等,参与调节血管舒缩,排钠利尿,对抗由于交感神经兴奋和肾素-血管紧张素-醛固酮系统激活造成的水钠潴留效应。在多因素作用下共同维持机体血压稳定、保证了重要脏器的灌注。

(2)心力衰竭失代偿期:长期、持续的交感神经和肾素-血管紧张素-醛固酮系统高兴奋性,多种内源性的神经激素和细胞因子的激活与失衡,又造成继发心肌损害,持续性心脏扩大、心肌肥厚,使心肌耗氧量增加,加重心肌的损伤。神经内分泌系统活性增加不断,加重血流动力学紊乱,损伤心肌细胞,导致心排血量不足,出现心力衰竭症状。

(3)心室重构:所谓的心室重构,就是在心脏扩大、心肌肥厚的过程中,心肌细胞、胞外基质、胶原纤维网等均有相应变化,左心室结构、形态、容积和功能发生一系列变化。研究表明,心力衰竭的发生发展的基本机制就是心室重构。由于基础病的不同,进展情况不同和各种代偿机制的复杂作用,有些患者心脏扩大、肥厚已很明显,但临床可无心力衰竭表现。但如基础病病因不能除,随着时间的推移,心室重构的病理变化,可自身不断发展,心力衰竭必然会出现。

从代偿到失代偿,除了因为代偿能力限度、代偿机制中的负面作用外,心肌细胞的能量供应和利用障碍,导致心肌细胞坏死、纤维化也是重要因素。

心肌细胞的减少使心肌收缩力下降,又因纤维化的增加使心室的顺应性下降,心室重构更趋明显,最终导致不可逆的心肌损害和心力衰竭。

(二)临床表现

慢性心力衰竭早期可以无症状或仅出现心动过速、面色苍白、出汗、疲乏和活动耐力减低症状等。

1.左侧心力衰竭

(1)症状

1)呼吸困难:劳力性呼吸困难是最早出现的呼吸困难症状,因为体力活动会使回心血量增加,左心房压力升高,肺瘀血加重。开始仅剧烈活动或体力劳动后出现症状,休息后缓解,随肺瘀血加重,逐渐发展到更轻活动后,甚至休息时,也出现呼吸困难。

夜间阵发性呼吸困难是左侧心力衰竭早期最典型的表现,又称为"心源性哮喘"。是由于平卧血液重新分布使肺血量增加,夜间迷走神经张力增加,小支气管收缩,膈肌位高,肺活量减少所致。典型表现是患者熟睡 1～2h,突然憋气而惊醒,被迫坐起,同时伴有咳嗽、咳泡沫痰和(或)哮鸣性呼吸音。多数患者端坐休息后可自行缓解,次日白天无异常感觉。严重者可持续发作,甚至发生急性肺水肿。

端坐呼吸多在病程晚期出现,是肺瘀血达到一定程度,平卧回心血量增多、膈肌上抬,呼吸更困难,必须采用高枕卧位、半卧位,甚至坐位,才可减轻呼吸困难。最严重的患者即使端坐床边,下肢下垂,上身前倾,仍不能缓解呼吸困难。

2)咳嗽、咳痰、咯血:咳嗽、咳痰早期即可出现,是肺泡和支气管黏膜瘀血所致,多发生在夜间,直立或坐位症状减轻。咳白色浆液性泡沫样痰为其特点,偶见痰中带有血丝。如发生急性肺水肿,则咳大量粉红色泡沫痰。

3)其他症状:倦怠、乏力、心悸、头晕、失眠、嗜睡、烦躁等症状,重者可有少尿,是与心排血量低下,组织、器官灌注不足的有关表现。

(2)体征:

1)慢性左侧心力衰竭可有心脏扩大,心尖冲动向左下移位。心率加快、第一心音减弱、心尖区舒张期奔马律,最有诊断价值。部分患者可出现交替脉,是左侧心力衰竭的特征性体征。

2)肺部可闻湿啰音,急性肺水肿时可出现哮鸣音。

2.右侧心力衰竭

(1)症状:主要表现为体循环静脉瘀血。消化道症状如食欲缺乏、恶心、呕吐、水肿、腹胀、肝区胀痛等为右侧心力衰竭的最常见症状。

劳力性呼吸困难也是右侧心力衰竭的常见症状。

(2)体征

1)水肿:早期在身体的下垂部位和组织疏松部位,出现凹陷性水肿,为对称性。重者可出现全身水肿,并伴有胸腔积液、腹水和阴囊水肿。胸腔积液是因体静脉压力增高所致,胸腔静脉有一部分回流到肺静脉,所以胸腔积液更多见于全心衰竭时,以双侧为多见。

2)颈静脉征:颈静脉怒张是右侧心力衰竭的主要体征,其程度与静脉压升高的程度正相关;压迫患者的腹部或肝,回心血量增加而使颈静脉怒张更明显,称为肝颈静脉回流征阳性,肝颈静脉回流征阳性则更是具有特征性。

3)肝大和压痛:可出现肝大和压痛;持续慢性右侧心力衰竭可发展为心源性肝硬化,晚期肝脏压痛不明显,但伴有黄疸、肝功能损害和腹水。

4)发绀:发绀是由于供血不足,组织摄取血氧相对增加,静脉血氧降低所致。表现为面部毛细血管扩张、发绀、色素沉着。

3.全心衰竭

右侧心力衰竭继发于左侧心力衰竭而形成全心衰竭,但当右侧心力衰竭后,肺淤血的临床表现减轻。扩张型心肌病等表现左、右心同时衰竭者,肺瘀血症状都不严重,左侧心力衰竭的表现主要是心排血量减少的相关症状和体征。

（三）实验室检查

1.X 线检查

（1）心影的大小、形态可为病因诊断提供重要依据，根据心脏扩大的程度和动态改变，间接反映心功能状态。

（2）肺门血管影增强是早期肺静脉压增高的主要表现；肺动脉压力增高可见右下肺动脉增宽；肺间质水肿可使肺野模糊；Kerley B 线是在肺野外侧清晰可见的水平线状影，是肺小叶间隔内积液的表现，是慢性肺瘀血的特征性表现。

2.超声心动图

超声心动图比 X 线检查更能准确地提供各心腔大小变化及心瓣膜结构情况。左心室射血分数（LVEF 值）可反映心脏收缩功能，正常左心室射血分数值＞50％，左心室射血分数值≤40％为收缩期心力衰竭诊断标准。

应用多普勒超声是临床上最实用的判断心室舒张功能的方法，E 峰是心动周期的心室舒张早期心室充盈速度的最大值，A 峰是心室舒张末期心室充盈的最大值，正常人 E/A 的比值不小于 1.2，中青年应更大。

3.有创性血流动力学检查

此检查常用于重症心力衰竭患者，可直接反映左心功能。

4.放射性核素检查

帮助判断心室腔大小，反映左心室射血分数值和左心室最大充盈速率。

（四）治疗要点

1.病因治疗

（1）基本病因治疗：对有损心肌的疾病应早期进行有效治疗，如高血压、冠心病、糖尿病、代谢综合征等；心血管畸形、心瓣膜病力争在发生心脏衰竭之前进行介入或外科手术治疗；对于一些病因不明的疾病亦应早期干预如原发性扩张型心肌病，以延缓心室重构。

（2）诱因治疗：积极消除诱因，最常见的诱因是感染，特别是呼吸道感染，积极应用有针对性的抗生素控制感染。心律失常特别是房颤，是引起心脏衰竭的常见诱因，对于快速房颤要积极控制心室率，及时复律。纠正贫血、控制高血压等均可防止心力衰竭发生和（或）加重。

2.一般治疗

减轻心脏负担，限制体力活动，避免劳累和精神紧张。低钠饮食，少食多餐，限制饮水量。给予持续氧气吸入，流量 2～4L/min。

3.利尿药

利尿药是治疗心力衰竭的常用药物，通过排钠排水减轻水肿、减轻心脏负荷、缓解淤血症状。原则上应长期应用，但在水肿消失后应以最小剂量维持，如氢氯噻嗪 25mg，隔日 1 次。常用利尿药有排钾利尿药如氢氯噻嗪等；襻利尿药如呋塞米、布美他尼（丁脲胺）等；保钾利尿药如螺内酯、氨苯蝶啶等。排钾利尿药主要不良反应是可引起低血钾，应补充氯化钾或与保钾利尿药同用。噻嗪类利尿药可抑制尿酸排泄,引起高尿酸血症,大剂量长期应用可影响胆固醇及糖的代谢,应严密监测。

4.肾素-血管紧张素-醛固酮系统抑制药

(1)血管紧张素转化酶(ACE)抑制药的应用:ACE抑制药扩张血管,改善瘀血症状,更重要的是降低心力衰竭患者代偿性神经-体液的不利影响,限制心肌、血管重构,维护心肌功能,推迟心力衰竭的进展,降低远期病死率。

1)用法:常用ACE抑制药如卡托普利12.5～25mg,2/d,培哚普利2～4mg,1/d,贝那普利对有早期肾功能损害患者较适用,使用量是5～10mg,1/d。临床应用一定要从小剂量开始,逐渐加量。

2)ACE抑制药的不良反应:有低血压、肾功能一过性恶化、高血钾、干咳等。

3)ACE抑制药的禁忌证:无尿性肾衰竭、肾动脉狭窄、血肌酐升高≥225μmol/L、高血压、低血压、妊娠、哺乳期妇女及对此药过敏者。

(2)血管紧张素受体阻滞药(ARBBs)的应用:ARBBs在阻断肾素-血管紧张素系统作用与ACE抑制药作用相同,但缺少对缓激肽降解抑制作用。当患者应用ACE抑制药出现于咳不能耐受,可应用ARBBs类药,常用ARBBs如坎地沙坦、氯沙坦、缬沙坦等。

ARBBs类药的用药注意事项、不良反应除干咳以外,其他均与ACE抑制药相同。

(3)醛固酮拮抗药的应用:研究证明螺内酯20mg,1～2/d小剂量应用,可以阻断醛固酮效应,延缓心肌、血管的重构,改善慢性心力衰竭的远期效果。

注意事项:中重度心力衰竭患者应用时,需注意血钾的监测;肾功能不全、血肌酐异常、高血钾及应用胰岛素的糖尿病患者不宜使用。

5.β受体阻滞药

β受体阻滞药可对抗交感神经激活,阻断交感神经激活后各种有害影响。临床应用其疗效常在用药后2～3个月才出现,但明显提高运动耐力,改善心力衰竭预后,降低病死率。

β受体阻滞药具有负性肌力作用,临床中应慎重应用,应用药物应从小剂量开始,如美托洛尔12.5mg,1/d;比索洛尔1.25mg,1/d;卡维地洛6.25mg,1/d,逐渐加量,适量维持。

注意事项:用药应在心力衰竭稳定、无体液潴留情况下、小剂量开始应用。

患有支气管痉挛性疾病、心动过缓、二度以上包括二度的房室传导阻滞的患者禁用。

6.正性肌力药物

是治疗心力衰竭的主要药物,适于治疗以收缩功能异常为特征的心力衰竭,尤其对心腔扩大引起的低心排血量心力衰竭,伴快速心律失常的患者作用最佳。

(1)洋地黄类药物:是临床最常用的强心药物,具有正性肌力和减慢心率作用,在增加心肌收缩力的同时,不增加心肌耗氧量。

1)适应证:充血性心力衰竭,尤其伴有心房颤动和心室率增快的心力衰竭是最好指征,对心房颤动、心房扑动和室上性心动过速均有效。

2)禁忌证:严重房室传导阻滞、肥厚性梗阻型心肌病、急性心肌梗死24h内不宜使用。洋地黄中毒或过量者为绝对禁忌证。

3)用法:地高辛为口服制剂,维持量法,0.25mg,1/d。此药口服后 2~3h 血浓度达高峰,4~8h 获最大效应,半衰期为 1.6d,连续口服 7d 后血浆浓度可达稳态。适用于中度心力衰竭的维持治疗。

毛花苷 C 为静脉注射制剂,注射后 10min 起效,1~2h 达高峰,每次 0.2~0.4mg,稀释后静脉注射,24h 总量 0.8~1.2mg。适用于急性心力衰竭或慢性心力衰竭加重时,尤其适用于心力衰竭伴快速心房颤动者。

4)毒性反应:药物的治疗剂量和中毒剂量接近,易发生中毒。易导致洋地黄中毒的情况主要有:急性心肌梗死、急性心肌炎引起的心肌损害、低血钾、严重缺氧、肾衰竭等情况。

常见毒性反应有:胃肠道表现如恶心、呕吐;神经系统表现如视物模糊、黄视、绿视;心血管系统表现多为各种心律失常,也是洋地黄中毒最重要的表现,最常见的心律失常是室性期前收缩,多呈二联律。快速房性心律失常伴有传导阻滞是洋地黄中毒特征性的表现。

(2)β受体兴奋药:临床通常短期应用治疗重症心力衰竭,常用静脉滴注多巴酚丁胺、多巴胺。适用于急性心肌梗死伴心力衰竭的患者;小剂量多巴胺 2~5μg/(kg·min)能扩张肾动脉,增加肾血流量和排钠利尿,从而用于充血性心力衰竭的治疗。

(五)护理措施

1.环境与心理护理

保持环境安静、舒适,空气流通;限制探视,减少精神刺激;注意患者情绪变化,做好心理护理,要求患者家属要积极给予患者心理支持和治疗的协助,使患者心情放松情绪稳定,减少机体耗氧量。

2.休息与活动

一般心功能Ⅰ级:不限制一般的体力活动,但避免剧烈运动和重体力劳动。心功能Ⅱ级:可适当进行轻体力工作和家务劳动,强调下午多休息。心功能Ⅲ级:日常生活可以自理或在他人协助下自理,严格限制一般的体力活动。心功能Ⅳ级:绝对卧床休息,生活需要他人照顾,可在床上做肢体被动运动和翻身,逐步过渡到坐床边或下床活动。当病情好转后,鼓励患者尽早做适量的活动,防止因长期卧床导致的静脉血栓、肺栓塞、便秘和压力性损伤的发生。在活动中要监测有无呼吸困难、胸痛、心悸、疲劳等症状,如有不适应停止活动,并以此作为限制最大活动量的指征。

3.病情观察

(1)观察水肿情况:注意观察水肿的消长情况,每日测量并记录体重,准确记录液体出入量。

(2)保持呼吸道通畅:监测患者呼吸困难的程度、发绀情况、肺部啰音的变化以及血气分析和血氧饱和度等变化,根据缺氧的轻重程度调节氧流量和吸氧方式。

(3)注意水、电解质变化及酸碱平衡情况:低钾血症可出现乏力、腹胀、心悸、心电图出现 u 波增高及心律失常,并可诱发洋地黄中毒。少数因肾功能减退,补钾过多而致高血钾,严重者可引起心搏骤停。低钠血症表现为乏力、食欲缺乏、恶心、呕吐、嗜睡等症状。如出现上述症状，要及时通报医师及时给予检查、纠正。

4.保持排便通畅

患者常因精神因素使规律性排便活动受抑制，排便习惯改变，加之胃肠道淤血、进食减少、卧床过久影响肠蠕动，易致便秘。应帮助患者训练床上排便习惯，同时饮食中增加膳食纤维，如发生便秘，应用小剂量缓泻药和润肠药，病情许可时扶患者坐起使用便器，并注意观察患者的心率、反应，以防发生意外。

5.输液的护理

根据患者液体出入情况及用药要求，控制输液量和速度，以防诱发急性肺水肿。

6.饮食护理

给予高蛋白、高维生素、易消化的清淡饮食，注意补充营养。少量多餐，避免过饱；限制水、钠摄入，每日食盐摄入量少于5g，服利尿药者可适当放宽。

7.用药护理

(1)使用利尿药的护理：遵医嘱正确使用利尿药，并注意有关不良反应的观察和预防。监测血钾及有无乏力、腹胀、肠鸣音减弱等低钾血症的表现，同时多补充含钾丰富的食物，必要时遵医嘱补充钾盐。口服补钾宜在饭后或将水剂与果汁同饮；静脉补钾时每500mL液体中氯化钾含量不宜超过1.5g。

应用保钾利尿药需注意有无胃肠道反应、嗜睡、乏力、皮疹，高血钾等不良反应。

利尿药的应用时间选择早晨或日间为宜，避免夜间排尿过频而影响患者的休息。

(2)使用洋地黄的护理

1)给药要求：严格遵医嘱给药，发药前要测量患者脉搏1min，当脉搏＜60/min或节律不规则时，应暂停服药并通知医生。静脉给药时务必稀释后缓慢静脉注射，并同时监测心率、心律及心电图变化。

2)遵守禁忌：注意不与奎尼丁、普罗帕酮(心律平)、维拉帕米(异搏定)、钙剂、胺碘酮等药物合用，以免降低洋地黄类药物肾排泄率，增加药物毒性。

3)用药后观察：应严密观察患者用药后毒性反应，监测血清地高辛浓度。

4)毒性反应的处理：立即停用洋地黄类药；停用排钾利尿药；积极补充钾盐；快速纠正心律失常，血钾低者快速补钾，不低的可应用力多卡因等治疗，但一般禁用电复律，防止发生室颤；对缓慢心律失常，可使用阿托品0.5～1mg皮下注射或静脉注射治疗，一般不用安置临时起搏器。

(3)肾素-血管紧张素-醛固酮系统抑制药使用的护理：应用ACE抑制药时需预防直立性低血压、皮炎、蛋白尿、咳嗽、间质性肺炎等不良反应的发生。应用ACE抑制药和(或)ARBBs期间要注意观察血压、血钾的变化，同时注意要小剂量开始，逐渐加量。

8.并发症的预防与护理

(1)感染：室内空气流通，每日开窗通风2次，寒冷天气注意保暖，长期卧床者鼓励翻身，协助拍背,以防发生呼吸道感染和坠积性肺炎;加强口腔护理,以防发生由于药物治疗引起菌群失调导致的口腔黏膜感染。

(2)血栓形成:长期卧床和使用利尿药引起的血流动力学改变,下肢静脉易形成血栓。应鼓励患者在床上活动下肢和做下肢肌肉收缩运动,协助患者做下肢肌肉按摩。每天用温水浸泡足以加速血液循环,减少静脉血栓形成。当患者肢体远端出现局部肿胀时,提示有发生静脉血栓可能,应及早与医师联系。

(3)皮肤损伤:应保持床褥柔软、清洁、干燥,患者衣服柔软、宽松。对于长期卧床患者应加强皮肤护理,保持皮肤清洁、干燥,定时协助患者更换体位,按摩骨突出处,防止推、拉、扯强硬动作,以免皮肤完整性受损。如需使用热水袋取暖,水温不宜过高,40～50℃为宜,以免烫伤。

对于有阴囊水肿的男患者可用托带支托阴囊,保持会阴部皮肤清洁、干燥;水肿局部有液体外渗情况,要防止继发感染;注意观察皮肤有无发红、破溃等压力性损伤发生,一旦发生压力性损伤要积极给予减少受压、预防感染、促进愈合的护理措施。

9.健康教育

(1)治疗病因、预防诱因:指导患者积极治疗原发心血管疾病,注意避免各种诱发心力衰竭的因素,如呼吸道感染、过度劳累和情绪激动、钠盐摄入过多、输液过多过快等。育龄妇女注意避孕,要在医师的指导下妊娠和分娩。

(2)饮食要求:饮食要清淡、易消化、富营养,避免饮食过饱,少食多餐。戒烟、酒,多食蔬菜、水果,防止便秘。

(3)合理安排活动与休息:根据心功能的情况,安排适当体力活动,以利于提高心脏储备力,提高活动耐力,同时也帮助改善心理状态和生活质量。但避免重体力劳动,建议患者进行散步、练气功、打太极拳等运动,掌握活动量,以不出现心悸、气促为度,保证充分睡眠。

(4)服药要求:指导患者遵照医嘱按时服药,不要随意增减药物,帮助患者认识所服药物的注意事项,如出现不良反应及时就医。

(5)坚持诊治:慢性心力衰竭治疗过程是终身治疗,应嘱患者定期门诊复诊,防止病情发展。

(6)家属教育:帮助家属认识疾病和目前治疗方法、帮助患者的护理措施和心理支持的技巧,教育其要给予患者积极心理支持和生活帮助,使患者树立战胜疾病信心,保持情绪稳定。

三、急性心力衰竭

急性心力衰竭是指心肌遭受急性损害或心脏负荷突然增加,使心排血量急剧下降,导致组织灌注不足和急性瘀血的综合征。以急性左侧心力衰竭最常见,多表现为急性肺水肿或心源性休克。

(一)病因及发病机制

急性广泛心肌梗死、高血压急症、严重心律失常、输液过多过快等原因。使心脏收缩力突然严重减弱,心排血量急剧减少或左心室瓣膜性急性反流,左心室舒张末压迅速升高,肺静脉回流不畅,导致肺静脉压快速升高,肺毛细血管压随之升高,使血管内液体渗入到肺间质和肺泡内,形成急性肺水肿。

(二)临床表现

突发严重呼吸困难为特征性表现,呼吸频率达 $30\sim40/min$,患者被迫采取坐位,两腿下垂,双臂支撑以助呼吸,极度烦躁不安、大汗淋漓、口唇发绀、面色苍白。同时频繁咳嗽、咳大量粉红色泡沫痰。病情极重者可以出现意识模糊。

早期血压可以升高,随病情不缓解血压可降低直至休克;听诊可见心音较弱,心率增快,心尖部可闻及舒张期奔马律;两肺满布湿啰音和哮鸣音。

(三)治疗要点

1.体位

置患者于两腿下垂坐位或半卧位。

2.吸氧

吸入高流量($6\sim8L/min$)氧气,加入 $30\%\sim50\%$ 乙醇湿化。对病情严重患者可采用呼吸机持续加压面罩吸氧或双水平气道加压吸氧,以增加肺泡内的压力,促进气体交换,对抗组织液向肺泡内渗透。

3.镇静

吗啡 $3\sim10mg$ 皮下注射或静脉注射,必要时每 15 分钟重复 1 次,可重复 $2\sim3$ 次。老年患者须酌情减量或肌内注射。伴颅内出血、神志障碍、慢性肺部疾病时禁用。

4.快速利尿

呋塞米 $20\sim40mg$ 静脉注射,在 $2min$ 内推注完,每 4 小时可重复 1 次。呋塞米不仅有利尿作用,还有静脉扩张作用,利于肺水肿的缓解。

5.血管扩张药

血管扩张药应用过程中,要严密监测血压,用量要根据血压进行调整,收缩压一般维持在 $100mmHg$ 左右,对原有高血压的患者血压降低幅度不超过 $80mmHg$ 为度。

(1)硝普钠应用:硝普钠缓慢静脉滴注,扩张小动脉和小静脉,初始用药剂量为 $0.3\mu g/(kg\cdot min)$,根据血压变化逐渐调整剂量,最大剂量为 $5\mu g/(kg\cdot min)$,一般维持量 $50\sim100\mu g/min$。因本药含有氰化物,用药时间不宜连续超过 24h。

(2)硝酸甘油应用:硝酸甘油扩张小静脉,降低回心血量。初始用药剂量为 $10\mu g/min$,然后每 10 分钟调整 1 次,每次增加初始用药剂量为 $5\sim10\mu g$。

(3)酚妥拉明应用:酚妥拉明可扩张小动脉及毛细血管。静脉用药以 $0.1mg/min$ 开始,每 $5\sim10$ 分钟调整 1 次,增至最大用药剂量为 $1.5\sim2.0mg/min$。

6.洋地黄类药物

可应用毛花苷 C $0.4\sim0.8mg$ 缓慢静脉注射,2h 后可酌情再给 $0.2\sim0.4mg$。近期使用过洋地黄药物的患者,应注意洋地黄中毒。对于急性心肌梗死在 24h 内不宜使用,重度二尖瓣狭窄患者禁用。

7.平喘

氨茶碱可以解除支气管痉挛,并有一定的正性肌力及扩血管利尿作用。取 0.25mg 氨茶碱加入 100mL 液体内静脉滴注,但应警惕氨茶碱过量,肝肾功能减退患者、老年人应减量。

(四)护理措施

1.保证休息

立即协助患者取半卧位或坐位休息,双腿下垂,以减少回心血量,减轻心脏前负荷。注意加强皮肤护理,防止因被迫体位而发生的皮肤损伤。

2.吸氧

一般吸氧流量为 6~8L/min,加入 30%~50% 乙醇湿化,使肺泡内的泡沫表面张力降低破裂,增加气体交换的面积,改善通气。要观察呼吸情况,随时评估呼吸困难改善的程度。

3.饮食

给予高营养、高热量、少盐、易消化清淡饮食,少量多餐,避免食用产气食物。

4.病情观察

(1)病情早期观察:注意早期心力衰竭表现,一旦出现劳力性呼吸困难或夜间阵发性呼吸困难、心率增快、失眠、烦躁、尿量减少等症状,应及时与医师联系,并加强观察。如迅速发生极度烦躁不安、大汗淋漓、口唇发绀等表现,同时胸闷、咳嗽、呼吸困难、发绀、咳大量白色或粉红色泡沫痰,应警惕急性肺水肿发生,立即配合抢救。

(2)保持呼吸道通畅:严密观察患者呼吸频率、深度,观察患者的咳嗽情况,痰液的性质和量,协助患者咳嗽、排痰,保持呼吸道通畅。

(3)防止心源性休克:观察患者意识、精神状态,观察患者血压、心率的变化及皮肤颜色、温度变化。

(4)防止病情发展:观察肺部啰音的变化,监测血气分析结果。控制静脉输液速度,一般为每分钟 20~30 滴。准确记录液体出入量。

(5)心理护理:患者常伴有濒死感、焦虑和恐惧,应加强床旁监护,给予安慰及心理支持,以增加战胜疾病信心。医护人员抢救时要保持镇静,表现出忙而不乱,操作熟练,以增加患者的信任和安全感。避免在患者面前议论病情,以免引起误会,加剧患者的恐惧。必要时可留亲属陪伴患者。

(6)用药护理:应用吗啡时注意有无呼吸抑制、心动过缓;用利尿药要准确记录尿量,注意水、电解质和酸碱平衡情况;用血管扩张药要注意输液速度、监测血压变化;用硝普钠应现用现配,避光滴注,有条件者可用输液泵控制滴速;洋地黄制剂静脉使用时要稀释,推注速度宜缓慢,同时观察心电图变化。

第二节　心律失常

一、概述

心脏的传导系统由产生和传导冲动的特殊分化的传导组织构成。包括窦房结、结间束、房室结、希氏束、左右束支及浦肯野纤维网。

冲动由窦房结产生，沿结间束和心房肌传递，到达房室结及左心房，冲动此时传递速度极慢，当冲动传递到希氏束后传递速度再度加速，左右束支及浦肯野纤维网传递速度极快捷，使整个心室几乎同时被激动，最终冲动到达心外膜，完成一次完整的心动周期。

心脏传导系统也接受迷走神经和交感神经的支配，迷走神经兴奋性增加会使窦房结的自律性和传导性抑制，延长窦房结和周围组织的不应期，减慢房室结的传导，延长了房室结的不应期。交感神经作用与迷走神经相反。

各种原因引起心脏冲动频率、节律、起源部位、冲动传导速度和次序的异常均可引起心脏活动的规律发生紊乱，称为心律失常。

（一）分类

临床上根据心律失常发作时心率的快慢可分为快速性心律失常和缓慢性心律失常。心律失常按其发生原理可分为冲动形成异常和冲动传导异常两大类。

1.冲动形成异常

（1）窦性心律失常：由窦房结发出的冲动频率过快、过慢或有明显不规则形成的心律失常，如窦性心动过速、窦性心动过缓、窦性心律不齐、窦性停搏。

（2）异位心律：起源于窦房结以外（异位）的冲动，则形成期前收缩、阵发性心动过速、扑动、颤动以及逸搏心律等心律失常。

2.冲动传导异常

（1）生理性：干扰及房室分离。

（2）病理性：传导阻滞常见的有窦房传导阻滞、房室传导阻滞、房内传导阻滞、室内传导阻滞（左、右束支及左束支分支传导阻滞）。

（3）房室间传导途径异常：预激综合征。

（二）发病机制

心律失常有多种不同机制，如折返、异常自律性、后除极触发激动等，主要心律失常的电生理机制主要包括冲动形成异常、冲动传导异常以及两者并存。

1.冲动形成异常

（1）正常自律性状态：窦房结、结间束、冠状窦口周围、房室结的远端和希氏束-浦肯野系统的心肌细胞均有自律性。自主神经系统兴奋性改变或心脏传导系统的内在病变，均可导致原有正常自律性的心肌细胞发放不适当的冲动。如窦性心律失常、逸搏心律。

（2）异常自律性状态：正常情况下心房、心室肌细胞是无自律性的快反应细胞，由于病变使膜电位降低$-50\sim-60mV$时，使其出现异常自律性，而原本有自律性的快反应细胞（浦肯野纤维）的自律性也增高，异常自律性从而引起心律失常，如房性或室性快速心律失常。

（3）后除极触发激动：当局部儿茶酚胺浓度增高、低血钾、高血钙、洋地黄中毒及心肌缺血再灌注时，心房、心室与希氏束-浦肯野组织在动作电位后可产生除极活动，被称为后除极。若后除极的振幅增高并抵达阈值，便可引起反复激动，可导致持续性快速性心律失常。

2.冲动传导异常

折返是所有快速性心律失常最常见的发病机制，传导异常是产生折返的基本条件。传导异常包括：①心脏两个或多个部位的传导性与应激性各不相同，相互连接形成一个有效的折返环路；②折返环的两支应激性不同，形成单向传导阻滞；③另一通道传导缓慢，使原先发生阻滞的通道有足够时间恢复兴奋性；④原先阻滞的通道再次激动，从而完成一次折返激动。冲动在环内反复循环，从而产生持续而快速的心律失常。

（三）实验室检查

1.心电图检查

心电图检查是诊断心律失常最重要、最常用的无创性检查技术。需记录12导联，并记录显示P波清楚导联的心电图长条，以备分析，往往选择Ⅱ或V_1导联。

心电图分析主要包括：①心房、心室节律是否规则，频率如何；②P-R间期是否恒定；③P波、QRS波群形态是否正常，P波与QRS波的相互关系等。

2.长时间心电图记录

（1）动态心电图：动态心电图检查是在患者日常工作和活动情况下，连续记录患者24h的心电图。其作用是：①了解患者症状发生如心悸、晕厥等，是否与心律失常有关；②明确心律失常或心肌缺血的发作与活动关系、昼夜分布特征；③帮助评价抗心律失常药物的疗效、起搏器、埋藏式心脏复律除颤器的效果和功能状态。

（2）事件记录器：①事件记录器。应用于间歇、不频繁发作的心律失常患者，通过直接回访、电话、互联网将实时记录的发生心律失常及其发生心律失常前后的心电图传输至医院。②埋植皮下事件记录器。这种事件记录器可埋于患者皮下，记录器可自行启动、监测和记录心律失常，应用于发作不频繁，可能是心律失常所致的原因不明晕厥的患者。

3.运动试验

运动试验用于运动时出现心悸的患者以协助诊断。但运动试验的敏感性不如动态心电图，须注意正常人进行运动试验时亦可出现室性期前收缩。

4.食管心电图

将食管电极导管插入食管并置于心房水平位置，能记录心房电位，并能进行心房快速起搏和程序电刺激。其作用为：①有助于对常见室上性心动过速发生机制的判断，帮助鉴别室上性心动过速；②可以诱发和终止房室结折返性心动过速；③有助于不典型预激综合征的诊断；

④评价窦房结功能；⑤评价抗心律失常药物的疗效。

5.临床心电生理检查

(1)心电生理检查的临床作用

1)诊断性应用：确立心律失常诊断及类型，了解心律失常起源部位及发生机制。

2)治疗性应用：①以电刺激终止心动过速发作，评价某些治疗措施(如起搏器、置入式心脏复律除颤器、导管消融、手术治疗、药物治疗等)能否防止电刺激诱发心动过速；②通过电极导管进行消融如射频、冷冻，达到治愈心动过速的目的。

3)判断预后：通过电刺激确定患者是否易于诱发室性心动过速，有无发生猝死的危险。

(2)心电生理检查适应证：①窦房结功能测定；②房室与室内传导阻滞；③心动过速；④不明原因晕厥。

二、窦性心律失常

心脏的正常起搏点位于窦房结，其冲动产生的频率是 60～100/min，产生的心律称为窦性心律。心电图特征 P 波在 Ⅰ、Ⅱ、aVF 导联直立，aVR 导联倒置，P-R 间期 0.12～0.20s。窦性心律的频率因年龄、性别、体力活动等不同有显著的差异。

(一)窦性心动过速

成人窦性心律 100～150/min，偶有高达 200/min，称窦性心动过速。窦性心动过速通常逐渐开始与终止。刺激迷走神经可以使其频率减慢，但刺激停止有加速原来的水平。

1.病因

多数属生理现象，健康人常在吸烟、饮茶、咖啡、酒，剧烈运动或情绪激动等情况下发生。在某些病时也可发生，如发热、甲状腺功能亢进、贫血、心肌缺血、心力衰竭、休克等。应用肾上腺素、阿托品等药物亦常引起窦性心动过速。

2.心电图特征

窦性 P 波规律出现，频率>100/min，P-P 间期<0.6s。

3.治疗原则

一般不需特殊治疗。祛除诱发因素和针对原发病做相应处理。必要时可应用 β 受体阻滞药如美托洛尔，减慢心率。

(二)窦性心动过缓

成人窦性心律频率<60/min，称窦性心动过缓。常同时伴发窦性心律不齐(不同 P-P 间期的差异>0.12s)。

1.病因

多见于健康的青年人、运动员、睡眠状态等，为迷走神经张力增高所致。亦可见于颅内压增高、器质性心脏病、严重缺氧、甲状腺功能减退、阻塞性黄疸等。服用抗心律失常药物如 β 受体阻滞药、胺碘酮、钙通道阻滞药和洋地黄过量等也可发生。

2.心电图特征

窦性 P 波规律出现,频率<60/min,P-P 间期>1s。

3.临床表现

一般无自觉症状,当心率过分缓慢,出现心排血量不足,可出现胸闷、头晕,甚至晕厥等症状。

4.治疗原则

窦性心动过缓一般无症状,也不需治疗;病理性心动过缓应针对病因采取相应治疗措施。如因心率过慢而出现症状者则可用阿托品、异丙肾上腺素等药物,但不宜长期使用。症状不能缓解者可考虑心脏起搏治疗。

(三)病态窦房结功能综合征

病态窦房结功能综合征,简称病窦综合征,是由于窦房结的病变导致功能减退,出现多种心律失常的表现。病窦综合征常合并心房自律性异常,部分患者可有房室传导功能障碍。

1.病因

某些疾病如甲状腺功能亢进、伤寒、布氏杆菌病、淀粉样变、硬化与退行性变等,在病程中损害了窦房结,导致窦房结起搏和传导功能障碍;窦房结周围神经和心房肌的病变,减少窦房结的血液供应,影响其功能;迷走神经张力增高、某些抗心律失常药物抑制窦房结功能,亦可导致窦房结功能障碍。

2.心电图特征

主要表现为:①非药物引起的持续的窦性心动过缓,心率<50/min;②窦性停搏与窦房传导阻滞;③窦房传导阻滞与房室传导阻滞同时并存;④心动过缓与房性快速心律失常交替发作。

其他表现还可为:①心房颤动患者自行心室率减慢,或发作前后有心动过缓和(或)一度房室传导阻滞;②房室交界区性逸搏心律。

3.临床表现

发作性头晕、黑矇、乏力,严重者可出现晕厥等,与心动过缓有关的心、脑血管供血不足的症状。有心动过速症状者,还可有心悸、心绞痛等症状。

4.治疗原则

对于无心动过缓有关供血不足的症状患者,不必治疗,定期随访,对于有症状的患者,应用起搏器治疗。心动过缓-心动过速综合征患者应用起搏器后,仍有心动过速症状,可应用抗心律失常药物,但避免单独使用抗心律失常药物,以免加重心动过缓症状。

三、期前收缩

根据异位起搏点部位的不同,可分为房性、房室交界区性和室性期前收缩。期前收缩起源于一个异位起搏点,称为单源性,起源于多个异位起搏点,称为多源性。

临床上将偶尔出现期前收缩称偶发性期前收缩,但期前收缩每分钟>5个称频发性期前收缩。如每一个窦性搏动后出现一个期前收缩,称为二联律;每两个窦性搏动后出现一个期前收缩,称为三联律;每一个窦性搏动后出现两个期前收缩,称为成对期前收缩。

(一)病因

各种器质性心脏病如冠心病、心肌炎、心肌病、风湿性心脏病、二尖瓣脱垂等可引起期前收缩。电解质紊乱、应用某些药物亦可引起期前收缩。另外,健康人在过度劳累、情绪激动、大量吸烟饮酒、饮浓茶、进食咖啡因等可引起期前收缩。

(二)心电图特征

1.房性期前收缩

P波提早出现,其形态与窦性P波不同,P-R间期>0.12s,QRS波群形态与正常窦性心律的QRS波群相同,期前收缩后有不完全代偿间歇。

2.房室交界性期前收缩

提前出现的QRS波群,其形态与窦性心律相同;P波为逆行型(在Ⅱ、Ⅲ、aVF导联中倒置)出现在QRS波群前,P-R间期<0.12s。或出现在QRS波后,R-P间期<0.20s。也可出现在QRS波之中。期前收缩后大多有完全代偿间歇。

3.室性期前收缩

QRS波群提前出现,形态宽大畸形,QRS时限>12s,与前一个P波无相关;T波常与QRS波群的主波方向相反;期前收缩后有完全代偿间歇。

(三)临床表现

偶发期前收缩大多无症状,可有心悸或感到1次心搏加重或有心搏暂停感。频发期前收缩使心排血量降低,引起乏力、头晕、胸闷等。

脉搏检查可有脉搏不齐,有时期前收缩本身的脉搏减弱。听诊呈心律失常,期前收缩的第一心音常增强,第二心音相对减弱甚至消失。

(四)治疗要点

1.病因治疗

积极治疗病因,消除诱因。如改善心肌供血,控制炎症,纠正电解质紊乱,防止情绪紧张和过度疲劳。

2.对症治疗

偶发期前收缩无重要临床意义,不需特殊治疗,亦可用小量镇静药或β受体阻滞药;对症状明显、呈联律的期前收缩需应用抗心律失常药物治疗,如频发房性、交界区性期前收缩常选用维拉帕米、β受体阻滞药等;室性期前收缩常选用利多卡因、美西律、胺碘酮等;洋地黄中毒引起的室性期前收缩应立即停用洋地黄,并给予钾盐和苯妥英钠治疗。

四、阵发性心动过速

阵发性心动过速是指阵发性、快速而规则的异位心律，由 3 个以上包括 3 个连续发生的期前收缩形成。根据异位起搏点部位的不同，可分为房性、交界区性和室性三种，房性与交界区性心动过速有时难以区别，故统称为室上性心动过速，简称室上速。阵发性室性心动过速简称室速。

（一）病因

1.室上速病因

常见于无器质性心脏病的正常人，也可见于各种心脏病患者，如冠心病、高血压、风心病、甲状腺功能亢进、洋地黄中毒等患者。

2.室速病因

多见于器质性心脏病患者，最常见于冠心病急性心肌梗死，其他如心肌病、心肌炎、风湿性心脏病、电解质紊乱、洋地黄中毒、Q-T 延长综合征、药物中毒等。

（二）心电图特征

1.室上速心电图特征

连续 3 次或以上快而规则的房性或交界区性期前收缩（QRS 波群形态正常），频率为 $150 \sim 250/min$，P 波为逆行性（Ⅱ、Ⅲ、aVF 导联倒置），常埋藏于 QRS 波群内或位于其终末部分，与 QRS 波群保持恒定关系，但不易分辨。

2.室速心电图特征

连续 3 次或 3 次以上室性期前收缩；QRS 波形态畸形，时限 $>0.12s$，有继发性 ST-T 改变，T 波常与 QRS 波群主波方向相反；心室率 $140 \sim 220/min$，心律可以稍不规则；一般情况下 P 波与 QRS 波群无关，形成房室分离；常可见到心室夺获或室性融合波，是诊断室速的最重要依据。

（三）临床表现

1.室上速临床表现特点

心率快而规则，常达 $150 \sim 250/min$。突发突止，持续数秒、数小时甚至数日不等。发作时患者可有心悸、胸闷、乏力、头晕、心绞痛，甚至发生心力衰竭、休克。症状轻重取决于发作时的心率及持续时间。

2.室速临床表现特点

发作时临床症状轻重可因发作时心率、持续时间、原有心脏病变而各有不同。非持续性室速（发作持续时间少于 30s，能自行终止）患者，可无症状；持续性室速（发作持续时间长于 30s，不能自行终止）由于快速心率及心房、心室收缩不协调而致心排血量降低，血流动力学明显障碍，心肌缺血，可出现呼吸困难、心绞痛、血压下降、晕厥、少尿、休克甚至猝死。听诊心率增快 $140 \sim 220/min$，心律可有轻度失常，第一心音强弱不一。

（四）治疗要点

1.室上速治疗

发作时间短暂，可自行停止者，不需特殊治疗。

持续发作几分钟以上或原有心脏病患者应采取：①刺激迷走神经的方法：刺激咽部引起呕吐反射、Valsalva 动作（深吸气后屏气，再用力做呼气动作）、按压颈动脉窦、将面部浸没于冰水中等。②抗心律失常药物：首选维拉帕米，其他可选用艾司洛尔、普罗帕酮等药物。③对于合并心力衰竭的患者，洋地黄可作首选药物，毛花苷 C 静脉注射。但其他患者洋地黄目前已少用。④应用升压药物：常用间羟胺、去甲肾上腺素等。

对于药物效果不好患者可采用食管心房起搏，效果不佳可采用同步直流电复律术。

对于症状重、频繁发作、用药物效果不好的患者，可应用经导管射频消融术进行治疗。

2.室速治疗

无器质性心脏病患者非持续性室速，又无症状者，无需治疗。

持续性发作时治疗首选利多卡因静脉注射，首次剂量为 50～100mg，必要时 5～10min 后重复。发作控制后应继续用利多卡因静脉滴注持续 24～48h，维持量 1～4mg/min 防止复发。其他药物有普罗帕酮、索他洛尔、普鲁卡因胺、苯妥英钠、胺碘酮、溴苄胺等。

如应用药物无效，或患者已出现低血压、休克、心绞痛、出血性心力衰竭、脑血流灌注不足时，可用同步直流电复律。洋地黄中毒引起的室速，不宜应用电复律。

五、扑动与颤动

当异位搏动的频率超过阵发性心动过速的范围时，形成的心律称为扑动或颤动。可分为心房扑动（简称房扑）、心房颤动（简称房颤）、心室扑动（简称室扑）、心室颤动（简称室颤）。房颤是仅次于期前收缩的常见心律失常，比房扑多见，是心力衰竭最常见的诱因之一。室扑、室颤是极危重的心律失常。

（一）房扑与房颤

心房内产生极快的冲动，心房内心肌纤维极不协调地乱颤，心房丧失有效的收缩，心排血量比窦性心律减少 25％以上。

1.病因

房扑、房颤病因基本相同，常发生于器质性心脏病患者，如风湿性心瓣膜病、冠心病、高血压性心脏病、甲状腺功能亢进、心力衰竭、心肌病等。也可发生于健康人情绪激动、手术后、急性酒精中毒、运动后。

2.心电图特征

（1）房扑心电图特点：P 波消失，呈规律的锯齿状扑动波（F 波），心房率 250～350/min，F 波与 QRS 波群成某种固定的比例，最常见的比例为 2:1 房室传导，心室率规则或不规则，取决于房室传导比例，QRS 波群形态一般正常，伴有室内差异性传导或原有束支传导阻滞者 QRS

波群可宽大变形。

(2)房颤心电图特点：为窦性 P 波消失，代之以大小形态及规律不一的 F 波，频率 350～600/min，R-R 间期完全不规则，心室率极不规则，通常在 100～160/min。QRS 波群形态一般正常，伴有室内差异性传导或原有束支传导阻滞者 QRS 波群可宽大变形。

3.临床表现

房扑与房颤的临床症状取决于心室率的快慢，如心室率不快者可无任何症状。房颤心室率＜150/min，患者可有心悸、气促、心前区不适等症状，心室率极快者＞150/min，可因心排血量降低而发生晕厥、急性肺水肿、心绞痛或休克。持久性房颤，易形成左心房附壁血栓，若脱落可引起动脉栓塞。

房颤心脏听诊第一心音强弱不一致，心律绝对不规则。脉搏表现为快慢不均，强弱不等，发生脉搏短绌现象。

房扑心室率如极快，可诱发心绞痛和心力衰竭。

4.治疗要点

(1)房扑治疗：针对原发病进行治疗。应用同步直流电复律术转复房扑是最有效的方法。普罗帕酮、胺碘酮对转复、预防房扑复发有一定疗效。洋地黄类制剂是控制心室率首选药物，钙通道阻滞药对控制心室率亦有效。部分患者可行导管消融术治疗。

(2)房颤治疗：积极查出房颤的原发病及诱发原因，并给予相应的处理。急性期应首选电复律治疗。心室率不快，发作时间短暂者无需特殊治疗；如心率快，且发作时间长，可用洋地黄减慢心室率，维拉帕米、地尔硫卓等药物终止房颤。对持续性房颤患者，如有恢复正常窦性心律指征时，可用同步直流电复律或药物复律。也可应用经导管射频消融进行治疗。

（二）室扑与室颤

心室内心肌纤维发生快而微弱的，不协调的乱颤，心室完全丧失射血能力，是最严重的心律失常，相当于心室停搏。

1.病因

急性心肌梗死是最常见病因，洋地黄中毒、严重低血钾、心脏手术、电击伤以及胺碘酮、奎尼丁中毒等也可引起。是器质性心脏病和其他疾病危重患者临终前发生的心律失常。

2.临床表现

室颤一旦发生，表现为迅速意识丧失、抽搐、发绀，继而呼吸停止，瞳孔散大甚至死亡。查体心音消失、脉搏触不到、血压测不到。

3.心电图特征

(1)室扑心电图特征：QRS-T 波群消失，带之以相对规律均齐的快速大幅波动，频率为150～300/min。

(2)室颤心电图特征：QRS 波群与 T 波消失，呈完全无规则的波浪状曲线，形状、频率、振幅高低各异。

4.治疗原则

室颤可致心搏骤停,一旦发生立即做非同步直流电除颤,同时胸外心脏按压及人工呼吸,保持呼吸道通畅,迅速建立静脉通路,给予复苏和抗心律失常药物等抢救措施。

六、房室传导阻滞

冲动从心房传至心室的过程中发生障碍,冲动传导延迟或不能传导,称为房室传导阻滞,按其阻滞的程度,分为三度:一度房室传导阻滞、二度房室传导阻滞、三度房室传导阻滞。一度、二度又称为不完全性房室传导阻滞,三度则为完全性房室传导阻滞,此时全部冲动均不能被传导。

1.病因

多见于器质性心脏病,如冠心病、心肌炎、心肌病、高血压病、心内膜炎、甲状腺功能低下等。另外,电解质紊乱、药物中毒、心脏手术等也是引发房室传导阻滞的病因。偶见正常人在迷走神经张力增高时可出现不完全性房室传导阻滞。

2.临床表现

一度房室传导阻滞患者除有原发病的症状外,一般无其他症状。

二度房室传导阻滞又分为Ⅰ型和Ⅱ型,Ⅰ型又称文氏现象或莫氏Ⅰ型,二度Ⅰ型患者常有心悸和心搏脱落感,听诊第一心音强度逐渐减弱并有心搏;二度Ⅱ型又称莫氏Ⅱ型,患者心室率较慢时,可有心悸、头晕、气急、乏力等症状,脉律可不规则或慢而规则,但第一心音强度恒定。此型易发展为完全性房室传导阻滞。

三度房室传导阻滞的临床症状轻重取决于心室率的快慢,如患者心率 30～50/min,则出现心搏缓慢,脉率慢而规则,有心悸、头晕、乏力的感觉,出现晕厥、心绞痛、心力衰竭和脑供血不全等表现。当心率<20/min,可引起阿-斯综合征,甚至心搏暂停。

3.心电图特征

一度房室传导阻滞 P-R 间期>0.20s,无 QRS 波群脱落。

二度房室传导阻滞莫氏Ⅰ型(文氏现象)的特征为:P-R 间期逐渐延长,直至 QRS 波群脱落;相邻的R-R 间期逐渐缩短,直至 P 波后 QRS 波群脱落,之后 P-R 间期又恢复以前时限,如此周而复始;包含 QRS 波群脱落的 R-R 间期比 2 倍正常窦性 P-P 间期短;最常见的房室传导比例为 3:2 或 5:4。

莫氏Ⅱ型的特征为 P-R 间期固定(正常或延长),有间歇性 P 波与 QRS 波群脱落,常呈 2:1或 3:1 传导;QRS 波群形态多数正常。

三度房室传导阻滞,心房和心室独立活动,P 波与 QRS 波群完全脱离关系;P-P 距离和 R-R 距离各自相等;心室率慢于心房率;QRS 波群形态取决于阻滞部位。

4.治疗原则

一度及二度Ⅰ型房室传导阻滞如心室率不慢且无症状者,一般不需治疗。心室率<40/min 或症状明显者,可选用阿托品、异丙肾上腺素,提高心室率。但急性心肌梗死患者应慎用,因可导致严重室性心律失常。二度Ⅱ型和三度房室传导阻滞,心室率缓慢,伴有血流动力学障碍,出现阿-斯综合征时,应立即按心搏骤停处理。对反复发作、曾有阿-斯综合征发作的患者,应及时安装临时或埋藏式心脏起搏器。

七、心律失常患者的护理措施

1.休息与活动

影响心功能的心律失常患者应绝对卧床休息,以减少心肌耗氧量和对交感神经的刺激。协助做好生活护理,保持排便通畅,减少和避免任何不良刺激,以利于身心休息。对于伴有呼吸困难、发绀等症状时,给予氧气吸入。

功能性和轻度器质性心律失常血流动力学改变不大的患者,应注意劳逸结合,避免感染,可维持正常工作和生活,积极参加体育运动,改善自主神经功能。

2.心理护理

给予必要的解释和安慰,加强巡视,给予必要的生活护理,增加患者的安全感。

3.饮食护理

给予低脂、易消化、营养饮食,不宜饱食,少量多餐,避免吸烟、酗酒、刺激性饮料和食物。

4.病情观察

(1)观察生命体征:密切观察脉搏、呼吸、血压、心率、心律以及神志、面色等变化,同时应注意患者的电解质及酸碱平衡情况变化。

(2)心电监护:严重心律失常患者应实行心电监护,注意有无引起猝死的危险征兆,如心律失常频发性、多源性、成联律、RonT 室性期前收缩、阵发性室上性心动过速、房颤、二度Ⅱ型及三度房室传导阻滞等。如发现上述情况,立即报告医师进行处理,同时做好抢救,如吸氧、开放静脉通道、准备抗心律失常药物、除颤器、临时起搏器等。

5.用药护理

(1)正确、准确使用抗心律失常药物:口服药应按时按量服用,静脉注射及静脉滴注药物速度要严格按医嘱执行,用药过程及用药后要注意观察患者心律、心率、血压、脉搏、呼吸和意识,必要时行心电监测,判断疗效和有无不良反应。

(2)观察药物不良反应:利多卡因对心力衰竭、肝肾功能不全、酸中毒、老年患者,药物半衰期明显延长,应用时须注意减量。另外静脉注射利多卡因不可过快、过量,以免导致中枢神经系统毒性反应,如嗜睡、感觉异常、眩晕、视物不清,甚至谵妄、昏迷等。还可以引起心血管系统不良反应,如传导阻滞、低血压、抽搐,甚至呼吸抑制和心脏停搏。

奎尼丁药物有较强的心脏毒性作用,使用前测血压、心率,用药期间应观察血压、心电图,如有明显血压下降、心率减慢或不规则,心电图示 Q-T 间期延长时,须暂停给药,并给予处理。

胺碘酮的最严重的心外毒性为肺纤维化,应严密观察患者的呼吸状态及早发现肺损伤的情况。

6.健康教育

(1)向患者及家属讲明心律失常的病因、诱因和防治知识。

(2)注意休息,劳逸结合,防止增加心脏负担。无器质性心脏病的患者应积极参加体育运动,改善自主神经功能;器质性心脏病患者可根据心功能适当活动和休息。

(3)积极治疗原发病,避免诱因,如发热、寒冷、睡眠不足等。

(4)按医嘱服用抗心律失常药物,不可自行增减和撤换药物,注意药物不良反应,如有不良反应及时就医。

(5)饮食应选择低脂、易消化、富营养,少量多餐。应避免吸烟、酗酒、饱食、刺激性饮食、含咖啡因饮料等,以免引起心律失常。

(6)教会患者及家属测量脉搏和心律的方法,每天至少1次,每次至少1min。对于反复发生严重心律失常的患者家属,要教会其心肺复苏术以备急救。

(7)对于有晕厥史的患者要避免从事驾驶、高空作业等危险工作,当出现头晕、黑矇时,立即平卧,以免晕厥发作时摔倒。

(8)定期门诊复诊,复查心电图。

第三节　冠状动脉粥样硬化性心脏病

冠状动脉粥样硬化性心脏病简称冠心病(CHD),亦称冠状动脉病(CAD)或缺血性心脏病(IHD),是指冠状动脉粥样硬化使血管腔狭窄或阻塞,和(或)因冠状动脉功能性改变(痉挛)导致心肌缺血缺氧或坏死而引起的心脏病。为动脉粥样硬化导致的器官病变的最常见类型。

本病多见于40岁以上人群,男性多于女性,以脑力劳动者多见。本病是欧美国家最多见的心脏病病种,近30年来,在我国发病率呈上升趋势。

(一)病因

冠状动脉发生粥样硬为多种因素作用的结果,常见的危险因素或易患因素有:

1.年龄、性别

本病多发生在40岁以后,女性在绝经期后的发病率与男性接近。年龄和性别属于不可改变的危险因素。

2.血脂异常

脂质代谢异常是动脉粥样硬化最重要的危险因素。关系最密切的血脂异常为总胆固醇(TC)、甘油三酯(TG)、低密度脂蛋白(LDL)或极低密度脂蛋白(VLDL)增高、高密度脂蛋白尤其是它的亚组分Ⅱ(HDLH)减低,载脂蛋白A(ApoA)降低和载脂蛋白B(ApoB)增高都被认为是危险因素。新近又认为脂蛋白(a)[Lp(a)]增高是独立的危险因素。

3.高血压

血压增高与本病密切相关,收缩压、舒张压增高都与本病关系密切。

4.吸烟

吸烟可造成动脉壁氧含量不足,促进动脉粥样硬化的形成。被动吸烟也是冠心病的危险因素。

5.糖尿病和糖耐量异常

糖尿病患者中本病发病率远较非糖尿病者为高。糖耐量减低者中也常见本病患者。

6.肥胖

体重超过标准体重 20%者,尤其是短期内体重迅速增加者易患本病。

7.遗传

有家族性高脂血症的家庭可因血脂异常而好发此病。

8.其他

缺少体力活动、进食过多的动物脂肪、胆固醇、糖和钠盐、A 型性格等均为冠心病的易患因素。新近发现的危险因素还有血中同型半胱氨酸增高、胰岛素抵抗增强、血中红纤维蛋白原及一些凝血因子增高及病毒、衣原体感染等。

近年提出肥胖与血脂异常、高血压、糖尿病和糖耐量异常同时存在时称为“代谢综合征”,是本病重要的危险因素。

(二)临床分型

1979 年 WHO 将冠心病分为以下 5 型:

1.无症状性心肌缺血

患者无自觉症状,但静息、动态或运动心电图有 ST 段压低,T 波低平或倒置等心肌缺血性改变。

2.心绞痛

有发作性胸骨后疼痛,为一时性心肌供血不足引起。

3.心肌梗死

症状严重,由冠状动脉闭塞致心肌急性缺血性坏死所致。

4.缺血性心肌病

表现为心脏增大、心力衰竭和心律失常,为长期心肌缺血导致心肌纤维化引起。临床表现与扩张型心肌病类似。

5.猝死

因原发性心脏骤停而猝然死亡,多为缺血心肌局部发生电生理紊乱,引起严重的室性心律失常所致。

近年来从提高诊疗效果和降低死亡率为出发点,临床上提出 2 种综合征的分类:

(1)慢性心肌缺血综合征:包括无症状性心肌缺血、稳定型心绞痛和缺血性心肌病。

(2)急性冠状动脉综合征(ACS):包括非 ST 段抬高 ACS 和 ST 段抬高 ACS,前者指不稳定型心绞痛和非 ST 段抬高心肌梗死,后者主要是 ST 段抬高心肌梗死。这 3 种病症的共同病理基础均为不稳定的粥样斑块发生破裂,表面破损或出现裂纹,继而斑块内出血、血栓形成,引起冠状动脉不完全或完全性阻塞。

一、心绞痛

心绞痛是指冠状动脉供血不足导致心肌急剧的、暂时的缺血与缺氧的临床综合征。其典型特点为阵发性的前胸压榨性疼痛，主要位于胸骨后部，可放射至心前区和左上肢尺侧，常发生于劳力负荷增加时，持续数分钟，休息或用硝酸酯制剂后症状消失。心绞痛是冠心病中一个常见类型。

心绞痛可分为若干类型。目前多采用 WHO 分型和 Braunwald 分型。前者是按心绞痛的发作性质进行分型，后者则按心绞痛的发作状况进行分型，分型的目的是为了便于理解心绞痛的不同发病机制以指导治疗和方便临床使用。

1.WHO 心绞痛分型

(1)劳力性心绞痛：是由运动或其他心肌需氧量增加情况所诱发的心绞痛。包括三种类型：①稳定型劳力性心绞痛；②初发型劳力性心绞痛；③恶化型劳力性心绞痛。

(2)自发性心绞痛：与劳力性心绞痛相比，疼痛持续时间一般较长，程度较重，且不易为硝酸甘油所缓解。包括四种类型：①卧位型心绞痛；②变异型心绞痛；③中间综合征；④梗死后心绞痛。

(3)混合性心绞痛：劳力性和自发性心绞痛同时并存。

2.Braunwald 心绞痛分型

①稳定型心绞痛；②不稳定型心绞痛；③变异型心绞痛。

这两种分型表面上看是有区别的，但实际上又是相容的。WHO 分型中除了稳定型劳力性心绞痛外均为不稳定型心绞痛，此广义不稳定型心绞痛除去变异型心绞痛即为 Braun-wald 分型的不稳定型心绞痛。

(一)稳定型心绞痛

稳定型心绞痛即稳定型劳力性心绞痛，亦称普通型心绞痛，是最常见的心绞痛。指由心肌缺血缺氧引起的典型心绞痛发作，其临床表现在 1～3 个月内相对稳定，即每日和每周疼痛发作次数大致相同，诱发疼痛的劳力和情绪激动程度相同，每次发作疼痛的性质和疼痛部位无改变，疼痛时限相仿，用硝酸甘油后也在相近时间内发生疗效。

1.病因与发病机制

本病的基本病因是冠状动脉粥样硬化。

心脏的营养和氧几乎全部由冠状循环供应，正常情况下，冠状循环具有很大的储备能力，在剧烈体力活动、情绪激动等对氧的需求增加时，冠状动脉可适当扩张，以增加血流量（可增加6～7 倍）来保证供求平衡，因此正常人在上述情况下不出现心绞痛。

当冠状动脉粥样硬化后，导致管腔狭窄、扩张性减弱，一旦劳累、激动、心力衰竭等因素使心脏负荷增加，心肌耗氧量增加时，对血液的需求相应增多，而狭窄或痉挛的冠脉则不能明显增加血流量,以致心肌供血不足而引起心绞痛。

在心肌缺氧的情况下,心肌内积聚过多的酸性代谢产物,如乳酸、磷酸、丙酮酸等,或类似激肽物质,刺激心脏内自主神经的传入纤维末梢,经1～5胸交感神经节和相应的脊髓段,传到大脑,产生疼痛感觉。这种感觉常投射到与自主神经进入水平相同脊髓段的脊神经所分布的皮肤区域,产生牵涉痛,故心绞痛常表现为胸骨后疼痛并放射至左肩、臂和手指,而多不在心脏解剖位置处。

2.临床表现

(1)症状:以发作性胸痛为主要临床表现。

①部位:典型稳定型心绞痛疼痛主要在胸骨体中段或上段之后,可波及心前区,疼痛有手掌大小范围,界限不很清楚,常放射至左肩、左臂内侧达小指和无名指或至颈、咽及下颌部。不典型的心绞痛,疼痛可位于胸骨体下段,左心前区或上腹部,放射至颈、下颌、左肩胛部或右前胸,疼痛可很轻或仅有左前胸不适或发闷感。

②性质:常为紧缩、发闷、烧灼或压迫窒息性疼痛,而非"绞痛"或刀割样、针刺样,偶伴濒死感,常迫使患者立即停止活动,直至症状缓解。

③持续时间:发作时,疼痛逐渐加重,然后逐渐缓解,历时1～5分钟,很少超过15分钟,可数天或数周发作1次,亦可1天内多次发作。

④缓解方式:休息或含服硝酸甘油片在1～2分钟内(很少超过5分钟)可缓解。

⑤诱因:以体力劳累为主,其次是情绪激动。饱餐、寒冷刺激、吸烟、贫血、心动过速、休克等亦可诱发。疼痛发生在劳力或激动的当时,而不是其后。晨间痛阈低,轻微劳力如刷牙、剃须、步行、排便即可引起发作;上午及下午痛阈提高,则较重的劳力亦可不诱发。

(2)体征:不发作时,无特殊表现。心绞痛发作时,患者表情焦虑、面色苍白、皮肤冷或出汗,常见心率增快、血压可略增高或降低。心尖部听诊有时出现第四或第三心音奔马律。可有暂时性心尖部收缩期杂音,是乳头肌缺血以致功能失调引起二尖瓣关闭不全所致。

3.辅助检查

(1)心电图:心绞痛发作时,可出现暂时性心肌缺血引起的ST段移位。因心内膜下心肌更容易缺血,故常见以R波为主的导联中ST段压低(≥0.1mV),T波低平或倒置,发作缓解后恢复。约半数病患者静息时心电图在正常范围,可考虑进行心电图运动负荷试验和心电图连续动态监测,以提高缺血性心电图改变的检出率。心电图运动负荷试验时心电图出现ST段水平或下斜型压低≥0.1mv,持续2分钟为运动试验阳性标准。记录患者在正常活动状态下的24小时心电图,可从中发现心电图ST-T波改变及各种心律失常,将其出现时间与患者的活动和症状相对照。

(2)冠状动脉造影:可显示冠状动脉狭窄病变的部位、范围、程度,具有确诊价值。

(3)放射性核素检查:利用放射性铊心肌显像所示灌注缺损提示心肌供血不足或血供消失,对心肌缺血诊断较有价值。

(4)MDCT:MDCT即多排探测器螺旋X线计算机断层显像,进行冠状动脉三维重建,有助于冠状动脉病变的诊断。

4.诊断要点

根据典型的发作性胸痛,结合年龄和存在的冠心病危险因素,一般即可建立心绞痛诊断。症状不典型者可考虑作心电图运动负荷试验。选择性冠状动脉造影可确诊。对已确诊为心绞痛的患者尚需进一步作出临床分型以利于判断病情轻重、选择合适的治疗手段和正确估计疗效及预后。

5.治疗要点

(1)发作时的治疗

1)休息:发作时应立即休息,一般患者停止活动后症状可消失。

2)药物治疗:宜选用作用较快的硝酸酯制剂,这类药物除可扩张冠状动脉增加冠状动脉血流量外,还可扩张外周血管,减轻心脏负荷,从而缓解心绞痛。①硝酸甘油 0.3~0.6mg 舌下含化,1~2min 内显效,约 30min 后作用消失。②硝酸异山梨酯 5~10mg,舌下含化,2~5min 显效,作用维持 2~3h。

(2)缓解期的治疗

1)一般治疗:避免诱因,调节饮食,调节日常生活及工作量,减轻精神负担,合理运动,详见"护理措施"部分。治疗相关疾病,如高血压、糖尿病、高血脂、贫血等。

2)药物治疗:

①抗心绞痛药物:选用作用持久、不良反应小的抗心绞痛药物,可单独或交替联合使用。

a.硝酸酯制剂:主要作用为扩张静脉减少回心血量,减轻心脏前负荷,心肌耗氧量减少;扩张冠状动脉,改善缺血区心肌血供。常用药物有硝酸异山梨酯及其缓释制剂、5-单硝酸异山梨酯、长效硝酸甘油制剂等口服制剂。2%硝酸甘油油膏或橡皮膏贴片用于胸前、上臂皮肤而缓慢吸收,可用于预防夜间心绞痛发作。

b.β受体阻滞剂:抗心绞痛的作用主要通过减慢心率,降低血压,降低心肌的收缩力,降低心肌耗氧量。常用药物有美托洛尔、普萘洛尔(心得安)、阿替洛尔(氨酰心安)等口服。对低血压、支气管哮喘、心动过缓、Ⅱ度或以上房室传导阻滞的患者不宜应用。

c.钙通道阻滞剂:抑制钙离子进入细胞内,抑制心肌收缩,减少氧耗;并通过扩张冠状动脉,扩张外周血管,减轻心脏负荷,从而缓解心绞痛,还可以降低血黏度、抗血小板聚集,改善心肌的微循环。对变异型心绞痛效果较好。常用药物有维拉帕米、硝苯地平缓释制剂、地尔硫卓。

3)抗血小板聚集药物:阿司匹林可以抑制血小板在粥样斑块上的聚集,防止血栓形成。每天 75~100mg 的阿司匹林可降低稳定型心绞痛患者发生心肌梗死等的危险,无禁忌证的患者均应服用。其他抗血小板药如氯吡格雷或噻氯匹定可用于阿司匹林过敏或不能使用者。双嘧达莫(潘生丁)可引起"冠状动脉窃血",反而使心肌缺血加重,目前不推荐使用。

4)调整血脂药物:可选用他汀类、贝特类等药物,治疗目标水平应达到 TC<4.68mmol/L(180mg/dL)、TG<1.69mmol/L(150mg/dL)、LDL-C<2.60mmol/L(100mg/dL)。

5)中医中药治疗:如活血化瘀法、芳香温通法、祛痰通络法、针刺或穴位按摩等。

(3)外科治疗:可行主动脉-冠状动脉旁路移植术。

(二)不稳定型心绞痛

不稳定型心绞痛(UAP)指介于稳定型心绞痛与心肌梗死之间的临床状态,包括了除稳定型心绞痛以外的初发型、恶化型劳力性心绞痛和各种自发性心绞痛。由于不稳定型心绞痛的病情变化多端,可逆转为稳定型心绞痛,也可能迅速进展为急性心肌梗死甚至猝死,因此,对其正确认识与处理,具有重要的临床意义。

1.病因与发病机制

本型是由于冠状动脉内不稳定的粥样斑块发生了内膜下出血、斑块纤维帽出现裂隙、表面有血小板聚集和(或)刺激冠状动脉痉挛,引起的急性或亚急性心肌供血供氧减少,导致缺血性心绞痛。

2.临床表现

不稳定型心绞痛的胸痛部位、性质与稳定型心绞痛相似,可以表现为:

(1)静息状态下或夜间发作心绞痛,常持续 20 分钟以上。

(2)原有稳定型心绞痛在 1 个月内疼痛发作的频率增加、程度加重、时限延长、疼痛放射至新的部位。

(3)1 个月之内新发生的由较轻负荷所诱发的心绞痛且程度严重。

发作时有出汗、面色苍白湿冷、恶心呕吐、心动过速、呼吸困难、出现第三或第四心音。原来可以缓解心绞痛的措施无效或不完全有效。

在一些患者中,缺血性不稳定型心绞痛发作与明显的诱发因素有关,例如贫血、感染、甲状腺功能亢进或心律失常。因此这种情况称为继发性不稳定型心绞痛。

临床上根据不稳定型心绞痛的严重程度不同,分为低危组、中危组和高危组。低危组是指新发生的或是原有劳力性心绞痛恶化加重,发作时 ST 段下移≤1mm,持续时间<20min;中危组就诊前 1 个月内(但近 48h 内未发)发作 1 次或数次,静息心绞痛及梗死、后心绞痛,发作时 ST 段下移>1mm,持续时间<20min;高危组就诊前 48h 内反复发作,静息心电图 ST 段下移>1mm,持续时间>20min。

3.辅助检查

(1)心电图:应在症状出现 10 分钟内进行。UAP 发作时有一过性 ST 段偏移和(或)T 波倒置。若心电图变化持续 12h 以上,则提示发生非 ST 段抬高心肌梗死。

(2)心肌坏死标记物:用以区分 UAP 与非 ST 段抬高心肌梗死。UAP 时,心肌坏死标记物一般无异常增高。

4.治疗要点

急性期治疗目标是迅速缓解胸痛,改善心肌缺血,稳定粥样斑块。

(1)一般治疗:患者入住监护病室,卧床休息至少 12~24h,给予持续心电监护。有明确低氧血症(动脉血氧饱和度低于 92%)或存在左室功能衰竭时可给予吸氧。缓解焦虑情绪,必要时给予小剂量镇静剂或抗焦虑药物,常用苯二氮卓类。

(2)止痛:立即舌下含化硝酸甘油 0.3~0.6mg,继以硝酸甘油持续静滴,直至症状缓解或平均压降低 10% 但收缩压不低于 90mmHg,疼痛症状消失 24h 后改用口服制剂或皮肤贴剂。若经过上述处理后胸痛仍不缓解,可用吗啡 10mg 稀释成 10mL,每次 2~3mL 静脉注射。有使用吗啡禁忌证(低血压或吗啡过敏)的患者可用哌替啶来代替。根据患者有无并发症等具体情况,选用钙通道阻滞剂或 β 受体阻滞剂等。

(3)抗栓治疗:若无禁忌证,及时应用阿司匹林,起始负荷剂量为 160~325mg(非肠溶剂),首剂嚼服,以加快其吸收,迅速抑制血小板激活状态,以后改用小剂量长期维持。

(4)抗凝治疗:应用肝素或低分子肝素以防止血栓形成,阻止病情进展为心肌梗死。

(5)急诊冠状动脉介入治疗:不稳定型心绞痛经治疗病情稳定,出院后应继续强调抗栓和降脂治疗以促使斑块稳定。缓解期的进一步检查及长期治疗方案与稳定型劳力性心绞痛相同。

(三)心绞痛患者的护理

1.主要护理诊断/问题

(1)疼痛:胸痛与心肌缺血、缺氧有关。

(2)活动无耐力:与心肌氧的供需失调有关。

(3)焦虑:与心绞痛反复频繁发作有关。

(4)知识缺乏:缺乏控制诱发因素及预防心绞痛发作的知识。

(5)潜在并发症:心肌梗死。

2.护理措施

(1)休息与活动:心绞痛发作时应立即停止正在进行的活动,就地休息,一般片刻即可缓解。不稳定型心绞痛者,应卧床休息。适当运动有利于冠状动脉侧支循环的建立,提高患者的活动耐力。缓解期根据患者的活动能力制定合理的运动计划,运动量的增加应循序渐进,最大活动量以不发生心绞痛症状为度。避免竞技性运动、屏气用力动作及精神过度紧张的工作。

(2)病情观察

①观察疼痛:观察患者发生心绞痛的部位、性质、有无放射,疼痛程度、持续时间、缓解方式,询问有无诱因,以便掌握患者心绞痛发作的规律,指导预防性用药。

②观察伴随症状:监测生命体征,注意有无面色苍白、大汗、恶心、呕吐等。

③心电监护:对于不稳定型心绞痛患者适时给予心电监护,严密观察心率、心律、血压、ST段的变化,有异常及时通知医生处理。

④识别不典型心绞痛和心肌梗死:不典型心绞痛发作时可能以放射痛为主,如牙痛、颈痛或上腹痛等,为防止误诊,应立即描记心电图,明确冠脉供血情况。患者心绞痛发作频繁、程度加重、疼痛时间延长,服用硝酸甘油疗效差或无效,应警惕心肌梗死的发生,要及时通知医生。

(3)饮食护理:饮食原则为低热量、低脂、低胆固醇、低盐为宜。限制含糖食物的摄入;盐不超过 6g/d 为宜,若有心脏功能不全,则应更少。忌饱食和刺激性食物,戒烟限酒,以免诱发心绞痛。保证维生素和一定纤维素的供给,以保持大便通畅,防止因用力排便引发心绞痛。

（4）用药护理

①硝酸甘油:心绞痛发作时给予患者舌下含服硝酸甘油片,用药后注意观察患者胸痛变化情况,如服药后 3～5min 仍不缓解可重复使用。对于心绞痛发作频繁者,可遵医嘱给予硝酸甘油静滴,滴注时须用玻璃输液瓶及采取避光措施。患者对本药的个体差异很大,应根据个体的血压、心率来调整滴速,控制药量。告知患者及家属不可擅自调节滴速,以防发生低血压。部分患者用药后出现面部潮红、头部胀痛、头晕、心动过速、心悸等不适,应告知患者是由于药物所产生的血管扩张作用导致,以解除顾虑。注意硝酸甘油的保存。

②β受体阻滞剂:该药能引起低血压,宜以小剂量开始,停用时应逐步减量,突然停用有诱发心肌梗死的可能。

③钙通道阻滞剂:停用本类药物时应逐渐减量直至停服,以免引发冠状动脉痉挛。

（5）心理护理:心绞痛发作时,安慰患者,解除其紧张不安的情绪,以减少心肌耗氧量。

（6）健康教育

①防治危险因素:积极治疗高血压病、糖尿病、高脂血症,定期进行心电图、血压、血糖、血脂的检查。改变生活方式,即合理膳食、控制体重、适当运动、减轻精神压力等。

②避免诱发因素:告知患者及家属过劳、情绪激动、饱餐、寒冷刺激等都是心绞痛发作的诱因,应注意尽量避免。

③自我监测病情:教会患者及家属心绞痛发作时的缓解方法,胸痛发作时应立即停止活动或舌下含服硝酸甘油。学会识别心肌梗死先兆,如心绞痛发作比以往频繁、程度加重、疼痛时间延长,服用硝酸甘油后疼痛持续 15 分钟不缓解,应立即就诊。不典型心绞痛发作时可能表现为上腹痛、胸闷、喘气、颈背疼痛、牙痛等,为防止误诊,可先按心绞痛发作处理并及时就医。

④用药指导:为预防心绞痛发作,平时应坚持遵医嘱服用抗心绞痛药物,不要擅自增减药量,自我监测药物不良反应。外出时随身携带硝酸甘油以备急需。硝酸甘油见光易分解,应避光保存。药瓶开封后每 6 个月更换 1 次,以确保疗效。

二、心肌梗死

心肌梗死（MI）是在冠状动脉病变的基础上,发生冠状动脉血供急剧减少或中断,使相应的心肌严重而持久地急性缺血所致的部分心肌坏死。临床表现为持久的胸骨后剧烈疼痛、发热、白细胞计数和血清心肌坏死标记物增高以及心电图将征性改变;可发生心律失常、休克或心力衰竭。属急性冠脉综合征（ACS）的严重类型。

目前,在全球每年 1700 万死于心血管疾病者中,有一半以上死于急性心肌梗死。

（一）病因与发病机制

基本病变是冠状动脉粥样硬化,造成一支或多支血管管腔狭窄和心肌血供不足,而侧支循环未充分建立。在此基础上,一旦血供急剧减少或中断,使心肌严重而持久地急性缺血达

20～30min 以上，即可发生 AMI。

（二）临床表现

根据临床过程和心电图表现，本病可分为急性期、演变期和慢性期，但临床症状主要出现在急性期，部分患者还有先兆表现。

1.诱发因素

AMI 在春、冬季节发病较多，与气候寒冷，温差变化大有关系，常在安静或睡眠中发病，以晨 6 时至午间 12 时发病最多，因交感神经活动增加，机体应激反应性增高，心肌收缩力、心率、血压增高，冠状动脉张力增高所致。约半数患者能查明诱发因素，如重体力活动、情绪过分激动、血压剧升、饱餐、用力大便等，致心肌耗氧量剧增，冠状动脉张力增高；或因休克、脱水、出血、外科手术或严重心律失常，致心排血量骤减，冠状动脉灌流量锐减。在变异型心绞痛患者，反复发作的冠状动脉痉挛也可发展为 AMI。

2.先兆

50％～81.2％的患者在发病前数天有乏力，胸部不适，活动时心悸、气急、烦躁、心绞痛等前驱症状，以新发生心绞痛或原有心绞痛加重最为突出。心绞痛发作较以往频繁、性质较剧、持续时间长，硝酸甘油疗效差，诱发因素不明显。心电图示 ST 段一时性抬高或压低，T 波倒置或增高，应警惕近期发坐 AMI 的可能。发现先兆症状，及时处理，可使部分患者避免发生心肌梗死。

3.症状

轻重程度与梗死面积的大小、部位、发展速度和原来心脏功能情况等有关。

（1）疼痛：为最早出现的最突出的症状。多发生于清晨，疼痛部位和性质与心绞痛相同，但常发作于安静时，程度较重，持续时间较长，可达数小时或更长，休息和含用硝酸甘油片多不能缓解。患者常烦躁不安、出汗、恐惧、胸闷或有濒死感。少数患者无疼痛，一开始即表现为休克或急性心力衰竭，多见于糖尿病患者或老年人；部分患者疼痛位于上腹部，被误认为胃穿孔、急性胰腺炎等急腹症；也有患者疼痛放射至下颌、颈项、背部上方，被误认为骨关节痛。

（2）全身症状：有发热、心动过速、白细胞增高和红细胞沉降率增快等，由坏死物质被吸收所引起。一般在疼痛发生后 24～48 小时出现，程度与梗死范围常呈正相关，体温一般在 38℃ 左右，很少达到 39℃，持续约一周。

（3）胃肠道症状：疼痛剧烈时常伴有频繁的恶心、呕吐和上腹胀痛，与迷走神经受坏死心肌刺激和心排血量降低组织灌注不足等有关。肠胀气亦不少见。重症者可发生呃逆。

（4）心律失常：见于 75％～95％的患者，多发生在起病 1～2 天，而以 24 小时内为最多见，各种心律失常中以室性心律失常最多，尤其是室性期前收缩。频发（每分钟 5 次以上）、成对的、多源性或 RonT 现象的室性期前收缩以及短阵室性心动过速，常为室颤的先兆。室颤是 AMI 早期，特别是入院前主要的死因。前壁心梗易发生室性心律失常，下壁心梗易发生房室传导阻滞，前壁心梗如发生房室传导阻滞表明梗死范围广泛，情况严重。

（5）低血压和休克：疼痛期血压下降常见，未必是休克。如疼痛缓解而收缩压仍低于

80mmHg,有烦躁不安、面色苍白皮肤湿冷、脉细而快、大汗淋漓、尿量减少(<20mL/h),神志迟钝,甚至晕厥者,则为休克表现。休克多在起病后数小时至数日内发生,见于约20%的患者,主要是心源性,为心肌广泛(40%以上)坏死,心排血量急剧下降所致。其他如神经反射引起的周围血管扩张或血容量不足等因素也参与了休克的发生。严重休克可在数小时内致死。

(6)心力衰竭:发生率约为32%～48%。主要是急性左心衰竭,可在起病最初几天内发生,或在疼痛、休克好转阶段出现,为梗死后心脏舒缩力显著减弱或不协调所致。右心室MI者可一开始即出现右心衰竭表现,伴血压下降。

4.体征

除AMI极早期血压可一过性增高外,几乎所有患者都有血压下降,且可能不再恢复至起病前水平。心脏浊音界可正常或轻至中度增大;心率多增快,少数也可减慢;心尖部第一心音减弱;可闻及第三心音或第四心音奔马律;10%～20%患者在起病第2～3天出现心包摩擦音,为反应性纤维性心包炎所致;二尖瓣乳头肌功能失调或断裂时,心尖区可闻及粗糙的收缩期杂音或伴收缩中晚期喀喇音;可有各种心律失常、心力衰竭、休克等体征。

5.并发症

(1)乳头肌功能失调或断裂:总发坐率可高达50%。二尖瓣乳头肌缺血、坏死等使收缩功能发生障碍,造成不同程度的二尖瓣脱垂并关闭不全,可导致心力衰竭,重症患者可发生急性肺水肿而迅速死亡。

(2)心脏破裂:少见但为致命性并发症,常在起病后1周内出现,多为心室游离壁破裂,造成心包积血引起急性心脏压塞而猝死。

(3)心室壁瘤:主要见于左心室心尖部,发生率5%～20%。为在心室腔内压力作用下,梗死部位的心室壁向外膨出所致。可引起充血性心力衰竭和心律失常。

(4)梗死:发生率为1%～6%,见于起病后1～2周,可为左心室附壁血栓脱落所致,引起脑、肾、脾或四肢等动脉梗死。也可因下肢静脉血栓形成部分脱落所致,则产生肺动脉梗死。

(5)心肌梗死后综合征:发生率为10%。于心肌梗死后数周至数月内出现,可反复发生,表现为心包炎、胸膜炎或肺炎,患者有发热、胸痛等症状,可能为机体对坏死物质的过敏反应。

(三)辅助检查

1.心电图

(1)特征性改变:ST段抬高性AMI在面向心肌梗死区的导联上出现特征性改变:①ST段抬高呈弓背向上形;②T波倒置;③出现宽而深的Q波(病理性Q波)。在背向心肌梗死区的导联则出现相反的改变,即R波增高、ST段压低和T波直立并增高。非ST段抬高性心肌梗死者心电图有2种类型:①无病理性Q波,有普遍性ST段压低≥0.1mV,但aVR导联ST段抬高,或有对称性T波倒置;②无病理性Q波,也无ST段变化,仅有T波倒置改变。

(2)动态性演变:ST段抬高性AMI心电图演变过程为ST段抬高持续数日至2周左右,逐渐回落到基线水平;T波倒置加深呈冠状T(T波呈V形对称性倒置,两肢对称,波谷尖锐),此后可逐渐恢复;Q波大多持续存在。非ST段抬高性AMI则表现普遍压低的ST段(除

aVR,有时 Vl 外)和对称倒置加深的 T 波逐渐恢复,但始终不出现 Q 波。

（3）心梗定位:临床上,可根据出现特征性改变的导联数来判断 ST 段抬高性心肌梗死的部位和范围。

2.心肌坏死标记物检查

AMI 发生后血清心肌酶含量增高,常用三种酶测定:肌酸激酶(CK 或 CPK)及其同工酶(CK-MB)、天门冬酸氨基转移酶(AST)、乳酸脱氢酶(LDH)及其同工酶,其中 CK-MB 的敏感性和特异性极强,其增高的程度能较准确地反映梗死的范围,其高峰出现时间是否提前有助于判断溶栓治疗是否成功。在心肌坏死时,除心肌酶活性变化外,心肌细胞内的蛋白物质也被释放出来进入外周循环血液中,这些物质主要包括肌血红蛋白、肌钙蛋白 I(CTnl)或 T(CTnT)。肌血红蛋白(Mb)出现最早,是目前用来最早诊断 AMI 的生化指标,但特异性较差。肌钙蛋白为心肌细胞所独有,具有很高的特异性,是诊断心肌梗死的敏感指标。

3.其他实验室检查

起病 24～48 小时后白细胞计数增高,中性粒细胞增多,嗜酸粒细胞减少或消失,红细胞沉降率增快,C 反应蛋白增高均可持续 1～3 周。

4.超声心动图

二维和 M 型超声心动图也有助于了解心室壁的运动和左心室功能,诊断室壁瘤和乳头肌功能失调等。

5.放射性核素检查

可显示心肌梗死的部位和范围,观察左心室壁的运动和左心室射血分数,有助于判定心室的功能、诊断梗死后造成的室壁运动失调和心室壁瘤。

(四)诊断要点

根据典型的临床表现,特征性的心电图改变以及心肌坏死标记物动态变化,诊断本病并不困难,3 项中具备 2 项特别是后 2 项即可确诊。对老年患者,突然发生严重心律失常、休克、心力衰竭而原因未明,或突然发生较重而持久的胸闷或胸痛者,都应该考虑本病的可能。宜先按 AMI 来处理,并短期内进行心电图、血清心肌酶测定和肌钙蛋白测定等的动态观察以确定诊断。对非 ST 段抬高性 Ml,血清肌钙蛋白测定的诊断价值更大。

(五)治疗要点

对 ST 段抬高的急性心肌梗死,强调"三早一强":早发现、早入院、尽早心肌血液再灌注,加强入院前的就地处理。尽量缩短患者就诊、各种检查、处置、转运等延误的时间。尽早使心肌血液再灌注(到达医院后 30min 内开始溶栓或 90min 内开始介入治疗)以挽救濒死的心肌,防止梗死面积扩大或缩小心肌缺血的范围,保护和维持心脏功能。及时处理严重心律失常、泵衰竭和各种并发症,防止猝死。

1.一般治疗

包括休息、给氧、进行心电监护,详见护理部分。无禁忌证者给予口服水溶性阿司匹林或嚼服肠溶性阿司匹林,一般首次剂量达到 150～300mg,此后改为 75～150mg 每日 1 次长期服用。

2.解除疼痛

(1)哌替啶 50～100mg 肌肉注射或吗啡 5～10mg 皮下注射,必要时 1～2h 后可再注射一次,以后每4～6h 可重复使用,注意防止对呼吸功能的抑制。

(2)疼痛较轻者可用可待因或罂粟碱 0.03～0.06g 肌肉注射或口服。

(3)硝酸甘油舌下含服或静脉滴注,注意随时监测血压和心率的变化,维持收缩压在 100mmHg 以上。有下壁 Ml、可疑右室梗死或明显低血压的患者(收缩压低于 90mmHg),尤其合并明显心动过缓或心动过速时,硝酸酯类药物能降低心室充盈压,引起血压降低和反射性心动过速,应慎用或不用。

3.再灌注心肌

这是一关键性治疗措施,可有效地解除疼痛。起病 3～6h(最多在 12h 内),使闭塞的冠状动脉再通,心肌得到再灌注,可挽救濒临死亡的心肌或缩小梗死范围。

(1)经皮冠状动脉介入治疗(PCI):有条件的医院对具备适应证的患者尽快实施 PCI,可获得更好的治疗效果。

(2)溶栓疗法:早期静脉应用溶栓药物能提高 ST 段抬高心肌梗死患者的生存率,因此诊断明确后应尽早用药,争取入院-给药时间控制在 30 分钟内。发病至溶栓药物给予的时间是影响溶栓疗效的最主要因素,以症状发生后 1～2h 内溶栓治疗效果最好,发病 6h 内就诊的 ST 段抬高心肌梗死患者,若无禁忌证均可溶栓治疗,发病 6～24h 内,仍有进行性胸痛和心电图 ST 段抬高者,也可考虑溶栓治疗。有脑卒中病史、近期出血史、创伤或手术史,严重且未控制的高血压(＞180/110mmHg)等患者禁用溶栓治疗。

(1)溶栓药物:溶栓药物是以纤维蛋白溶酶原激活血栓中纤维蛋白溶酶原,使其转变为纤维蛋白溶酶而溶解冠状动脉内的血栓。常用的溶栓药物有:①尿激酶(UK)和链激酶(SK),不具有纤维蛋白选择性,对血浆中纤维蛋白原的溶解作用明显,可导致全身纤溶状态。②组织型纤溶酶原激活剂(t-PA)、重组组织型纤维溶酶原激活剂(rt-PA),具有纤维蛋白选择特性,主要溶解已形成的纤维蛋白血栓,而对血浆中纤维蛋白原的降解作用较弱。

(2)给药方案:静脉给药。①尿激酶 150～200 万 u,30min 内静滴。链激酶150 万 u 静滴,60min 内滴完。对于溶栓有效的 AMI 患者,可于溶栓治疗 6～12h 后开始给予低分子量肝素皮下注射。②重组组织型纤维溶酶原激活剂(rt-PA),一般以 100mg 在 90min 内静脉给予,先静脉注射 15mg,继而 30min 内静滴 50mg,其后 60min 内再静滴 35mg。用 rt-PA 治疗前后均应给予充分的肝素/低分子量肝素治疗。

(3)紧急主动脉-冠状动脉旁路移植术:介入治疗失败或溶栓治疗无效有手术指征,宜争取 6～8h 内施行主动脉-冠状动脉旁路移植术。

4.消除心律失常

心律失常必须及时消除,以免演变为严重心律失常甚至猝死。

5.控制休克

心肌梗死后的休克为心源性,也有血容量不足、外周血管舒缩障碍等因素存在,因此,应在血流动力学的监测下,采用升压药、血管扩张剂、补充血容量和纠正酸中毒等抗休克处理。如上述处理无效时,应选用在主动脉内气囊反搏术的支持下,立即行直接 PT-CA 或支架植入,使冠状动脉及时再通,也可做急诊冠脉旁路移植术。

6.治疗心力衰竭

主要是治疗急性左心衰竭,以应用吗啡(或哌替啶)和利尿剂为主,也可选用血管扩张剂减轻左心室的前、后负荷。但应注意:心肌梗死发生后 24h 内不宜用洋地黄制剂,以免引起室性心律失常;有右心室梗死的患者应慎用利尿剂,以免血压过低。

7.其他治疗

(1)抗血小板聚集和抗凝治疗:除非有禁忌证,所有患者都应给予本项治疗,可预防再梗死和维持梗死相关动脉的通畅。

(2)β受体阻滞剂:β受体阻滞剂可通过缩小梗死面积、降低再梗死率、降低室颤的发生率和病死率而改善预后。无禁忌证的 STEMI 患者应在 Ml 发病的 12h 内开始 β受体阻滞剂治疗。

(3)血管紧张素转换酶抑制剂(ACEI):有助于改善恢复期心肌的重构,减少 AMI 的病死率,减少充血性心力衰竭的发生,特别是对前壁 MI、心力衰竭或心动过速的患者。因此,除非有禁忌证,所有 STEMI 患者都可选用 ACEI。给药时应从小剂量开始,逐渐增加至目标剂量。

(4)钙拮抗剂:非二氢吡啶类钙拮抗剂维拉帕米或地尔硫卓可用于硝酸酯和 β受体阻滞剂之后仍有持续性心肌缺血或心房颤动伴心室率过快的患者。

(5)极化液:即葡萄糖-胰岛素-钾溶液,此法对恢复心肌细胞膜极化状态,改善心肌收缩功能,减少心律失常有益。氯化钾 1.5g、普通胰岛素 8U 加入 10% 的葡萄糖液 500mL 中静脉滴注,每天 1~2 次,1~2 周为一疗程。

(六)主要护理诊断/问题

1.疼痛

胸痛与心肌缺血坏死有关。

2.活动无耐力

与心脏功能下降导致组织供血供氧不足有关。

3.有便秘的危险

与进食少、活动少、不习惯床上排便有关。

4.潜在并发症

心律失常、心源性休克、心力衰竭、猝死。

5.恐惧

与剧烈疼痛伴濒死感有关。

6.焦虑

与担忧疾病预后有关。

(七)护理措施

1.休息与活动

(1)安排患者于 CCU,绝对卧床休息至少 24h,限制探视,保持环境安静。绝对卧床期间由护士协助完成患者一切生活所需(如洗漱、进食、翻身、床上大小便等)。

(2)有并发症者适当延长卧床时间,如果患者生命体征平稳、安静时心率<100 次/分,且无明显疼痛、无并发症,24h 后可进行被动和主动的低水平运动,如活动肢体、起床坐在床边椅上就餐、洗漱、排便。过渡到普通病房后,逐渐增加运动量,即协助患者在病室内慢走,每次行走 15m、30m、60m,每天 3 次,每次 5～20 分钟。

(3)活动时的监测:患者的活动需在护士的监护下进行。护士应注意询问患者的感受,活动后立即测血压、心率、呼吸、进行心电图检查。若患者诉乏力、头晕、心悸、呼吸困难、心前区疼痛等,应立即停止活动,卧床休息。如果患者活动后心率增加超过 20 次/分,收缩压降低超过 20mmHg,说明活动过量,需减少活动量。

(4)注意事项:活动不可过量,以患者不感到疲劳为度。两次活动间应安排充分的休息时间,若患者夜间睡眠不好,则次日白天的活动应适当减少。活动宜安排在下午,因清晨机体痛阈低易诱发心绞痛或心肌梗死,也不宜在寒冷或高温环境中进行。

2.饮食护理

疼痛剧烈者需禁食至胸痛消失。然后可进流质或半流质饮食,2～3d 改为软食,主要为低脂、低胆固醇、产气少、富含纤维素、维生素、清淡、易消化的饮食。少食多餐,不宜过饱。禁烟酒,避免浓茶、咖啡及过冷、过热、辛辣刺激性食物。超重者应控制总热量,有高血压、糖尿病者应进食低脂、低胆固醇及低糖饮食。有心功不全者,适当限制钠盐。

3.病情观察

严密监测神志、生命体征、心电图、出入量、末梢循环等情况 3～5d,有条件时还可以进行血流动力学监测,以便及时发现心律失常、休克、心力衰竭等并发症。监护室内准备各种急救药品和设备如除颤仪、临时起搏器等,若有严重的心源性休克、心律失常、心力衰竭等要及时报告医生,并协助医生抢救和护理。

4.对症护理

(1)疼痛:疼痛可使交感神经兴奋,心肌缺氧加重,使心肌梗死的范围扩大,同时易发生休克和严重的心律失常,因此要及早采取有效的止痛措施。

1)绝对卧床休息、实施心电监护,实时监测心电图、呼吸、血压、心率情况。

2)吸氧:鼻导管给氧,氧流量 2～5L/min,以增加心肌氧的供应,减轻缺血和疼痛。

3)迅速建立 2 条静脉通路,遵医嘱给予吗啡或哌替啶、硝酸甘油等药物,参见治疗要点。

4)遵医嘱给予溶栓治疗,做好以下工作:

①给药前准备:询问患者是否有活动性出血、近期大手术或外伤史、消化性溃疡、严重肝、

肾功能不全等溶栓禁忌证。测量血压,并采集血标本进行血常规、出凝血时间和血型等检查。

②及时给药:准确、迅速配制并输注溶栓药物。

③观察不良反应:溶栓药物最主要的不良反应是出血,因此需监测 APTT 或 ACT,严密观察患者是否发生皮肤、黏膜、内脏出血征象。若有出血,应紧急处理。应用链激酶可出现低血压和过敏反应,应注意监测血压并观察有无寒战、发热、皮疹等过敏表现。

④判断溶栓疗效:使用溶栓药物后,定期描记心电图,抽血查心肌酶,并询问患者胸痛情况,为溶栓是否成功提供资料。溶栓治疗有效的临床指标包括:胸痛 2h 内基本消失;心电图 ST 段于 2h 内回降>50%;2h 内出现再灌注心律失常;血清 CK-MB 酶峰值提前出现(14h 以内)。

(2)心源性休克、心律失常、心力衰竭。

5.心理护理

心肌梗死病情重,又加上持续胸痛不适,陌生的环境(监护室),患者会产生焦虑和恐惧的负性心理反应。护士应尽量多陪伴患者,并向患者简要解释其病情及实施的抢救措施,给患者以安全感,同时,要鼓励患者调整心态,保持乐观的情绪,坚定战胜疾病信心。

6.预防便秘

(1)评估:了解患者排便情况,如排便次数、粪便性状、排便难易程度、平时有无习惯性便秘、是否服用通便药物。

(2)指导患者采取通便措施:告知患者保持大便通畅的重要性,切忌用力排便,一旦出现排便困难应立即告知医护人员。可以采用以下措施:

1)饮食中增加蔬菜、水果等纤维素食物;若无糖尿病每日清晨给予蜂蜜 20mL 加温开水同饮,可润肠通便。

2)按摩腹部,促进肠蠕动。

3)本着"宁泻勿秘"的原则,遵医嘱每天预防性使用缓泻剂。如 2 天未能排便,应及时使用开塞露,必要时低压盐水灌肠。

4)由于排便排尿时有 valsalva 动作(紧闭声门用力呼气),尤其是卧位排便,使患者易于发生室性心律失常,因此可允许病情稳定患者在床边使用坐便器,排便时应提供隐蔽条件,如屏风遮挡,以减少心理上的不适感。

(八)健康教育

随着监护水平的提高和治疗手段的进展,心肌梗死患者的急性期病死率已大大下降,目前已不足 10%,度过了危险期的患者面临着如何延长远期存活时间的问题。远期存活除与年龄、性别、急性期病情、心肌梗死的部位、面积等因素有关外,还与患者病后的生活方式有关。除参见"心绞痛"的健康教育内容以外,还应注意:

1.心脏康复

WHO 将心脏康复定义为使冠心病患者恢复到适当的体力、精神和社会适应能力,使其通过自己努力,尽可能地恢复正常生活。虽然心脏康复业已发展为由运动训练、健康教育、心理社会支持以及职业康复 4 个部分组成的综合康复计划,但运动训练仍然是 AMI、CABG 和 PCI 术后主要康复措施之一。根据美国心脏康复学会的建议,AMI 患者的康复可分为以下三期:

(1)Ⅰ期(住院期):可分为监护室抢救期和普通病房期,一般为 1～2 周。主要指导患者进行低强度的体力活动,参见护理措施中的"休息与活动"内容。

(2)Ⅱ期(出院期):指出院至出院后 3 个月,一般为 8～12 周。根据病情可以在家庭、社区或医院中进行,其康复过程需要在医疗监护下,防止发生意外。主要为鼓励患者逐步增加体力活动,鼓励患者恢复中等量的体力活动(步行、体操、太极拳等)。如 AMI 后 6 周仍能保持较好的心功能,则绝大多数患者都能恢复其所有正常的活动。

(3)Ⅲ期(恢复期):指Ⅱ期康复后继续康复 6 个月,主要为督促患者坚持冠心病的二级预防和适当体育锻炼,进一步恢复并保持体力与心功能,从而延长生命且提高生活质量。

2.心理支持

15％～20％AMI 患者出院后会出现抑郁的情绪反应,可鼓励患者采用认知行为疗法并积极参与社会活动以改善抑郁。患者病后生活方式的改变需要家人的积极配合和支持,告诉家属应给患者创造一个良好的身心休养环境。当患者出现紧张、焦虑或烦躁等不良情绪时,应予以理解并设法进行疏导,必要时要争取患者工作单位领导和同事的支持。

第四节 感染性心内膜炎

感染性心内膜炎是心内膜表面的微生物感染,伴赘生物形成。生物是大小不等、形状不一的血小板和纤维素团块,内有微生物和炎症细胞。瓣膜是最常受累部位,间隔缺损部位、腱索或心壁内膜也可发生感染。而动静脉瘘、动脉瘘(如动脉导管未闭)、主动脉缩窄部位的感染虽然属于动脉内膜炎,但临床与病理均类似于感染性心膜炎。

感染性心内膜炎根据病程可分为急性和亚急性。急性感染性心膜炎特点是:中毒症状明显;病情发展迅速,数天或数周引起瓣膜损害;迁移性感染多见;病原体主要是金黄色葡萄球菌。亚急性感染性心内膜炎特点是:中毒症状轻;病程长,可数周至数月;迁移性感染少见;病原体多见草绿色链球菌,其次为肠球菌。

感染性心内膜炎又可分为自体瓣膜心内膜炎、人工瓣膜心内膜炎和静脉药瘾者的心内膜炎。

一、病因与发病机制

(一)病因

感染性心内膜炎主要是由链球菌和葡萄球菌感染。急性感染性心内膜炎主要由金黄色葡萄球菌引起,少数患者由肺炎球菌、淋球菌、A 族链球菌和流感杆菌等所致。亚急性感染性心内膜炎由草绿色链球菌感染最常见,其次为 D 族链球菌(牛链球菌和肠球菌)、表皮葡萄球菌,其他细菌较少见。真菌、立克次体和衣原体等是感染性心内膜炎少见的致病微生物。

(二)发病机制

1.急性感染性心内膜炎

目前尚不明确,由来自皮肤、肌肉、骨骼、肺等部位的活动性感染灶的病原菌,细菌量大,细菌毒力强,具有很强的侵袭性和黏附于心内膜的能力。主要累及正常心瓣膜,主动脉瓣常受累。

2.亚急性感染性心内膜炎

亚急性感染性心内膜炎临床上至少占据病例的 2/3,其发病与以下因素有关:

(1)血流动力学因素:亚急性感染性心内膜炎患者约有 3/4 主要发生于器质性心脏病,多为心脏瓣膜病,主要是二尖瓣和主动脉瓣,其次是先天性心血管病,如室间隔缺损、动脉导管未闭、法洛四联症和主动脉狭窄。赘生物常位于二尖瓣关闭不全的瓣叶心房面、主动脉瓣关闭不全的瓣叶心室面和室间隔缺损的间隔右心室侧,可能与这些部位的压力下降和内膜灌注减少,利于微生物沉积和生长有关。高速射流冲击心脏或大血管内膜处可使局部损伤,如二尖瓣反流面对的左心房壁、主动脉反流面对的二尖瓣前叶有关腱索和乳头肌,未闭动脉导管射流面对的肺动脉壁的内皮损伤,并容易感染。在压差小的部位,发生亚急性感染性心内膜炎少见,如房间隔缺损和大室间隔缺损或血流缓慢时,如房颤和心力衰竭时少见,瓣膜狭窄时比关闭不全少见。

近年来,随着风湿性心脏病发病率的下降,风湿性瓣膜心内膜炎发生率也随之下降。由于超声心动图诊断技术的普遍应用,主动脉瓣二叶瓣畸形、二尖瓣脱垂和老年性退行性瓣膜病的诊断率提高和风湿性瓣膜病心内膜炎发病率的下降,而非风湿性瓣膜病的心内膜炎发病率有所升高。

(2)非细菌性血栓性心内膜病变:研究证实,当内膜的内皮受损暴露内皮下结缔组织的胶原纤维时,血小板聚集,形成血小板微血栓和纤维蛋白沉积,成为结节样无菌性赘生物,称其为非细菌性血栓性心内膜病变,是细菌定居瓣膜表面的重要因素。无菌性赘生物最常见于湍流区域、瘢痕处(如感染性心内膜炎后)和心脏外因素所致内膜受损。正常瓣膜可偶见。

(3)短暂性菌血症感染无菌性赘生物:各种感染或细菌寄居的皮肤黏膜的创伤(如手术、器械操作等)导致暂时性菌血症。皮肤和心脏外其他部位葡萄球菌感染的菌血症;口腔创伤常致草绿色链球菌菌血症;消化道和泌尿生殖道创伤或感染常引起肠球菌和革兰阴性杆菌菌血症,循环中的细菌如定居在无菌性赘生物上。细菌定居后,迅速繁殖,促使血小板进一步聚集和纤维蛋白沉积,感染性赘生物增大。纤维蛋白层覆盖在赘生物外,阻止吞噬细胞进入,为细菌生存繁殖提供良好的庇护所,即发生感染性心内膜炎。

细菌感染无菌性赘生物需要有几个因素:①发生菌血症的频度。②循环中细菌的数量,这与感染程度和局部寄居细菌的数量有关。③细菌黏附于无菌性赘生物的能力。草绿色链球菌从口腔进入血流的机会频繁,黏附性强,因而成为亚急性感染性心内膜炎最常见致病菌;虽然大肠埃希菌的菌血症常见,但黏附性差,极少引起心内膜炎。

二、临床表现

从短暂性菌血症的发生至症状出现之间的时间多在 2 周以内,但有不少患者无明确的细菌进入途径可寻。

(一)症状

1.发热

发热是感染性心内膜炎最常见的症状,除有些老年或心、肾衰竭重症患者外,几乎均有发热,常伴有头痛、背痛和肌肉关节痛的症状。亚急性感染性心内膜炎起病隐匿,可伴有全身不适、乏力、食欲缺乏和体重减轻等症状,可有弛张性低热,一般<39℃,午后和晚上高。急性感染性心内膜炎常有急性化脓性感染,呈暴发性败血症过程,有高热、寒战。常可突发心力衰竭。

2.非特异性症状

(1)脾大:有 15%～50%,病程>6 周的患者可出现。急性感染性心内膜炎少见。

(2)贫血:贫血较为常见,尤其多见于亚急性感染性心内膜炎,伴有苍白无力和多汗。多为轻、中度贫血,晚期患者有重度贫血。主要由于感染骨髓抑制所致。

(3)杵状指(趾):部分患者可见。

3.动脉栓塞

多发生于病程后期,但也有少部分患者为首发症状。赘生物引起动脉栓塞可发生在机体的任何部位,如脑、心脏、脾、肾、肠系膜及四肢。脑栓塞的发生率最高。在由左向右分流的先天性心血管病或右心内膜炎时,肺循环栓塞常见。如三尖瓣赘生物脱落引起肺栓塞,表现为突然咳嗽、呼吸困难、咯血或胸痛等症状。肺栓塞还可发展为肺坏死、空洞,甚至脓气胸。

(二)体征

1.心脏杂音

80%～85%的患者可闻心脏杂音,是基础心脏病和(或)心内膜炎导致瓣膜损害所致。

2.周围体征

可能是微血管炎或微栓塞所致,多为非特异性,包括:①瘀点,多见病程长者,可出现于任何部位,以锁骨、皮肤、口腔黏膜和睑结膜常见。②指、趾甲下线状出血。③Roth斑,多见于亚急性感染性心内膜炎,表现为视网膜的卵圆形出血斑,其中心呈白色。④Osler结节,为指和趾垫出现豌豆大的红或紫色痛性结节,较常见于亚急性感染性心内膜炎。⑤Janeway 损害,是手掌和足底处直径 1～4mm,无痛性出血红斑,主要见于急性感染性心内膜炎。

(三)并发症

1.心脏

(1)心力衰竭:是最常见并发症,主要由瓣膜关闭不全所致,以主动脉瓣受损患者最多见。其次为二尖瓣受损的患者,三尖瓣受损的患者也可发生。各种原因的瓣膜穿孔或腱索断裂导致急性瓣膜关闭不全时,均可诱发急性左心衰竭。

(2)心肌脓肿：常见于急性感染性心内膜炎患者，可发生于心脏任何部位，以瓣膜周围特别在主动脉瓣环多见，可导致房室和室内传导阻滞。可偶见心肌脓肿穿破。

(3)急性心肌梗死：多见于主动脉瓣感染时，出现冠状动脉细菌性动脉瘤，引起冠状动脉栓塞，发生急性心肌梗死。

(4)化脓性心包炎：主要发生于急性感染性心内膜炎患者，但不多见。

(5)心肌炎。

2.细菌性动脉瘤

多见于亚急性感染性心内膜炎患者，发生率为 3%～5%。一般见于病程晚期，多无自觉症状。受累动脉多为近端主动脉及主动脉窦、脑、内脏和四肢，可扪及的搏动性肿块，发生周围血管时易诊断。如果发生在脑、肠系膜动脉或其他深部组织的动脉时，常到动脉瘤出血时才可确诊。

3.迁移性脓肿

多见于急性感染性心内膜炎患者，亚急性感染性心内膜炎患者少见，多发生在肝、脾、骨髓和神经系统。

4.神经系统

神经系统受累表现，约有 1/3 患者发生。

(1)脑栓塞：占其中 1/2。最常受累的是大脑中动脉及其分支。

(2)脑细菌性动脉瘤：除非破裂出血，多无症状。

(3)脑出血：由脑栓塞或细菌性动脉瘤破裂所致。

(4)中毒性脑病：可有脑膜刺激征。

(5)化脓性脑膜炎：不常见，主要见于急性感染性心内膜炎患者，尤其是金黄色葡萄球菌性心内膜炎。

(6)脑脓肿。

5.肾

大多数患者有肾损害：

(1)肾动脉栓塞和肾梗死，多见于急性感染性心内膜炎患者。

(2)局灶性或弥漫性肾小球肾炎，常见于亚急性感染性心内膜炎患者。

(3)肾脓肿，但少见。

三、实验室检查

(一)常规项目

1.尿常规

显微镜下常有血尿和轻度蛋白尿。肉眼血尿提示肾梗死。红细胞管型和大量蛋白尿提示弥漫性肾小球性肾炎。

2.血常规

白细胞计数正常或轻度升高,分类计数轻度左移。可有"耳垂组织细胞"现象,即揉耳垂后穿刺的第一滴血液涂片时可见大单核细胞,是单核-吞噬细胞系统过度受刺激的表现。急性感染性心内膜炎常有血白细胞计数增高,并有核左移。红细胞沉降率升高。亚急性感染性心内膜炎患者常见正常色素型正常细胞性贫血。

(二)免疫学检查

80%的患者血清出现免疫复合物,25%的患者有高丙种球蛋白血症。亚急性感染性心内膜炎在病程 6 周以上的患者中有 50%类风湿因子阳性。当并发弥漫性肾小球肾炎的患者,血清补体可降低。免疫学异常表现在感染治愈后可消失。

(三)血培养

血培养是诊断菌血症和感染性心内膜炎最有价值的重要方法。近期未接受过抗生素治疗的患者血培养阳性率可高达 95%以上。血培养的阳性率降低,常由于 2 周内用过抗生素或采血、培养技术不当所致。

(四)X 线检查

肺部多处小片状浸润阴影,提示脓毒性肺栓塞所致的肺炎。左心衰竭时可有肺淤血或肺水肿征。主动脉增宽可是主动脉细菌性动脉瘤所致。

细菌性动脉瘤有时需经血管造影协助诊断。

CT 扫描有助于脑梗死、脓肿和出血的诊断。

(五)心电图

心肌梗死心电图表现可见于急性感染性心内膜炎患者。主动脉瓣环或室间隔脓肿的患者可出现房室、室内传导阻滞的情况。

(六)超声心动图

超声心动图发现赘生物、瓣周并发症等支持心内膜炎的证据,对明确感染性心内膜炎诊断有重要价值。经食管超声(TTE)可以检出<5mm 的赘生物,敏感性高达 95%以上。

四、治疗原则

(一)抗微生物药物治疗

抗微生物药物治疗是治疗本病最重要的措施。用药原则为:①早期应用。②充分用药,选用灭菌性抗微生物药物,大剂量和长疗程。③静脉用药为主,保持稳定、高的血药浓度。④病原微生物不明时,急性感染性心内膜炎应选用针对金黄色葡萄球菌、链球菌和革兰阴性杆菌均有效的广谱抗生素,亚急性感染性心内膜炎应用针对链球菌、肠球菌的抗生素。⑤培养出病原微生物时,应根据致病菌对药物的敏感程度选择抗微生物药物。

1.经验治疗

病原菌尚未培养出时,对急性感染性心内膜炎患者,采用萘夫西林、氨苄西林和庆大霉素,静脉注射或滴注。亚急性感染性心内膜炎患者,按常见的致病菌链球菌的用药方案,以青霉素为主或加庆大霉素静脉滴注。

2.已知致病微生物时的治疗

(1)青霉素敏感的细菌治疗:至少用药4周。对青霉素敏感的细菌如草绿色链球菌、牛链球菌、肺炎球菌等。①首选大剂量青霉素分次静脉滴注。②青霉素加庆大霉素静脉滴注或肌注。③青霉素过敏时可选择头孢曲松或万古霉素静脉滴注。

(2)青霉素耐药的链球菌治疗:①青霉素加庆大霉素,青霉素应用4周,庆大霉素应用2周。②万古霉素剂量同前,疗程4周。

(3)肠球菌心内膜炎治疗:①大剂量青霉素加庆大霉素静脉滴注。②氨苄西林加庆大霉素,用药4~6周,治疗过程中酌减或撤除庆大霉素,防其不良反应。③治疗效果不佳或不能耐受者可改用万古霉素,静脉滴注,疗程4~6周。

(4)对金黄色葡萄球菌和表皮葡萄球菌的治疗:①萘夫西林或苯唑西林,静脉滴注,用药4~6周,治疗开始3~5d加用庆大霉素,剂量同前。②青霉素过敏或无效患者,可用头孢唑林,静脉滴注,用药4~6周,治疗开始3~5d,加用庆大霉素。③如青霉素和头孢菌素无效时,可用万古霉素4~6周。

(5)耐药的金黄色葡萄球菌和表皮葡萄球菌治疗:应用万古霉素治疗4周。

(6)对其他细菌治疗:用青霉素、头孢菌素或万古霉素,加或不加氨基糖苷类,疗程4~6周。革兰阴性杆菌感染,可用氨苄西林、哌拉西林、头孢噻肟或头孢拉定,静脉滴注。加庆大霉素,静脉滴注。环丙沙星,静脉滴注也可有效。

(7)真菌感染治疗:用两性霉素B,静脉滴注。首日1mg,之后每日递增3~5mg,总量3~5g。在用药过程中,应注意两性霉素的不良反应。完成两性霉素疗程后,可口服氟胞嘧啶,用药需数月。

(二)外科治疗

有严重心脏并发症或抗生素治疗无效的患者,应考虑手术治疗。

五、护理措施

(一)一般护理

要保持室内环境清洁整齐,定时开窗通风,保持空气新鲜。注意防寒保暖,保持口腔、皮肤清洁,预防呼吸道、皮肤感染。

(二)饮食护理

给予高热量、高蛋白、高维生素、易消化的半流食或软食,注意补充蔬菜、水果,变换膳食花样和口味,促进食欲,补充高热引起的机体消耗。

（三）发热护理

观察体温和皮肤黏膜，每 4～6h 测量 1 次，并准确记录，以判断病情进展和治疗效果。观察患者皮肤情况，检查有无指、趾甲下线状出血、指和趾垫出现豌豆大的红或紫色痛性结节、手掌和足底无痛性出血红斑等周围体征。

高热患者应卧床休息，给予物理降温如温水擦浴、冰袋等，及时记录降温后体温变化。及时更换被汗浸湿的床单、被套，为避免患者因大汗频繁更换衣服而受凉，可在患者出汗多的时候，在衣服与皮肤之间衬以柔软的毛巾，便于及时更换，增加舒适感。

患者高热、大汗要及时补充水分，必要时注意补充电解质，记录出入量，保证水及电解质的平衡。注意口腔护理，防止感染，增加食欲。

（四）正确采集血标本

正确留取合格的血培养标本，对于本病的诊断、治疗十分重要，而采血方法、培养技术及应用抗生素的时间，都可影响血培养阳性率。告诉患者暂时停用抗生素和反复多次抽取血的必要性，以取得患者的理解和配合。留取血培养标本方法如下：

对于未开始治疗的亚急性感染性心内膜炎患者应在第 1 天每间隔 1h 采血 1 次，共 3 次。如次日未见细菌生长，重复采血 3 次后，开始抗生素治疗。

已用过抗生素患者，应停药 2～7d 后采血。急性感染心内膜炎患者应在入院后 3h 内，每隔 1h 1 次，共取 3 个血标本后开始治疗。

每次取静脉血 10～20mL，做需氧和厌氧培养，至少应培养 3 周，并周期性做革兰染色涂片和次代培养。必要时培养基需补充特殊营养或采用特殊培养技术。

（五）病情观察

严密观察体温及生命体征的变化；观察心脏杂音的部位、强度、性质有无变化，如有新杂音出现、杂音性质的改变往往与赘生物导致瓣叶破损、穿孔或腱索断裂有关；注意观察脏器动脉栓塞有关症状，当患者发生可疑征象，尽早报告医师及时处理。

（六）用药护理

遵医嘱给予抗生素治疗，告诉患者病原菌隐藏在赘生物内和内皮下，需要坚持大剂量、全疗程、时间长的抗生素治疗才能杀灭，要严格按时间、剂量准确地用药，以确保维持有效的血药浓度。注意保护患者静脉血管，有计划地使用，以保证完成长时间的治疗。在用药过程中要注意观察用药效果和可能出现的不良反应，如有发生及时报告医师，调整抗生素应用方案。

（七）健康教育

1.提高患者依从性

帮助患者及家属认识本病的病因、发病机制，坚持足够疗程的治疗意义。

2.就诊注意事项

告诉患者在就诊时应向医师讲明本人有心内膜炎病史，在实施口腔内手术如拔牙、扁桃体摘除,上呼吸道手术或操作及生殖、泌尿、消化道侵入性检查或其他外科手术前,应预防性使用抗生素。

3.预防感染

嘱咐患者平时要注意防寒、保暖,保持口腔及皮肤清洁,不要挤压痤疮、疖、痈等感染病灶,减少病原菌侵入机会。

4.病情观察

帮助患者掌握病情自我观察方法,如自测体温,观察体温变化,观察有无栓塞表现等,定期门诊随诊,有病情变化及时就诊。

5.家属支持

教育患者家属要在长时间疾病诊治过程中,注意给患者生活照顾,心理支持,鼓励协助患者积极治疗。

第五节　心脏瓣膜病

心脏瓣膜病是由于多种原因引起的单个或多个瓣膜的结构异常和功能异常,导致瓣口狭窄和(或)关闭不全。同时具有两个或两个以上瓣膜受损时,称为联合瓣膜病。风湿性心瓣膜病以二尖瓣狭窄伴主动脉瓣关闭不全最常见。

慢性风湿性心瓣膜病,简称风心病。是指急性风湿性心脏炎症反复发作后所遗留的心脏瓣膜病变,最常受累的是二尖瓣,其次是主动脉瓣。

风湿性心瓣膜病与甲族乙型溶血型链球菌反复感染有关,患者感染后对链球菌产生免疫反应,使心脏结缔组织发生炎症病变,在炎症的修复过程中,心脏瓣膜增厚、变硬、畸形、相互粘连致瓣膜的开放受到限制,阻碍血液正常流通,称为瓣膜狭窄;如心脏瓣膜因增厚、缩短而不能完全闭合,称为关闭不全。

一、二尖瓣疾病

(一)二尖瓣狭窄

1.病因、病理

二尖瓣狭窄的最常见病因是风湿热,近半数患者有反复链球菌感染病史如扁桃体炎、咽峡炎等。虽然青霉素在预防链球菌感染的应用,使风湿热、风湿性心瓣膜病的发病率下降,但是风湿性二尖瓣狭窄仍是我国主要的瓣膜病。急性风湿热后,需要两年多形成明显二尖瓣狭窄,急性风湿热多次发作较一次发作出现狭窄早。先天性畸形、结缔组织病也是二尖瓣狭窄的病因。

风湿热导致二尖瓣不同部位的粘连融合,导致二尖瓣狭窄,二尖瓣开放受限,瓣口截断面减少。二尖瓣终呈漏斗状,瓣口常为"鱼口"状。瓣叶钙化沉积常累及瓣环,使其增厚。

慢性二尖瓣狭窄可导致左心房扩大及房壁钙化,尤其在出现房颤时左心耳、左心房内易发生血栓。

2.病理生理

正常二尖瓣口的面积是 4～6cm²,当瓣口面积减小到对跨瓣血流产生影响时,即定义为狭窄。二尖瓣狭窄可分为轻、中、重度三个狭窄程度,瓣口面积 1.5cm² 以上为轻度,1～1.5cm² 为中度,<1cm² 为重度。测量跨瓣压差可以判断二尖瓣狭窄的程度。重度二尖瓣狭窄跨瓣压差显著增加,可达 20mmHg。

随着瓣口的狭窄,当心室舒张时,血液自左房进入左室受阻,使左心房不能正常排空,致左心房压力增高,当严重狭窄时,左房压可高达 25mmHg,才可使血流通过狭窄的瓣口充盈左室,维持正常的心排血量。左房压力升高,致使肺静脉压升高,肺的顺应性减少,出现劳力性呼吸困难、心率增快,左房压会更高。当有促使心率增快的诱因出现时,急性肺水肿被诱发。

左心房压力增高,肺静脉压升高,使肺小动脉收缩,最终导致肺血管的器质性闭塞性改变产生肺动脉高压、增加右室后负荷,使右心室肥大,甚至右心衰竭,出现体循环淤血的相应表现。

3.临床表现

(1)症状:最常出现的早期症状是劳力性呼吸困难,常伴有咳嗽、咯血。首次出现呼吸困难常以运动、精神紧张、性交、感染、房颤、妊娠为诱因。随着瓣膜口狭窄加重,可出现阵发性夜间呼吸困难,严重时可导致急性肺水肿,咳嗽、咳粉红色泡沫痰。常出现心律失常是房颤,可有心悸、乏力、疲劳,甚至可有食欲减退、腹胀、肝区疼痛、下肢水肿症状。

部分患者首发症状为突然大量咯鲜血,并能自行止住,往往常见于严重二尖瓣狭窄患者。

(2)体征:可出现面部两颧绀红、口唇轻度发绀,称"二尖瓣面容"。

心尖部可触及舒张期震颤;心尖部可闻及舒张期隆隆样杂音是最重要的体征;心尖部第一心音亢进及二尖瓣开放拍击音;肺动脉瓣区第二心音亢进、分裂。

(3)并发症

1)房颤:是早期常见的并发症,亦是患者就诊的首发症状。房颤发生率随左房增大和年龄增长而增加。发生前常出现房性期前收缩,初始是阵发性房扑和房颤,之后转为慢性房颤。

2)急性肺水肿:是重度二尖瓣狭窄的严重并发症,如不及时救治,可能致死。

3)血栓栓塞:约有 20% 患者发生体循环栓塞,偶尔为首发症状。发生栓塞的 80% 患者是有房颤病史。血栓脱落引起周围动脉栓塞,以脑动脉栓塞常见。左心房带蒂球形血栓或游离漂浮球形血栓可能突然阻塞二尖瓣口,导致猝死。而肺栓塞发生常是房颤或右心衰竭时,在右房有附壁血栓形成脱落所致。

发生血栓栓塞的危险因素有房颤、直径>55mm 的大左心房、栓塞史、心排血量明显降低。

4)右心衰竭:是晚期常见并发症,也是二尖瓣狭窄主要死亡原因。

5)感染:因本病患者常有肺淤血,极易出现肺部感染。

4.实验室检查

(1)X线:左房增大,后前位见左缘变直,右缘双心房影。左前斜位可见左主支气管上抬,右前斜位可见食管下端后移等。

(2)心电图:二尖瓣狭窄重者可有"二尖瓣型P波",P波宽度>0.12s,并伴有切迹。

(3)超声心动图:是明确诊断和量化的可靠方法。

(4)心导管检查:当临床表现、体征与超声心动图检查的二尖瓣口面积不一致,而且考虑介入或手术治疗时,可进行心导管检查,正确判断狭窄程度。

5.治疗原则

内科治疗以保持和改善心脏代偿功能、积极预防及控制风湿活动及并发症发生为主。有风湿活动的患者应长期应用苄星青霉素肌内注射120万U/月。无症状者要避免剧烈活动和诱发并发症的因素。

外科手术是治疗本病的根本方法,如二尖瓣交界分离术、人工心瓣膜置换术等。对于中、重度单纯二尖瓣狭窄,瓣叶无钙化,瓣下组织无病变,左房无血栓的患者,也可应用经皮瓣膜球囊扩张术介入治疗。

(二)二尖瓣关闭不全

1.病因、病理

心脏收缩期二尖瓣的关闭要依靠二尖瓣的瓣叶、瓣环、腱索、乳头肌和左心室的结构及功能的完整性,任何部分出现异常均可导致二尖瓣关闭不全。

(1)瓣叶:风湿热损害最常见,约占二尖瓣关闭不全患者1/3,女性为多见。风湿性病变造成瓣膜僵硬、变性,瓣缘卷缩,瓣膜交界处的粘连融合,导致二尖瓣关闭不全。

各种原因所致二尖瓣脱垂,心脏收缩时进入左心房影响二尖瓣的关闭;感染性心内膜炎、肥厚型心肌病、先天性心脏病心内膜垫缺损均能使瓣叶结构及功能损害,导致二尖瓣关闭不全。

感染性心内膜炎、二尖瓣创伤性损伤、人工瓣损伤等都可造成瓣叶穿孔,发生急性二尖瓣关闭不全。

(2)瓣环:各种原因引起的左室增大或伴有左心衰竭,都可使瓣环扩大,导致二尖瓣关闭不全。但随心脏缩小、心功能改善,二尖瓣关闭不全情况也会改善。

二尖瓣环钙化和退行性变,多发生于老年女性患者,亦导致二尖瓣关闭不全。严重二尖瓣环钙化累及传导系统,可引起不同程度的房室或室内传导阻滞。

(3)腱索:先天性或各种继发性的腱索病变,如腱索过长、腱索的粘连挛缩或断裂,均可导致二尖瓣关闭不全。

(4)乳头肌:冠状动脉灌注不足致使乳头肌血供不足,使其功能失调,导致二尖瓣关闭不全。如是暂时性乳头肌缺血,出现二尖瓣关闭不全也是短暂的。乳头肌坏死是心肌梗死的常见并发症,会造成永久性二尖瓣关闭不全。虽然乳头肌断裂发生率低,但一旦发生,即可出现严重致命的二尖瓣关闭不全。

乳头肌脓肿、肉芽肿、淀粉样变和结节病等，也是二尖瓣关闭不全的病因。一侧乳头肌缺如、降落伞二尖瓣综合征等先天性乳头肌畸形，也可使二尖瓣关闭不全。

2.病理生理

心室收缩时，二尖瓣关闭不全，部分血液反流入左心房，使左心房承接肺静脉和反流的血液，而使左房压力增高，心室舒张期左心房有过多的血液流入左心室，左心室压力增高，导致左心房和左心室代偿性肥大。当左室功能失代偿，不仅心搏出量减少，而且加重反流，导致左房进一步扩大，最后引起左心衰竭，出现急性肺水肿，继之肺动脉高压。持续肺动脉高压又必然导致右心衰竭，最终为全心衰竭。

3.临床表现

(1)症状：轻者可无症状，风心病患者可从首次风湿热后，无症状期常可超过20年。重者出现左心功能不全的表现如疲倦、心悸、劳力性呼吸困难等，后期可出现右心功能不全的表现。

急性二尖瓣关闭不全，轻度反流可有轻度的劳力性呼吸困难。重度反流如乳头肌断裂，将立刻发生急性左心衰竭，甚至发生急性肺水肿或心源性休克。

(2)体征：心脏搏动增强并向左下移位；心尖区全收缩期粗糙吹风样杂音是最重要体征，第一心音减弱，肺动脉瓣区第二心音亢进。

(3)并发症：二尖瓣关闭不全的并发症与二尖瓣狭窄的并发症相似，但心力衰竭情况出现较晚。感染性心内膜炎较二尖瓣狭窄常见；房颤、血栓栓塞较二尖瓣狭窄少见。

急性二尖瓣关闭不全，重度反流，可短期内发生急性左心衰竭，甚至发生急性肺水肿或心源性休克，预后差。

4.实验室检查

(1)X线：左房增大，伴肺淤血。重者左房左室增大，可有间质性肺水肿征。左侧位、右前斜位可见因二尖瓣环钙化而出现的致密、粗的C形阴影。

(2)心电图：急性者常见有窦性心动过速。重者可有左房增大左室肥厚，ST-T非特异改变。也可有右心室肥厚征，常出现房颤。

(3)超声心动图：脉冲式多普勒超声、彩色多普勒血流显像明确诊断的敏感性高。

(4)放射性核素心室造影：通过左心室与右心室心搏量的比值评估反流程度，当比值＞2.5则提示严重反流。

(5)左心室造影：左心室造影是二尖瓣反流程度的"金标准"，通过观察收缩期造影剂反流入左心房的量，评估二尖瓣关闭不全的轻重程度。

5.治疗原则

(1)急性：治疗的目的是降低肺静脉压，增加心排血量，纠正病因。内科治疗一般为术前过渡措施，降低心脏的前后负荷，减轻肺淤血，减少反流，增加心排血量。外科治疗是根本措施，根据病因、病情情况、反流程度和对药物治疗的反应，进行不同手术方式。

(2)慢性

内科治疗：①无症状、心功能正常者无需特殊治疗，应定期随访。②预防感染性心内膜炎；

风心病患者应预防风湿活动。③房颤处理如二尖瓣狭窄,但除因心功能恶化需要恢复窦性心律外,多数只需控制心室率。慢性房颤、有栓塞史或左房有血栓的患者,应长期抗凝治疗。

外科治疗:是恢复瓣膜关闭完整性的根本措施。为保证手术效果,应在发生不可逆的左心室功能不全之前进行。手术方法有瓣膜修补术和人工瓣膜置换术两种。

二、主动脉瓣疾病

(一)主动脉瓣狭窄

1.病因、病理

(1)风心病:风湿性炎症使主动脉瓣膜交界处粘连融合,瓣叶纤维化、钙化、僵硬、挛缩畸形,造成瓣口狭窄。同时伴有主动脉瓣关闭不全和二尖瓣狭窄。

(2)先天性畸形:先天性二尖瓣畸形是最常见的先天性主动脉瓣狭窄的病因,而且二尖瓣畸形易并发感染性心内膜炎。成年期形成的椭圆或窄缝形狭窄瓣口,是成人孤立性主动脉瓣狭窄的常见原因。

(3)退行性病变:退行性老年钙化性主动脉瓣狭窄,常见于 65 岁以上老人,常伴有二尖瓣环钙化。

2.病理生理

由于主动脉瓣狭窄,使左心室后负荷加重,收缩期排血受阻而使左心室肥大,导致左心功能不全。

主动脉瓣狭窄严重时可以引起心肌缺血,其机制为:①左心室肥大、心室收缩压升高、射血时间延长,增加心肌耗氧量。②左心室肥大,心肌毛细血管密度相对减少。③心腔内压力在舒张期增高,压迫心内膜下冠状动脉。④左心室舒张末压升高使舒张期主动脉-左心室压差降低,冠状动脉灌注压降低。后两条造成冠状动脉血流减少。供血减少,心肌耗氧量增加,如果有运动等负荷因素,就可出现心肌缺血症状。

3.临床表现

(1)症状:劳力性呼吸困难、心绞痛、晕厥是主动脉瓣狭窄典型的三联征。劳力性呼吸困难为晚期肺淤血引起的首发症状,进一步可发生夜间阵发性呼吸困难、端坐呼吸,甚至急性肺水肿。心绞痛常因运动等诱发,休息后可缓解。晕厥多数发生于直立、运动中或后即刻,少数也有在休息时发生。

(2)体征:主动脉瓣区可闻及响亮、粗糙的收缩期吹风样杂音是主动脉瓣狭窄最重要的体征,可向颈部传导。主动脉瓣区可触及收缩期震颤。

(3)并发症

1)心律失常:约 10% 患者可发生房颤,将导致临床表现迅速恶化,可出现严重的低血压、晕厥、肺水肿等。心肌供血不足时可发生室性心律失常。病变累及传导系统可致房室传导阻滞。室性心律失常、房室传导阻滞常是导致晕厥,甚至猝死的原因。

2)心脏性猝死:一般发生在有症状者。

3)感染性心内膜炎:虽不常见,但年轻患者较轻的瓣膜畸形也比老年钙化性瓣膜狭窄的患者,发生感染性心内膜炎的危险性大。

4)心力衰竭:可见左心衰竭。因左心衰竭发生后,自然病程明显缩短,因而少见终末期的右心衰竭。

5)消化道出血:出血多为隐匿性慢性,多见于老年瓣膜钙化患者,手术根治后出血常可停止。

6)栓塞:少见。

4.实验室检查

(1)X线:心影正常或左心房、左心室轻度增大,升主动脉根部可见狭窄后扩张。重者可有肺淤血征。

(2)心电图:重度狭窄者左心房增大、左心室肥厚并有 ST-T 改变。可有房颤、房室传导阻滞、室内阻滞及室性心律失常。

(3)超声心动图:是明确诊断、判断狭窄程度的重要方法。特别二维超声心动图探测主动脉瓣异常十分敏感,有助于确定狭窄的病因,但不能准确定量狭窄程度。应用连续波多普勒,测定通过主动脉瓣的最大血流速度,计算出跨膜压和瓣口面积。

(4)心导管检查:当超声心动图不能确定狭窄程度,又要进行外科手术治疗,应进行心导管检查。常以左心室-主动脉收缩期压差,判断狭窄程度,平均压 >50mmHg 或峰压 $\geqslant 70$mmHg 为重度狭窄。

5.治疗原则

(1)内科治疗:治疗目的是明确狭窄程度,观察进展情况,选择合理手术时间。

1)感染:预防感染性心内膜炎;预防风湿热活动。

2)心律失常:积极治疗心律失常,预防房颤,一旦出现房颤,应及时转为窦性心律。

3)心绞痛:可用硝酸酯类药治疗心绞痛。

4)心力衰竭:限制钠盐摄入,谨慎使用洋地黄和利尿药药物,不可使用作用于小动脉的血管扩张药,避免使用β受体阻滞药等负性肌力药物。

5)无症状:无症状的轻度狭窄患者要每 2 年复查 1 次。中、重度狭窄的患者每 6～12 个月复查 1 次,同时要避免剧烈体力活动。

(2)介入治疗:经皮球囊主动脉瓣成形术与经皮球囊二尖瓣成形术不同,临床应用范围局限。另外经皮球囊主动脉瓣成形术不能代替人工瓣膜置换术,只对高危患者在血流动力学方面产生暂时的轻微的益处,不能降低死亡率。

(3)外科治疗:人工瓣膜置换术是治疗成人主动脉瓣狭窄的主要方法。儿童、青少年的非钙化性先天性主动脉瓣严重狭窄者,可在直视下行瓣膜交界处分离术。

(二)主动脉瓣关闭不全

1.病因、病理

主要由于主动脉瓣和(或)主动脉根部疾病所致。

（1）急性

1）创伤：造成升主动脉根部、瓣叶的损伤。

2）主动脉夹层：使主动脉瓣环扩大、一个瓣叶被夹层挤压、瓣环或瓣叶被夹层血肿撕裂，常发生在马方综合征、特发性升主动脉扩张、高血压、妊娠。

3）感染性心内膜炎：致使主动脉瓣膜穿孔、瓣周脓肿。

4）人工瓣膜撕裂。

（2）慢性

1）主动脉瓣疾病：绝大部分患者的主动脉瓣关闭不全是由于风心病所致，单纯主动脉瓣关闭不全少见，常因瓣膜交界处伴有程度不同狭窄，常合并二尖瓣损害。感染性心内膜炎是单纯性主动脉瓣关闭不全的常见病因，赘生物使瓣叶损害、穿孔，瓣叶结构损害、脱垂及赘生物介于瓣叶之间，均影响主动脉瓣关闭。即便感染控制，瓣叶纤维化、挛缩也继续发展。临床上表现为急性、亚急性、慢性主动脉瓣关闭不全。先天性畸形，其中在儿童期出现主动脉瓣关闭不全，二叶主动脉瓣畸形是单纯性主动脉瓣关闭不全的1/4。室间隔缺损也可引起主动脉瓣关闭不全。主动脉瓣黏液样变，瓣叶舒张期脱垂入左心室，致使主动脉瓣关闭不全。强直性脊柱炎也可瓣叶受损，出现主动脉瓣关闭不全。

2）主动脉根部扩张疾病：造成瓣环扩大，心脏舒张期瓣叶不能对合。如梅毒性主动脉炎、马方综合征、特发性升主动脉扩张、重症高血压和（或）动脉粥样硬化而导致升主动脉瘤以及强直性脊柱炎造成的升主动脉弥漫性扩张。

2.病理生理

由于主动脉瓣关闭不全，在舒张期左心室接受左心房流入的血液及主动脉反流来的血液，使左心室代偿性肥大和扩张，逐渐发生左心衰竭，出现肺淤血。

左心室心肌重量增加使心肌耗氧量增加，主动脉舒张压低致使冠状动脉血流减少，两方面造成心肌缺血，使左心室心肌收缩功能降低。

3.临床表现

（1）症状：轻者可无症状。重者可有心悸，心前区不适、心绞痛、头部强烈的震动感，常有体位性头晕。晚期可发生左心衰竭。

急性患者重者可出现低血压和急性左心衰竭。

（2）体征：第二主动脉瓣区可听到舒张早期叹气样杂音。颈动脉搏动明显；脉压增大；周围血管征常见，如点头征、颈动脉和桡动脉扪及水冲脉、股动脉枪击音、股动脉听诊可闻及双期杂音和毛细血管搏动征。主动脉根部扩大患者，在胸骨右侧第2、3肋间可扪及收缩期搏动。

（3）并发症：常见的是感染性心内膜炎；发生心力衰竭急性患者出现早，慢性患者则出现于晚期；可出现室性心律失常，但心脏性猝死少见。

4.实验室检查

（1）X线：急性期可有肺淤血或肺水肿征。慢性期左心房、左心室增大，升主动脉继发性扩张。并可累及整个主动脉弓。左心衰竭时可有肺淤血征。

（2）心电图：急性者常见有窦性心动过速和ST-T非特异改变,慢性者可有左心室肥厚。

（3）超声心动图：M型显示二尖瓣前叶或室间隔舒张期纤细扑动,是可靠诊断征象。急性患者可见二尖瓣期前关闭,主动脉瓣舒张期纤细扑动是瓣叶破裂的特征。

（4）放射性核素心室造影：可以判断左心室功能;根据左、右心搏量比值估测反流程度。

（5）磁共振显像：诊断主动脉疾病极为准确,如主动脉夹层。

（6）主动脉造影：当无创技术不能确定反流程度,并准备手术治疗时,可采用选择性主动脉造影,半定量反流程度。

5.治疗原则

（1）急性：外科治疗是人工瓣膜置换术或主动脉瓣修复术的根本措施。内科治疗目的是降低肺静脉压,增加心排血量,稳定血流动力学。

（2）慢性

1）内科治疗：积极控制感染;预防感染性心内膜炎;预防风湿热。应用青霉素治疗梅毒性主动脉炎。当舒张压>90mmHg时需用降压药。左心衰竭时应用血管紧张素转换酶抑制药和利尿药,需要时可加用洋地黄类药物。心绞痛可使用硝酸酯类药物。积极控制心律失常,纠正房颤。无症状的轻度、中度反流患者应限制重体力活动,每1～2年复查1次。无症状的中度主动脉瓣关闭不全和左室扩大者,也需使用血管紧张素转换酶抑制药,延长无症状期。

2）外科治疗：人工瓣膜置换术或主动脉瓣修复术是严重主动脉瓣关闭不全的主要治疗方法,为不影响手术后的效果,应在不可逆心功能衰竭发生之前进行,但须遵守手术适应证,避免过早手术。

三、心瓣膜疾病护理措施

（一）活动与休息

按心功能分级安排适当的活动,合并主动脉病变者应限制活动,风湿活动时卧床休息,活动时出现不适,应立即停止活动并给予吸氧3～4L/min。

（二）饮食护理

给予高热量、高蛋白、高维生素易消化饮食,以协助提高机体抵抗力。

（三）病情观察

1.体温观察

定时观测体温,注意热型,体温超过38.5℃时给予物理降温,半小时后测量体温并记录降温效果。观察有无风湿活动的表现,如皮肤出现环形红斑、皮下结节、关节红肿疼痛等。

2.心脏观察

观察有无心力衰竭的征象,监测生命体征和肺部、水肿、肝大的体征,观察有无呼吸困难、乏力、尿少、食欲减退等症状。

3.评估栓塞

借助各项检查评估栓塞的危险因素,密切观察有无栓塞征象,一旦发生应立即报告医师,给予溶栓、抗凝治疗。

(四)风湿的预防与护理

注意休息,病变关节应制动、保暖,避免受压和碰撞,可用局部热敷或按摩,减轻疼痛,必要时遵医嘱使用止痛药。

(五)心衰的预防与护理

避免诱因,积极预防呼吸道感染及风湿活动,纠正心律失常,避免劳累、情绪激动。严格控制入量及输液滴速,如发生心力衰竭置患者半卧位,给予吸氧,给予营养易消化饮食,少量多餐。保持大便通畅。

(六)防止栓塞发生

1.预防措施

鼓励与协助患者翻身,避免长时间蹲、坐,勤换体位,常活动下肢,经常按摩、用温水泡脚,以防发生下肢静脉血栓。

2.有附壁血栓形成患者护理

应绝对卧床,避免剧烈运动或体位突然改变,以免血栓脱落,形成动脉栓塞。

3.观察栓塞发生的征兆

脑栓塞可引起言语不清、肢体活动受限、偏瘫;四肢动脉栓塞可引起肢体剧烈疼痛、皮肤颜色及温度改变;肾动脉栓塞可引起剧烈腰痛;肺动脉栓塞可引起突然剧烈胸痛和呼吸困难、发绀、咯血、休克等。

(七)亚急性感染性心内膜炎的护理

应做血培养以查明病原菌;注意观察体温、新出血点、栓塞等情况。注意休息,合理饮食,补充蛋白质和维生素,提高抗病能力。

(八)用药护理

遵医嘱给予抗生素、抗风湿热药物、抗心律失常药物及抗凝治疗,观察药物疗效和副作用。如阿司匹林导致的胃肠道反应,柏油样便,牙龈出血等副作用;观察有无皮下出血、尿血等;注意观察和防止口腔黏膜及肺部有无二重感染;严密观察患者心率/律变化,准确应用抗心律失常药物。

(九)健康教育

1.解释病情

告诉患者及家属此病的病因和病程发展特点,将其治疗长期性和困难讲清楚,同时要给予鼓励,建立信心。对于有手术适应证的患者,要劝患者择期手术,提高生活质量。

2.环境要求

居住环境要避免潮湿、阴暗等不良条件,保持室内空气流通,温暖干燥,阳光充足,防风湿复发。

3.防止感染

在日常生活中要注意适当锻炼,注意保暖,加强营养,合理饮食,提高机体抵抗力,加强自我保健,避免呼吸道感染,一旦发生,应立即就诊、用药治疗。

4.避免诱发因素

协助患者做好休息及活动的安排,避免重体力劳动、过度劳累和剧烈运动。要教育患者家属理解患者病情并要给予照顾。

要劝告反复发生扁桃体炎患者,在风湿活动控制后 2～4 个月可手术摘除扁桃体。在拔牙、内镜检查、导尿、分娩、人工流产等手术前,应告诉医师自己有风心病史,便于预防性使用抗生素。

5.妊娠

育龄妇女要在医师指导下,根据心功能情况,控制好妊娠与分娩时机。对于病情较重不能妊娠与分娩患者,做好患者及配偶的心理工作,接受现实。

6.提高患者依从性

告诉患者坚持按医嘱服药的重要性,提供相关健康教育资料。同时告诉患者定期门诊复诊,对于防止病情进展也是重要的。

第三章 消化系统疾病护理

第一节 胃炎

胃炎是指各种有害因素所致的一组胃黏膜炎症性病变的疾病,按临床发病急缓分为急性和慢性胃炎。

一、急性胃炎

(一)病因和诱因

急性胃炎是指胃黏膜的急性炎症,其主要病变是胃黏膜的糜烂和出血,故常称为急性糜烂出血性胃炎。病变可局限于胃窦、胃体,也可波及全胃。常见病因有:

1.急性应激

多由重要脏器严重病变、颅内病变及大手术、创伤、大面积烧伤、休克等所致。发病机制尚未完全明确。以胃腔内渗血常见,约 20%患者可发生较大量出血,少数发生急性溃疡,称为应激性溃疡。

2.理化因素

化学物质,其中常见的是药物,如阿司匹林、吲哚美辛、磺胺、激素、铁剂、抗肿瘤药等;其他如胆汁反流、乙醇。留置胃管、胃内异物、胰腺癌放疗后都可造成物理性胃黏膜损伤。

3.幽门螺杆菌(Hp)感染

常引起急性胃炎或在慢性胃炎基础上导致病变急性活动。

(二)临床表现

轻者多无症状或仅有上腹不适、疼痛及食欲下降、恶心、呕吐等消化不良表现。胃部出血一般呈少量、间歇,可自行停止。大出血时呈呕血、黑粪。持续少量渗血可致贫血。体检可有上腹部轻压痛。

(三)辅助检查

通过纤维胃镜可确定诊断。

(四)治疗要点

1.去除病因或诱因

由药物引起者应立即停止用药,酗酒者宜戒酒。

2.对症治疗

如上消化道出血、胃酸过多等的治疗。

（五）常用护理诊断/问题

1.疼痛

与胃酸刺激或平滑肌痉挛有关。

2.营养失调,低于机体需要量

与畏食、消化吸收不良、持续出血有关。

（六）护理措施

1.病情观察

观察上腹部不适的部位,注意疼痛的性质、程度以及有无上消化道出血等。

2.一般护理

患者要注意休息,避免劳累;急性出血时应卧床休息。饮食上一般进无渣、温热、半流质饮食。少量出血时可给牛奶、米汤等流质,以中和胃酸,有利于胃黏膜的修复。呕血者应暂禁食。

（七）健康指导

1.告诉患者及家属,本病为胃的一种急性损害,只要去除病因和诱因,是能治愈的,也是可以防止发展为慢性胃炎的。

2.指导患者饮食要有规律性,少食多餐,避免刺激性食物和对胃有损害的药物,或遵医嘱从小量开始、饭后服药;要节制烟酒。

3.遵医嘱坚持服药,并定期门诊复查。

二、慢性胃炎

慢性胃炎是病变基本局限于胃黏膜层的慢性炎性病变,以淋巴细胞和浆细胞的黏膜浸润为主,一般无黏膜糜烂,故常称为慢性非糜烂性胃炎。临床上可分为慢性胃窦炎（B 型）和慢性胃体炎（A 型）两型。

（一）病因和发病机制

1.幽门螺杆菌（Hp 感染）

它是慢性胃炎的主要病因,幽门螺杆菌作为慢性胃炎最主要病因,其确立基于如下证据：①绝大多数慢性活动性胃炎患者胃黏膜中可检出幽门螺杆菌;②幽门螺杆菌在胃内的分布与胃内炎症分布一致;③根除幽门螺杆菌可使胃黏膜炎症消退;④从志愿者和动物模型中可复制幽门螺杆菌感染引起的慢性胃炎。幽门螺杆菌具有鞭毛,能在胃内穿过黏液层移向胃黏膜,其所分泌的黏附素能使其贴紧上皮细胞,其释放的尿素酶分解尿素产生 NH_3,从而保持细菌周围中性环境,幽门螺杆菌的这些特点有利于其在胃黏膜表面定植。幽门螺杆菌通过上述产氨作用、分泌空泡毒素 A 等物质而引起细胞损害,其细胞毒素相关基因蛋白能引起强烈的炎症反应,其菌体胞壁还可作为抗原诱导免疫反应。这些因素的长期存在导致胃黏膜的慢性炎症。

2.自身免疫

自身免疫性胃炎以富含壁细胞的胃体黏膜萎缩为主,患者血液中存在自身抗体如壁细胞抗体。自身抗体攻击壁细胞,使壁细胞总数减少,导致胃酸分泌减少或丧失;内因子抗体与内因子结合,阻碍维生素 B_{12} 吸收从而导致恶性贫血。

3.十二指肠液反流

幽门括约肌松弛→十二指肠液(胆汁、胰酶)反流→削弱胃黏膜屏障→胃液、胃蛋白酶损害。

4.其他因素

饮酒、浓茶、咖啡,食用过冷、过热、过于粗糙的食物等损伤胃黏膜。

(二)临床表现

慢性胃炎病程迁延,大多数患者没有明显症状,部分有上腹饱胀不适(特别是在餐后),无规律性上腹隐痛,嗳气、泛酸、呕吐等消化不良的症状;少数有上消化道出血;A 型胃炎患者可出现厌食、体重减轻、贫血、舌炎、舌萎缩、周围神经病变等症状。

(三)实验室和其他检查

1.纤维胃镜及活组织检查

这是诊断慢性胃炎最可靠的方法,可取活检进一步证实胃炎类型。

2.幽门螺杆菌检测

侵入性检测是通过胃镜检查取胃黏膜活组织进行检测;还可进行非侵入性检测,主要有 ^{13}C或^{14}C 尿素呼气试验(常用),其敏感性和特异性高。

3.胃液分析

B 型胃炎患者大致正常,A 型胃炎患者胃酸明显减少或缺乏。

4.血清学检查

B 型胃炎血清胃泌素水平可降低或正常。A 型胃炎血清胃泌素水平常明显升高,血中可测得抗壁细胞抗体和抗内因子抗体。

(四)诊断要点

通过纤维胃镜及活组织检查,可确立诊断。

(五)治疗要点

1.根除 Hp 感染

以质子泵抑制剂(PPI)或胶体铋任选一种为基础方案,再加上两种抗生素的三联治疗方案有较高根除率。

(1)胶体次枸橼酸铋:能与炎症渗出物和黏蛋白结合形成复合物,包绕细菌使之失去黏附上皮细胞的能力,继而铋离子进入细菌体使之死亡。用量110mg,每日 4 次口服,连续服用2~4周。

（2）质子泵抑制剂（PPI）：如奥美拉唑 40mg/d 服用。

（3）抗菌药物：可使用羟氨苄青霉素（阿莫西林）2000mg/d、替硝唑 800mg/d、克拉霉素 1000mg/d 中的任意两种，每天剂量分两次服用，疗程 7～14 天。

2.对症治疗

若患者服用非甾体类消炎药物，立即停服并服用制酸剂或硫糖铝；若有胆汁反流，服用氢氧化铝；若有胃动力不足，可用胃复安、吗丁啉、普瑞博思等。

3.重度不典型增生者可手术治疗

（六）常用护理诊断/问题

1.疼痛

与胃酸刺激或平滑肌痉挛有关。

2.营养失调，低于机体需要量

与畏食、消化吸收不良有关。

（七）护理措施

1.休息

慢性胃炎急性发作或伴有消化道出血时应卧床休息。注意腹部保暖，可以缓解腹部不适。

2.饮食护理

应以富有营养、易于消化、少量多餐为基本原则。养成良好饮食习惯，指导患者注意饮食卫生，纠正不良的饮食行为，养成细嚼慢咽的习惯。对胃酸低的患者，可给予刺激胃酸分泌的食物，如浓肉汤、鸡汤。控制饮食中的粗纤维含量，进餐定时定量，避免吃生、硬、煎炸、油腻等不易消化和辛辣等刺激性食物，忌暴饮暴食、饮烈性酒、吸烟及餐后从事重体力活动。

3.药物护理

（1）改善消化不良：对胃酸缺乏的患者，配合给予 1‰稀盐酸、胃蛋白酶合剂。服用时宜用吸管送至舌根部咽下，避免接触牙齿，服后用温开水漱口。高胃酸的患者可常服用制酸剂如氢氧化铝凝胶、H_2 受体拮抗剂如雷尼替丁等，以缓解疼痛。

（2）保护胃黏膜：有胆汁反流的患者服用硫糖铝，可中和胆盐、防止反流。硫糖铝在餐前 1 小时与睡前服用效果最好，服药时宜将药片嚼碎或研成粉末服用。如患者需同时使用制酸药，制酸药应在硫糖铝服前半小时或服后 1 小时给予。

（3）促进胃排空：甲氧氯普胺（胃复安）及多潘立酮具有刺激胃蠕动、促进胃排空的作用，药物应在饭前服用，不宜与阿托品等解痉剂合用。

（4）根除 Hp 感染药物：胶体次枸橼酸铋应在餐前半小时服下；胶体次枸橼酸铋能使牙齿变黑，应用吸管吸入；铋剂可引起便秘，使大便和舌苔呈灰黑色，口中带氨味等，停药后自行消失，应予以说明。服用阿莫西林和甲硝唑易引起胃肠道反应，如恶心、呕吐和腹泻等，甲硝唑还可引起口腔金属味、舌炎和排尿困难等不良反应，应密切观察，并劝导患者按疗程坚持治疗。

（八）健康指导

1.向患者及家属讲解引起慢性胃炎的有关病因，指导患者如何防止诱发因素，从而减少或避免复发。

2.强调饮食调理对防止复发的重要性。指导患者平时生活要有规律,注意劳逸结合,加强饮食卫生和饮食营养,养成有规律的饮食习惯。戒除烟酒,避免使用对胃黏膜有刺激的药物。

3.嘱患者按医嘱服药,并向患者和家属介绍常用药物的用法、疗程、时间及其注意事项。

4.本病易复发,幽门螺杆菌感染严重时可出现急性胃炎表现,部分病例可有癌变倾向,要嘱患者定期复查。

第二节　消化性溃疡

消化性溃疡(PU)系指胃、十二指肠黏膜被胃消化液消化而形成的慢性溃疡,以胃及十二指肠球部最为多见,故又分别称为胃溃疡(GU)和十二指肠溃疡(DU)。临床上 DU 较 GU 多见,二者约为 3∶1;DU 好发于青壮年,GU 较 DU 约晚发 10 年。本病男性较女性常见,好发于秋冬和冬春之交的寒冷季节。

一、病因

病因尚未完全阐明,一般认为消化性溃疡的形成是由胃和十二指肠黏膜的保护作用与损害黏膜的因素失去平衡所致。在生理情况下,胃黏膜经常接触有强侵蚀力的胃酸以及能水解蛋白质的胃蛋白酶,抵御经常摄入的各种有害物质侵袭,其主要在于胃、十二指肠黏膜有完善的防御和修复机制。目前发现,幽门螺杆菌和非甾体抗炎药是损伤胃、十二指肠黏膜屏障,导致消化性溃疡发生的最常见病因。

1.幽门螺杆菌感染

Hp 感染是消化性溃疡的主要病因。①消化性溃疡中 Hp 的感染率最高,如能排除检测前患者服用过抗生素、铋剂或非甾体抗炎药等因素,DU 患者的 Hp 感染率为 90%～100%,GU 为 80%～90%。②临床上根除 Hp 可促进溃疡愈合和显著降低溃疡病的复发率是最有力的证据。③Hp 感染改变了黏膜侵袭因素与防御因素之间的平衡。Hp 凭借其毒力因子的作用,诱发局部炎症和免疫反应,损害局部黏膜的防御、修复机制;另一方面,Hp 感染可增加促胃液素和胃酸的分泌,增强了侵袭因素。这两方面共同作用造成了胃、十二指肠黏膜损害和溃疡的形成。

2.非甾体抗炎药(NSAID)

长期服用非甾体抗炎药可诱发消化性溃疡,妨碍溃疡愈合,增加溃疡复发率以及出血、穿孔等并发症的发生率。其主要通过抑制前列腺素的合成,削弱前列腺素对胃及十二指肠的保护作用而发生消化性溃疡。

3.胃酸和胃蛋白酶

消化性溃疡的形成最终是由胃酸-胃蛋白酶的消化作用所致。胃蛋白酶的生物活性取决于胃液的 PH。胃蛋白酶能降解蛋白质分子,对黏膜有侵袭作用。在无酸的情况下罕有溃疡的发生。抑制胃酸分泌的药物能促进溃疡愈合,因此胃酸的存在是溃疡发生的决定因素。

4.其他应激和心理因素

如长期处于紧张的工作环境中、情绪剧烈波动、遗传、吸烟等因素可诱发溃疡发生。

二、临床表现

临床表现不一,部分患者可无症状,部分患者以出血、穿孔为首发症状。典型的消化性溃疡具有慢性、周期性和节律性上腹部疼痛。

1.上腹部疼痛

这是突出的症状,多为隐痛、胀痛或烧灼痛。Du 和 Gu 的疼痛特点比较见表 3-1。

表 3-1　胃溃疡和十二指肠溃疡疼痛的特点比较

	胃溃疡	十二指肠溃疡
疼痛时间	进食后 1/2 小时至 1 小时,至下次进餐前缓解	进食后 2～3 小时,至下次进餐后缓解,常有午夜时疼痛
疼痛部位	剑突下正中或偏左	上腹正中或偏右
疼痛性质	隐痛、胀痛、灼痛	饥饿感、胃内烧灼感、灼痛
节律性	进食-疼痛-缓解	疼痛-进食-缓解

(1)节律性:疼痛具有节律性,胃溃疡多发生在进食后,即进食-疼痛-缓解;十二指肠溃疡多发生在空腹和夜间,即疼痛-进食-缓解。

(2)周期性发作,多发生于秋冬或冬春之交,发作期和缓解期相互交替。

(3)部分患者可伴有嗳气、反酸、流涎、恶心、呕吐等消化不良的表现,疼痛的节律性消失提示可能发生并发症。

2.其他症状

可伴反酸、嗳气、恶心、呕吐等胃肠道症状及失眠、多汗、脉缓等自主神经功能失调的表现。GU 患者若长期畏食可致营养不良、消瘦及贫血,DU 患者则因频繁进食致使体重增加。

3.常见并发症

(1)出血:是溃疡患者最常见的并发症,占本病患者的 10%～15%,易为药物诱发,而且溃疡病与药物相关引起的出血可以作为首发症状,主要表现为呕血或黑便。

(2)穿孔:见于 2%～10% 的患者。当溃疡深达浆膜层可发生穿孔,以急性穿孔最为严重。此时,胃或十二指肠内容物可流入腹腔,引起急性弥漫性腹膜炎,表现为突发上腹剧痛、大汗淋漓、烦躁不安,服用制酸剂不能缓解。

(3)幽门梗阻:十二指肠溃疡和幽门管溃疡者多见。幽门梗阻临床表现为持续性上腹痛,频繁呕吐,呕吐物为大量的呈酸酵味的宿食,呕吐后腹部症状减轻。严重大量呕吐者还可导致脱水、电解质紊乱、营养不良。

(4)癌变:多发生在不到 5% 的胃溃疡患者,十二指肠溃疡者尚无发生癌变的报道。临床上对年龄在 45 岁以上的溃疡病患者,若疼痛节律性改变或消失、进行性消瘦、大便潜血试验持续阳性者,应考虑有癌变的可能。

三、实验室和其他检查

1.纤维胃镜检查

对消化性溃疡有确诊价值。可直接观察溃疡部位、病变大小、性质,并可取活体组织做病理检查。

2.X 线胃肠钡餐检查

这是最常用于诊断消化性溃疡的辅助检查方法,直接征象可见龛影。对大多数患者具有确诊价值。

3.粪便隐血试验

大便隐血试验阳性提示溃疡有活动性;持续阳性,提示有癌变可能。

4.幽门螺杆菌检查

^{13}C 和 ^{14}C 尿素呼气试验是非侵入性检测 Hp 感染的方法,其敏感性和特异性高,可作为根除治疗后复查的首选。

四、诊断要点

根据慢性病程、周期性发作的节律性上腹疼痛,进食或抗酸药可缓解上腹痛,并结合胃镜检查,可以确诊。X 线钡餐检查后可发现龛影。

五、治疗要点

治疗的目的在于消除病因,控制症状,促进溃疡愈合,预防复发和避免并发症。

1.根除 Hp 的治疗

根除 Hp 的三联治疗方案。

2.抑制胃酸分泌药物

目前临床上常用的抑制胃酸分泌的药物有组胺 H_2 受体拮抗剂(H_2RA)和 PPI。H_2RA 主要通过竞争性结合 H_2 受体,使壁细胞分泌胃酸减少,可抑制基础和刺激的胃酸分泌;以前一作用为佳,后一作用不如 PPI。常用药物有西咪替丁、雷尼替丁、法莫替丁等。PPI 作用于壁细胞 H^+-K^+-ATP 酶,使其不可逆地失去活性,导致壁细胞内的 H^+ 不能转移至胃腔中而抑制胃酸分泌,常用的药物有奥美拉唑、兰索拉唑、潘托拉唑、拉贝拉唑等。

3.保护胃黏膜药物

主要有 3 种,即硫糖铝、枸橼酸铋钾和前列腺素类保护药物米索前列醇。硫糖铝和枸橼酸铋钾能黏附覆盖在溃疡面上形成保护膜,还可促进前列腺素 E 合成和刺激表皮生长因子分泌,使上皮重建和增加黏液/碳酸氢盐分泌。

4.手术治疗

少数有并发症的需要手术治疗,如大量出血内科治疗无效者;急性穿孔、瘢痕性幽门梗阻、胃溃疡癌变以及内科治疗无效的顽固性溃疡患者,亦需手术治疗。

六、常用护理诊断/问题

1.疼痛

与胃肠黏膜炎症、溃疡及其并发症,或手术创伤有关。

2.营养失调,低于机体需要量

与溃疡疼痛导致摄食量减少、消化吸收障碍有关。

3.潜在并发症

上消化道出血、幽门梗阻、急性穿孔。

七、护理措施

1.休息

溃疡病急性发作合并出血、疼痛剧烈者应卧床休息。避免过度劳累和精神紧张,戒烟限酒。

2.饮食

选择营养丰富、易消化、低脂、适量蛋白质和面食为主及刺激性小的食物,定时定量进餐,使胃酸分泌有规律,少量多餐(4～5 次/日),减少胃酸的分泌;细嚼慢咽,减少机械性刺激,增加唾液分泌,可稀释、中和胃酸。蛋白质类食物具有中和胃酸的作用,可适量摄取脱脂牛奶,宜安排在两餐之间饮用。少量出血或大出血停止后 24 小时,可进少量温凉流质饮食。

3.用药护理

(1)抑制胃酸分泌药物

1)H_2 受体拮抗剂(H_2RA):H_2 受体拮抗剂能阻止组胺与 H_2 受体结合,使壁细胞胃酸分泌减少,促进溃疡的愈合。常用的药物有西米替丁、雷尼替丁、法莫替丁等。服药时间宜在餐中、餐后或夜间睡前。如需同时服用抗酸药,两药应间隔 1 小时以上。药物可通过肾脏、母乳排泄。注意肾功能变化,哺乳期间禁用。西米替丁对雄激素具有亲和力,可使男性乳房发育、阳痿及性功能紊乱。长期服用有乏力、腹泻、粒细胞减少、皮疹等不良反应。静脉给药应注意控制速度,速度过快可引起低血压和心律失常。

2)质子泵阻滞剂(PPI):奥美拉唑(洛赛克)可引起头晕,应嘱患者在服药期间避免开车和从事需要注意力高度集中的工作。

(2)保护胃黏膜药:主要有 3 种,即硫糖铝、枸橼酸铋钾和前列素类药物如米索前列醇。硫糖铝:宜在进餐前 1 小时服药,主要不良反应为便秘。枸橼酸铋钾:为避免铋在体内积蓄,不宜长期服用。米索前列醇:主要不良反应为腹泻,可引起子宫收缩,孕妇忌用。

（3）抗生素：对有幽门螺杆菌感染的患者可应用克拉霉素、阿莫西林、甲硝唑等抗生素。

目前，临床上常用三联疗法治疗幽门螺杆菌感染，即 3 种抗生素中选用两种、PPI 或胶体铋剂中选择一种。

（4）碱性抗酸药：氢氧化铝凝胶应在餐后 1 小时和睡前服用，片剂应嚼服，乳剂服时应摇匀。副作用：阻碍磷的吸收，引起磷缺乏症，重者可引起骨质疏松；长期服用可引起便秘、代谢性碱中毒与钠潴留。为防止便秘，可与氢氧化镁交替服用。注意事项如下：不宜与酸性饮料和食物同服；避免与奶制品同服，因两者相互作用可形成结合物；在密闭凉处保存，但不得冷冻。

4.并发症护理

（1）出血：发现患者上消化道大量出血时，应立即通知医生，积极配合抢救；当出血不止时应考虑手术治疗，做好术前准备。

（2）幽门梗阻：观察患者呕吐量、性质、气味，准确记录出入液量，并注意监测电解质、酸碱变化。持续胃肠减压以排空胃内潴留物，使胃恢复张力及正常大小。每晚用温盐水洗胃，解除痉挛，消除胃壁水肿及炎症。改善营养，纠正低蛋白血症，静脉补液，每日 2000～3000mL，加强支持疗法，保证机体能量供给。对瘢痕性幽门梗阻的患者，应立即采取手术治疗。

八、健康指导

1.生活指导

生活有规律，避免精神过度紧张，保持良好的心态，长时间脑力劳动后要适当活动。

2.用药指导

嘱患者慎用或勿用致溃疡的药物，如阿司匹林、咖啡因、糖皮质激素、利血平等，按医嘱正确服药，学会观察药效和不良反应，不擅自停药和减量，防止溃疡复发。

3.疾病知识指导

向患者及家属讲解引起溃疡病的主要病因以及加重和诱发溃疡病的有关因素，嘱患者定期复查，并指导患者了解消化性溃疡及其并发症的相关知识和识别方法，嘱其若上腹疼痛节律发生改变并加剧，或者出现呕血、黑便时，应立即就医。

第三节　肠结核和结核性腹膜炎

一、肠结核

肠结核是结核分枝杆菌引起的肠道慢性特异性感染，在消化系统结核病中最常见，其最主要的临床表现为腹痛、腹部肿块和大便习惯改变。多见于中青年，女性稍多于男性。近年来随着结核病发病率的提高，肠结核患者也日益增多。

（一）病因与发病机制

肠结核多继发于肺结核，特别是活动性肺结核。感染途径主要为肠源性、血源性（粟粒性肺结核)和直接蔓延(盆腔结核、肾结核等),经口吞入含菌痰液或食物是最主要的感染方式。经常和开放性肺结核患者共餐,忽略餐具消毒,也可引起本病。肠结核可以发生于肠的任何部位,以回盲部最常见,可以形成溃疡型肠结核、增生型肠结核或混合型肠结核。溃疡型肠结核表现为肠壁淋巴组织充血、水肿、炎性渗出,逐渐发展为干酪样坏死而形成溃疡,在病变修复过程中,大量纤维组织增生和瘢痕形成可导致肠管变形和狭窄;增生型肠结核病变多局限在回盲部,可有大量结核肉芽肿和纤维组织增生,使局部肠壁增厚、僵硬,亦可见瘤样肿块突入肠腔,上述病变均可使肠腔变窄,引起梗阻;混合型肠结核兼有溃疡和增生两种病变。

(二)临床表现

起病慢,病程长,临床表现多不典型,且常与肠外结核并存。

1.症状

(1)腹痛:多位于右下腹或脐周,间歇性发作,常为痉挛性阵痛伴腹鸣,进餐可诱发或加重,排便或肛门排气后缓解。腹痛的发生可能与进餐引起胃肠反射或肠内容物通过炎症、狭窄肠段,引起局部肠痉挛有关。并发肠梗阻时,可有腹绞痛、腹胀等。

(2)腹泻与便秘:腹泻是溃疡型肠结核的主要临床表现之一。排便次数因病变严重程度和范围不同而异,一般每日 2~4 次,重者每日达 10 余次。粪便呈糊样,一般不含脓血,不伴有里急后重。有时患者会出现腹泻与便秘交替,这与病变引起的胃肠功能紊乱有关。增生型肠结核可以便秘为主要表现。

(3)全身症状:结核毒血症状多见于溃疡型肠结核,有午后低热,不规则热,伴有盗汗、消瘦、乏力、贫血等。可同时有肠外结核特别是活动性肺结核的临床表现。增生型肠结核病程较长,无发热或偶有低热,多不伴有肠外结核,全身情况一般较好。

2.体征

患者可呈慢性病容,消瘦、贫血。增生型肠结核可在右下腹触及腹部肿块,肿块位置比较固定,质地中等,伴有轻度或中度压痛。溃疡型肠结核病变肠段与周围组织黏连或合并肠系膜淋巴结结核时,也可触及腹部肿块。伴有肠梗阻时可有肠鸣音亢进等,腹部可见肠型及蠕动波。

3.并发症

见于晚期患者,以肠梗阻多见,瘘管、腹腔脓肿、肠出血少见。可因合并结核性腹膜炎而出现相关临床表现。

(三)辅助检查

1.一般检查及结核菌素(PPD)试验

溃疡型肠结核可有轻、中度贫血。血沉多明显增快,可作为估计结核病活动程度的指标之一。溃疡型肠结核的粪便多为糊样,一般无肉眼见黏液和脓血,但显微镜下可见少量脓细胞与红细胞,隐血试验阳性。结核菌素(PPD)试验呈强阳性有助本病诊断。

2.X 线检查

X 线小肠钡剂造影对肠结核的诊断具有重要价值。

3.结肠镜检查

因肠结核病变主要在回盲部,常可发现病变,对本病诊断有重要价值。镜下取活体组织送病理检查具有确诊价值。如活体组织病检能找到干酪性肉芽肿具确诊意义,活检组织中找到抗酸染色阳性杆菌有助诊断。

(四)诊断要点

如有以下情况应考虑本病:①中青年患者有肠外结核,主要是肺结核。②临床表现有腹泻、腹痛、右下腹压痛,也可有腹块、原因不明的肠梗阻,伴有发热、盗汗等结核毒血症状。③X线小肠钡剂检查发现小肠有跳跃征、溃疡、肠管变形和肠腔狭窄等征象。④结肠镜检查发现主要位于回盲部的肠黏膜炎症、溃疡(常呈横形、边缘呈鼠咬状)、炎症息肉或肠腔狭窄。⑤结核菌素(PPD)试验强阳性。

对疑似病例,如抗结核治疗数周内(2~6周)症状明显改善,2至3个月后肠镜检查病变明显改善或好转,可作出肠结核的临床诊断。

对诊断有困难而又有手术指征的病例行手术剖腹探查,病变肠段或(及)肠系膜淋巴结病理组织学检查发现干酪性肉芽肿可获确诊。

(五)治疗要点

肠结核一旦明确诊断,原则上采取内科保守治疗,大多数患者能治愈。

1.休息与营养

休息与营养可加强患者的抵抗力,是治疗的基础。

2.抗结核化学药物治疗

是本病治疗的关键。强调早期、规律、联用、适量、足量、全程的用药原则。常用药物有异烟肼、利福平、乙胺丁醇、吡嗪酰胺、链霉素,强化期至少四联抗结核。疗程为1.0~1.5年。

3.对症治疗

在加强抗结核的同时可辅助适时禁食、补液、解痉对症治疗。对于结核中毒症状严重的患者,可在抗结核的同时加用激素治疗,症状改善后减量,一般应用6周后停用激素治疗。

4.手术治疗

仅当出现肠梗阻或穿孔时才考虑行外科手术治疗。

(六)护理要点

参见"结核性腹膜炎"。

二、结核性腹膜炎

结核性腹膜炎是由结核分枝杆菌引起的慢性弥漫性腹膜感染。多数缓慢发病,以腹痛、腹胀、腹泻、发热、乏力、消瘦为主要症状;腹部压痛、腹壁柔韧感、腹部肿块、腹水是其主要体征。可见于任何年龄,以中青年多见,女性多于男性。

（一）病因与发病机制

本病由结核分枝杆菌感染腹膜引起，多继发于肺结核或体内其他部位结核病。感染途径以腹腔内的结核病灶直接蔓延为主，肠系膜淋巴结结核、输卵管结核、肠结核等为常见的原发病灶。少数病例由血行播散引起，常可发现活动性肺结核（原发感染或粟粒性肺结核）、关节、骨、睾丸结核，并可伴结核性多浆膜炎、结核性脑膜炎等。

本病的病理改变可分为渗出、黏连、干酪三型，以前两型为多见。干酪型多由前两型演变而来，是本病的重型，并发症常见。

（二）临床表现

一般起病缓慢，早期症状较轻；少数起病急骤，以急性腹痛或骤起高热为主要表现；有时起病隐袭，无明显症状，仅因和本病无关的腹部疾病在手术进入腹腔时，才被意外发现。

1. 症状

（1）腹胀与腹痛：结核性腹膜炎起病时常有腹胀，但腹痛不明显，以后可出现持续性隐痛或钝痛，也可始终没有腹痛。疼痛多位于脐周、下腹，有时在全腹。当并发不完全性肠梗阻时，有阵发性绞痛。干酪样坏死病灶溃破或肠结核急性穿孔时可表现为急腹症。

（2）腹泻：常见，一般每日不超过 3～4 次，糊状便。腹泻主要由腹膜炎所致的肠功能紊乱引起，偶可由伴有的溃疡型肠结核或干酪样坏死病变引起的肠管内瘘等引起。有时腹泻与便秘交替出现。

（3）全身症状：结核毒血症常见，主要是发热与盗汗。热型以低热与中等热为最多，约 1/3 患者有弛张热，少数可呈稽留热。高热伴有明显毒血症者，主要见于渗出型、干酪型，或见于伴有粟粒型肺结核、干酪样肺炎等严重结核病的患者。后期有营养不良，表现为消瘦、水肿、贫血、舌炎、口角炎等。女性患者可出现月经改变，大多出现经期延长及经量减少，少数患者甚至出现闭经。

2. 体征

（1）腹部压痛、腹壁柔韧感：腹部压痛一般轻微；少数压痛严重，且有反跳痛，常见于干酪型结核性腹膜炎。腹壁柔韧感系腹膜遭受轻度刺激或有慢性炎症的一种表现，触之似揉面团一样，故又称揉面感，是结核性腹膜炎的常见体征。

（2）腹部肿块：黏连型或干酪型结核性腹膜炎可在脐周触及腹部肿块，肿块多由增厚的大网膜、肿大的肠系膜淋巴结、黏连成团的肠曲或干酪样坏死脓性物积聚而成，其大小不一，边缘不整，表面不平，有时呈结节感，活动度小。

（3）腹水：以少量至中等量多见，中等量腹水时可有移动性浊音阳性。

3. 并发症

以肠梗阻为常见，多发生在黏连型。肠瘘一般多见于干酪型，往往同时有腹腔脓肿形成。

（三）辅助检查

1. 血液检查及结核菌素（PPD）试验

部分患者有轻度至中度贫血。血沉可作为病变活动的简易观察指标，活动性病变时血沉增快。PPD 试验呈强阳性有助本病诊断。

2.腹水检查

多作为常规检查,目的是排除癌性腹水。腹水为草黄色渗出液,腹水细菌培养阳性率低。

3.腹部 B 超检查

B 超可发现少量腹水,并可协助腹腔穿刺准确定位。

4.X 线检查

腹部 X 线平片可见到钙化影,提示钙化的肠系膜淋巴结结核。胃肠 X 线钡餐检查可发现肠黏连、肠结核、肠瘘、肠腔外肿块等征象,对本病诊断有辅助价值。

5.腹腔镜检查

对诊断有困难者行腹腔镜检查并作活检具有确诊价值,但腹膜有广泛黏连者属禁忌证。

(四)诊断要点

有以下情况应考虑本病:①中青年患者,有结核病史,伴有其他器官结核病证据;②长期发热原因不明,伴有腹痛、腹胀、腹水、腹壁柔韧感或腹部包块;③腹水为渗出液性质,以淋巴细胞为主,普通细菌培养阴性;④X 线胃肠钡餐检查发现肠黏连等征象;⑤PPD 试验呈强阳性。

典型病例可作出临床诊断,予抗结核治疗(2 周以上)有效可确诊。不典型病例需结合 B 超、CT 等检查排除腹腔肿瘤,有手术指征者剖腹探查。

(五)治疗要点

1.休息与营养

加强休息和营养是重要的辅助治疗措施。

2.抗结核化学药物治疗

是本病治疗的关键。用药原则是早期、规律、联用、适量、足量、全程。根据每个患者病程以及初、复治,既往用药情况等不同,分别制定出个体化的化疗方案,进行抗结核治疗。

3.对症治疗

腹水过多出现压迫症状时,可适量放腹水以减轻症状。为加快腹水的吸收,减少其后的黏连和缓解发热等中毒症状,也可在应用足量抗结核药物的同时,给予小剂量、短期的糖皮质激素,如泼尼松龙 15mg/d。

4.手术治疗

手术适应证包括:①并发完全性肠梗阻或有不全性肠梗阻经内科治疗而未见好转者。②急性肠穿孔,或腹腔脓肿经抗生素治疗未见好转者。③肠瘘经抗结核化疗与加强营养而未能闭合者。④本病诊断有困难,与急腹症不能鉴别时,可考虑剖腹探查。

(六)护理要点

1.一般护理

保持病室环境安静,空气流通,阳光充足,定期紫外线消毒。抗结核治疗期间,患者多卧床休息,避免劳累,注意腹部保暖。有发热、盗汗者应勤换内衣裤,及时更换床单,避免受凉。保证营养摄入,饮食以高热量、高蛋白、高维生素、易消化流质或半流质食物为主,如鸡蛋、瘦肉、新鲜水果蔬菜等。为避免肠梗阻及肠穿孔等并发症,患者饮食应少渣、忌生冷、粗硬、辛辣刺激性食物,发生肠梗阻及肠穿孔时应禁食。有发热、盗汗者注意补充水分。注意餐具的消毒隔离。进食困难或重度营养不良者,遵医嘱静脉补充营养。

2.病情观察

定时测量体温、脉搏,观察患者有无发热、盗汗现象;腹部体检时注意有无腹痛、腹胀、腹部肿块及移动性浊音等。对腹痛性质突然发生变化,一般治疗无效或反而加重时,要警惕某些并发症的发生,如突发急性腹痛伴腹胀、肠鸣音亢进,可能为肠梗阻;伴压痛反跳痛,应考虑腹腔结核病灶破溃或急性穿孔,均应及时通知医生予以处理。观察腹泻的次数、量、性状,注意有无便血发生。

3.对症护理

(1)腹胀:患者出现腹胀应首先排除肠梗阻,注意评估患者有无伴随腹痛、肠鸣音是否亢进、有无停止排便排气。若怀疑肠梗阻,应予以禁食水、胃肠减压以减轻腹胀;体位选半卧位,以减轻对膈肌的压迫;严密观察病情变化,若病情加重,应警惕绞窄性肠梗阻的发生,及时通知医生准备手术治疗。因便秘引起的腹胀可使用开塞露、低压灌肠等通便方法。

(2)腹痛:可采取非药物方法,如分散注意力、局部热敷等方法缓解疼痛。必要时遵医嘱给予阿托品等药物止痛。

4.心理护理

本病病程长,抗结核治疗效果缓慢,应鼓励患者倾诉内心顾虑,并认真解释治疗和疾病预后知识,使患者保持平静心态,积极配合治疗。

5.健康教育

(1)宣传结核病传播的相关知识。积极锻炼身体,增强机体的抵抗力。提倡分餐制,注意饮食卫生,不饮用未经消毒的带菌牛奶或乳制品。肺结核患者不可吞咽痰液,应保持排便通畅。对肠外结核早发现、早治疗。

(2)鼓励患者坚持遵医嘱治疗,保证足够的疗程和剂量。告知长期用药过程中可能出现的药物副作用,指导患者保持良好的心态,充分的休息与营养。

(3)指导消毒措施:对患者的用具、粪便要消毒处理。

(4)定期复查,监测病情变化及肝肾功能,配合医生,根据病情改变调整治疗方案。

第四节 急性胰腺炎

急性胰腺炎是指胰腺及其周围组织被胰腺分泌的消化酶自身消化的化学性炎症。临床上以急性腹痛、发热、恶心、呕吐及血、尿淀粉酶增高为特征,重症伴腹膜炎、休克等并发症,是常见的急腹症之一。本病可见于任何年龄,以青壮年多见。

一、病因和诱因

1.胆道疾病

在我国胆道疾病为常见病因,占50%以上。

(1)当结石、感染、肿瘤、息肉、蛔虫等因素导致Oddi括约肌水肿、痉挛,使胆总管、胰管壶腹部出口梗阻时,胆汁或胰液的排出受阻,胆汁反流入胰管或胰液溢入间质,激活胰蛋白酶原而引起自身消化。

(2)胆石在移行过程中损伤胆总管、壶腹部或胆道感染导致Oddi括约肌松弛,从而使十二指肠液反流入胰管导致急性胰腺炎。

(3)胆道感染时,细菌毒素、游离胆酸、非结合胆红素等可通过胆胰间淋巴管交通支扩散到胰腺,激活胰酶,引起急性胰腺炎。

2.胰管阻塞

胰管结石、狭窄、肿瘤或蛔虫钻入胰管等使胰管阻塞,内压过高导致胰管小分支和胰腺腺泡破裂,胰液外溢到间质,激活胰酶。

3.酗酒和暴饮暴食

暴饮暴食使胰液分泌过度旺盛,酗酒使十二指肠乳头水肿和Oddi括约肌痉挛等,也可造成急性胰腺炎的发生。慢性嗜酒者常有胰液蛋白沉淀,形成蛋白栓堵塞胰管,致胰液排泄障碍。

4.其他

如十二指肠乳头周围病变,腹腔手术特别是胰、胆、胃的手术,某些传染病如流行性腮腺炎等,以及任何原因引起的高钙血症和高脂血症等,都可能损伤胰腺组织而引起炎症。

二、发病机制

生理状态时,胰腺受机体多种防御机制保护而避免发生自身消化。只有在各种病因使胰腺自身防御机制遭破坏时,酶原才被激活成活性酶,使胰腺发生自身的消化。胰腺充血、出血、坏死,并引起胰周围组织的广泛坏死;脂肪酶使脂肪分解,与钙离子结合形成皂化斑,可使血钙降低;大量胰酶被吸收入血,可导致肝、肾、心、脑等器官的损害。

三、临床表现

根据病理组织学和临床表现,分为急性水肿型胰腺炎和急性出血坏死型胰腺炎。急性水肿型胰腺炎多见,病情相对轻,预后良好;急性出血坏死型胰腺炎虽少见,但其病情重,并发症多,死亡率较高。

(一)主要症状

1.腹痛

腹痛为本病主要表现和首发症状。起病急,呈持续性剧痛。常位于上腹中部、偏左或偏右,向腰背部放射。患者常取弯腰抱膝位以减轻疼痛,进食可加重。水肿型腹痛一般经 3～5 天即可缓解;出血坏死型者病情发展较快,剧痛持续时间较长;并发腹膜炎时可出现全腹痛。

2.恶心、呕吐及腹胀

起病后出现频繁剧烈的恶心、呕吐,吐出食物和胆汁,吐后腹痛不能缓解,且伴腹胀,出血坏死型者常有明显腹胀。

3.发热

多数患者有中度发热,一般持续 3～5 天。出现高热或持续不退者主要见于出血坏。死型或继发感染的患者。

4.体液失衡

胰腺炎患者大多有不同程度的脱水,呕吐频繁剧烈者可有代谢性碱中毒,出血坏死型者多有明显的脱水和代谢性酸中毒,常伴血钾、血镁、血钙降低。

5.低血压和休克

仅见于出血坏死型胰腺炎的患者。常在起病后数小时突然发生,偶可导致猝死。发生机制主要是由于胰腺坏死后释放心肌抑制因子,使心肌收缩功能减退,心排出量减少;缓激肽扩张外周血管导致有效循环血容量不足。

(二)体征

1.水肿型胰腺炎患者腹部体征较少,上腹部有压痛,多无腹肌紧张及反跳痛,可有腹胀和肠鸣音减弱。

2.出血坏死型胰腺炎

患者常有急性病容,辗转不安、脉速、呼吸急促、血压降低。上腹部压痛明显,并发腹膜炎时,出现全腹压痛、反跳痛、肌紧张。伴麻痹性肠梗阻时可有明显腹胀、肠鸣音减弱或消失。可出现腹水征。少数病情严重者,在左腰部皮肤上可出现青紫色斑,称 Grey-Turner 征。在脐周围部出现青紫色斑,称 Cullen 征。胰头水肿压迫胆总管可出现黄疸。低血钙时手足抽搐提示预后不良。

(三)并发症

主要见于出血坏死型胰腺炎的患者。

1.局部并发症

(1)胰腺周围脓肿,可出现高热、腹痛、上腹部肿块和中毒症状。

(2)假性囊肿:可压迫邻近组织或囊肿破溃后导致胰源性腹水。

2.全身并发症

包括急性肾衰竭、心力衰竭、DIC 等。

四、实验室和其他检查

1.白细胞计数

常有白细胞数量增多,中性粒细胞核左移。

2.淀粉酶测定

血清淀粉酶一般在起病后 6～12 小时开始上升,48 小时后开始下降,持续 3～5 天,一般超过正常值的 5 倍,即可诊断本病。但是淀粉酶的升高程度与病变的严重程度常不一致,如出血坏死型胰腺炎由于胰腺细胞被广泛破坏,淀粉酶可正常或低于正常。尿淀粉酶升高较晚,发病后 12 小时才开始升高,且下降缓慢,可持续 1～2 周。

3.血清脂肪酶测定

血清脂肪酶常在病后 24～72 小时升高,持续 7～10 天。

4.血清正铁血清蛋白

出血坏死型胰腺炎起病 72 小时内常为阳性。

5.血钙

可有血钙降低,若低于 1.75mmol/L 则预后不良。

6.影像学检查

腹部 B 超为常规初筛检查。CT 显像可见胰腺弥漫增大,其轮廓与周围边界模糊不清,坏死区呈低回声或低密度图像。

五、诊断要点

根据有胆道疾病、酗酒、暴饮暴食等病史,突发剧烈而持续的上腹部疼痛,伴恶心、呕吐、发热及上腹部压痛,血、尿淀粉酶显著升高并结合影像学检查即可诊断。

六、治疗要点

(一)抑制胰腺分泌、降低胰管内压、减少胰液外渗

1.禁食及胃肠减压

食物及胃液进入十二指肠可刺激胰腺分泌,故疼痛明显的患者一般需禁食 1～3 天,病情重者除延长禁食时间 7～10 天外,还需胃肠减压。

2.应用抑制胰腺分泌的药物

(1)生长抑素(或类似物奥曲肽):可抑制胰液和胰酶分泌,多推荐早期使用。其他可用抗胆碱能药物、H_2 受体拮抗剂等。

(2)胰蛋白酶抑制剂仅适用于出血坏死型胰腺炎的早期。

(二)解痉止痛

1.杜冷丁

50～100mg 肌注,为防止 Oddi 括约肌痉挛,可与阿托品合用,多用于疼痛剧烈者,必要时可每 6～8 小时应用一次。

2.硝酸甘油片

0.6mg 舌下含化,有缓解胆管和括约肌痉挛的作用。

（三）抗生素

急性水肿型胰腺炎虽为化学性炎症,但早期给予广谱抗生素,可防止继发感染,缩短病程,减少并发症。

（四）抗休克及纠正水、电解质平衡失调

应积极补充体液及电解质(钾、镁、钠、钙离子)以维持有效血循环量。持续胃肠减压时,尚需补足引流的液量,对休克患者可酌情予以输全血或血浆代用品,必要时加用升压药物。

（五）其他

对血糖升高者,可给予小剂量胰岛素治疗;对急性坏死型胰腺炎伴休克或成人呼吸窘迫综合征者,可酌情短期使用肾上腺皮质激素。并发腹膜炎时多主张采用腹膜透析治疗。

（六）手术治疗

急性胰腺炎内科治疗无效、出现胆道梗阻、需要手术解除或并发胰腺脓肿或胰腺假性囊肿者,不能排除其他急腹症时,可考虑手术治疗。

七、主要护理诊断/问题

1.疼痛

与胰腺及其周围组织炎症、水肿或出血坏死有关。

2.体液不足

与呕吐、禁食、胃肠减压有关。

3.体温过高

与胰腺坏死、继发感染有关。

4.恐惧

与腹痛剧烈、病情进展急骤有关。

5.潜在并发症

胰腺周围脓肿、胰腺假囊肿。

八、护理措施

1.解除疼痛

(1)绝对卧床休息:指导和协助患者取舒适体位,可取屈膝侧卧位,有助于缓解腹痛;避免衣服过紧,对剧痛在床上辗转不安者可加床栏,防止坠床。

(2)禁食:禁食可减少胃酸与食物刺激胰液分泌,以减轻腹痛和腹胀;多数患者需绝对禁食1～3天,同时限制饮水,若口渴可含漱或湿润口唇;禁食期间应每日静脉输液2000～3000mL,同时补充电解质,做好口腔护理。

(3)胃肠减压:明显腹胀和经禁食腹痛仍无缓解者,需插胃管连续抽吸胃内容物和胃内气体,从而减少胰液分泌,缓解疼痛。

（4）解痉镇痛：按医嘱给予解痉镇痛药物治疗，以抑制胃及胰腺分泌，解除胃、胆管和胰管的痉挛而达到止痛的目的，常用药物有抗胆碱药，如阿托品。对疼痛严重、止痛效果不佳者，根据医嘱可配合使用哌替啶以缓解疼痛；持续应用阿托品时，应注意观察有无心动过速、麻痹性肠梗阻加重等不良反应，有高度腹胀或肠麻痹药时，不宜使用阿托品；禁用吗啡，以防引起Oddi括约肌痉挛而加重疼痛。

（5）心理护理：对患者要安慰，耐心听其诉说，尽量理解其心理状态。采用松弛疗法、皮肤刺激疗法或冷敷来减轻其疼痛。对禁食等各项治疗方法及其重要意义，应向患者解释清楚，以取得其配合，促进病情尽快好转。

2.饮食护理

禁食数天，腹痛基本缓解后，先给不含脂肪、蛋白质及低糖饮食，如米汤、果汁等，每日6餐，每次约100mL；若无不适，再给低蛋白不含脂肪的食品，如小豆汤、龙须面和少量鸡蛋清，每次200mL，每日6餐，从而逐渐恢复饮食；避免进刺激性强、产气多、高脂肪和高蛋白质食物，严格禁酒；在恢复饮食过程中应观察患者腹痛是否重新出现或加重，如有上述情况，应考虑继续禁食；对重疾患者应给予全胃肠外营养，以维持热量和营养的供应。

3.观察和判断病情

观察生命体征，记录出入量、腹痛情况及血清、尿淀粉酶的动态变化，以确定胰腺炎是水肿型还是出血坏死型，并及早发现并发症以便及时处理。如腹痛严重伴腹肌紧张、血压下降甚至休克、血淀粉酶持续升高或急剧下降，应考虑为出血坏死型胰腺炎。记录24小时液体出入量，监测电解质尤其是血钙的变化情况。

4.出血坏死型胰腺炎的抢救配合

①准备抢救物品。②体位：取休克位或平卧位，并注意保暖。③吸氧：氧流量为4～6L/min。④密切观察病情变化：除注意生命体征外，还要注意有无腹水及有无出血倾向等。⑤补充血容量：迅速建立静脉通路，在中心静脉压监测下进行迅速扩充血容量。⑥协助药物治疗：早期应用抑制胰液分泌、抗感染的药物，常给予广谱抗生素静脉滴注。⑦并发症的处理：对发生呼吸困难、急性呼吸窘迫综合征的患者应做气管切开，并使用呼吸终末正压人工呼吸机，同时给予糖皮质激素及速尿等治疗；对并发急性肾功能衰竭者进行血液透析。

九、健康指导

1.疾病知识指导

帮助患者及其家属了解本病的诱发因素及其危害性。对有胆道疾病史的患者，应积极治疗。

2.生活指导

指导患者掌握饮食卫生的基本知识，戒酒，宜进低脂易消化饮食，避免刺激性食物，避免暴饮暴食，以免病情反复。若长期限制脂肪的摄入，应注意脂溶性维生素的补充，多吃胡萝卜素、西红柿、南瓜、肝脏、蛋黄等食品。指导患者生活起居，避免劳累及情绪激动。

第四章　精神系统疾病护理

第一节　躯体疾病所致精神障碍

一、护理评估

通过询问、观察、体格检查、实验室及其他辅助检查进行评估，评估内容与脑器质性精神障碍类似，重点是对躯体疾病的严重程度及诱因的评估。

(一)生理评估

1.既往健康状况

包括患病史(如慢性阻塞性肺病、慢性肝病、糖尿病、慢性肾病等)、家庭史、药物过敏史及诱因(如感染、创伤、劳累、某些药物的不当使用、饮食不当等)。

2.一般状况

生命体征情况、营养状况、进食情况、排泄和睡眠状况等。

3.躯体疾病

起病缓急，早期症状的表现，与精神症状之间的关系，发展规律和演变过程等。如躯体感染所致的精神障碍患者，着重收集患者体温变化情况；检查患者有无因不能正常进食和饮水而致体力消耗、营养缺乏和脱水、衰竭、能量供应不足等体征；内脏器官疾病所致的精神障碍，着重收集患者重要内脏器官心、肺、肝、肾等病变影响机体循环、代谢障碍、水与电解质紊乱和酸碱不平衡的生理功能情况等。

4.自我照顾能力

如进食、沐浴、穿衣、如厕等方面是否需要帮助。

5.实验室及其他辅助检查

检验、电生理检查、脑电图、CT、MRI等检查，以帮助判断疾病的性质和严重程度。

(二)心理-社会评估

1.心理功能

患者的定向力、记忆力、注意力、理解力、判断力等有无障碍及程度。

2.精神症状

患者的注意力、智能及自知力，有无幻觉、妄想等症状。

3.社会状况

患者家庭支持系统及经济状况,家庭对疾病的认识及对患者的应对态度、可利用的家庭外资源等。

二、护理诊断/护理问题

1.体温过高

与躯体感染有关。

2.营养失调(低于机体需要量)

与发热、摄入不足、感染等有关。

3.睡眠形态紊乱

与躯体疾病所致的情绪障碍有关。

4.意识障碍

与躯体疾病引起脑组织缺氧、代谢障碍等所致脑组织损害有关。

5.有受伤的危险

与定向障碍、幻觉等有关。

6.有暴力行为的危险

与兴奋、躁动、幻觉等精神症状有关。

7.生活自理缺陷

与意识障碍或精神障碍、运动障碍等有关。

8.社会支持缺乏

与家属对疾病知识不了解等有关。

三、护理目标

1.患者体温恢复正常,营养状况和睡眠状况好转。

2.患者能增加摄入食物的品种和数量,营养状况好转。

3.患者意识恢复或意识障碍不继续加重。

4.患者能够减少或不发生自伤或伤人的事件。

5.患者维护健康能力提高,能进行良好的自我照顾。

6.家属能正确看待患者,为患者提供适宜的照顾。

四、护理措施

(一)生活护理

1.病情观察

加强对患者躯体疾病的观察,包括生命体征、意识状态、缺氧程度等,避免和预防诱发因素,保持呼吸道通畅。

2.饮食护理

结合原发性疾病,提供易消化、营养丰富的饮食,注意水的摄入,对吞咽困难的患者可通过静脉输液或鼻饲保证患者营养需求。

3.睡眠护理

创造良好的睡眠环境,改善患者睡眠环境,如保持宁静、舒适、光线适中、空气清新,减少不必要的护理操作及干扰患者的外界因素,指导患者睡前不宜过于兴奋或多次排泄而影响睡眠质量,指导患者采用协助睡眠的辅助方法,密切观察和记录患者睡眠情况和失眠表现。

4.排泄护理

观察患者的排泄情况,保持二便通畅。对二便失禁患者要更换衣裤;嘱咐尿潴留患者平时要多饮水,排尿困难时,采取诱导排尿或遵医嘱导尿;嘱咐便秘者平时要多食纤维食物,多食蔬菜水果,训练患者排便规律,必要时给予灌肠。

5.个人卫生护理

做好晨晚间护理,定期沐浴、更衣,保持个人卫生,防止并发症的发生。

(二)心理护理

与患者建立治疗性人际关系,主动发现其身心需要并及时采取措施,尽可能地给予满足。减轻或去除由精神障碍及躯体疾病所致感知改变的相关心理因素。对因注意力分散而感知减弱的患者,应加强对患者的体检和观察,增加询问患者疼痛、不适等感知。因注意过于集中、感知及思维障碍而夸大或歪曲感知的患者,在护理时应分散其注意力,如安排适当的作业劳动、娱乐活动等。对患者及照顾者进行健康教育和指导,包括相关的精神障碍表现、治疗和护理,患者应如何正确对待疾病,照顾者如何做好患者的心理护理等。

(三)社会支持

指导家属学习和掌握照顾患者的必要知识和技术指导,如识别疾病早期症状,掌握复发先兆;了解患者所服药物的名称、剂量、服药方法及药物常见不良反应的简单处理;帮助患者建立健康生活模式,为其创造恢复健康的良好环境。

五、护理评价

1.患者躯体状况情况是否好转,睡眠是否充足。

2.患者能否正常摄入足够的营养,或增加摄入营养物的品种和数量。

3.患者意识是否恢复,精神症状是否能得控制或缓解。

4.患者有无出现因冲动行为而导致自伤或伤人的不良后果。

5.患者维护自我健康的能力有无提高。

6.家庭社会参与和支持程度有无提高。

第二节 精神活性物质所致精神障碍

精神活性物质的使用（包括酒精、阿片类等）是影响全球人类健康的一个重要危险因素，使用这些物质会导致精神活性物质相关精神障碍、精神活性物质中毒等。此外，用药方式也会导致疾病、伤害和其他健康问题。据 WHO 估计，因酒精、烟草及非法药物使用导致的死亡占全世界死亡总数的 12.4%，占全球疾病总负担的 8.9%，位居所有疾病负担的前列。20 世纪 80 年代以来，国际毒潮不断侵袭中国，过境贩毒引发的毒品违法犯罪活动又死灰复燃，我国已从毒品过境受害国转变为毒品过境与消费并存的受害国。近年来，传统毒品如阿片类的滥用逐年增加，新型毒品如冰毒、摇头丸等也在不断涌现和蔓延，导致吸毒人数持续上升。非法药物使用会导致个体素质下降，劳动力丧失，HIV 等传染性疾病的传播，已成为全球和我国人民身心健康、家庭幸福和社会稳定的严重问题。此外，从公共卫生的角度来说，由于我国吸烟、饮酒人群基数庞大，所造成的健康影响更不容忽视。

一、概述

（一）基本概念

1.精神活性物质

又称成瘾物质，是指来自体外，能够影响人类情绪、行为，改变意识状态，并有导致依赖作用的一类化学物质。毒品是社会学概念，是指具有很强成瘾性并在社会上禁止使用的化学物质，主要是指阿片类、可卡因、大麻、苯丙胺类兴奋剂等药物。

2.依赖

与成瘾常常互用，是指由反复使用精神活性物质引起的认知、行为和生理异常的症状群。使用者尽管明知滥用成瘾物质对自身有害，但仍难以控制，持续使用。自我用药导致耐受性增加、戒断症状和强迫性觅药行为。所谓强迫性觅药行为是指使用者冲动性使用药物，优先于任何其他活动如责任、义务、道德等，不顾一切后果，是自我失去控制的表现。

一般将依赖分为心理依赖和躯体依赖。心理依赖又称精神依赖，是指患者对精神活性物质的强烈渴求，以期获得服用后愉快满足的特殊快感。容易引起心理依赖的物质有吗啡、海洛因、可待因、哌替啶、巴比妥类、酒精、苯丙胺、大麻等。躯体依赖又称生理依赖，是指由于反复使用精神活性物质使机体产生了病理性适应状态，主要表现为耐受性增加和戒断症状。容易引起躯体依赖的物质有吗啡类、巴比妥类和酒精。

3.滥用

是指一种不适当的使用精神活性物质的方式。ICD-10 分类系统中将其称为有害使用，是一种适应不良方式。由于反复使用药物，导致了躯体或心理方面明显的不良后果，如不能完成重要的工作、学业，损害躯体、心理健康，导致法律上的问题等。滥用强调的是不良后果，滥用者无明显的耐受性增加或戒断症状,反之就是依赖状态。

4.耐受性

是指反复使用某种物质后,脑部及身体已适应较高的物质浓度,其效应逐渐降低,若欲达到与初期使用相同的效应,必须加大剂量。交叉耐受性是指对某种精神活性物质产生了耐受,往往对同类药理作用的物质也可产生耐受性,如吗啡与其他镇痛剂、酒精与许多镇静催眠药之间常发生交叉耐受现象。

5.戒断状态

是指因减少或停用精神活性物质或使用拮抗剂所致的特殊心理-生理症状群,或社会功能受损。其机制是由于长期使用精神活性物质后,突然停用引起的适应性反跳。不同物质所致的戒断症状因其药理特性不同而不同,一般表现为与所使用物质的药理作用相反的症状。

(二)精神活性物质的分类

1.中枢神经系统抑制剂

能抑制中枢神经系统,如酒精、苯二氮䓬类、巴比妥类等。

2.中枢神经系统兴奋剂

能兴奋中枢神经系统,如咖啡因、苯丙胺类药物、可卡因等。

3.大麻

是世界上最古老的致幻剂,适量吸入或食用可使人欣快,增加剂量可使人进入梦幻。

4.致幻剂

能改变意识状态或感知觉,如麦角酸二乙酰胺(LSD)、仙人掌毒素、苯环己哌啶(PCP)、氯胺酮等。

5.阿片类

包括天然、人工合成或半合成的阿片类物质,如阿片、海洛因、吗啡、哌替啶(杜冷丁)、美沙酮、二氢埃托啡、丁丙诺啡等。

6.挥发性溶剂

如丙酮、甲苯、汽油、嗅胶等。

7.其他

烟草。

(三)精神活性物质依赖的相关因素

精神活性物质依赖和滥用的原因不能用单一模式解释,一般认为其与个体生物学因素、心理特点及社会文化环境等都有较为密切的关系,是这些因素相互作用的结果。

1.生物学因素

20世纪60年代后,人们对成瘾物质如何作用于脑的“犒赏系统”进行了大量研究。研究发现,人类所滥用的物质如阿片类、酒精、烟草、苯丙胺和可卡因等,尽管有不同的药理作用,但最后共同通路均作用于中脑边缘多巴胺系统,使多巴胺的释放增加,突触间隙的多巴胺增加;

过多的多巴胺连续刺激下一个神经元受体,便产生了一连串强烈而短暂的刺激"高峰";于是大脑犒赏中枢发出愉悦的信号,使吸食者主观上产生某种陶醉感和欣快感。研究还提示,精神活性物质依赖的发生是由于精神活性物质长期反复暴露,使中枢神经系统尤其是中脑边缘多巴胺系统发生了细胞及分子水平上的适应。因此,药物对犒赏系统的作用是产生精神依赖及觅药行为。

遗传因素在物质依赖中也起重要作用。家系、双生子及寄养子研究均发现,物质滥用的易感性因素是由基因所决定的,如酒精依赖的遗传度为 $52\% \sim 63\%$。目前发现有两个途径将这种易感性从上一代传至下一代,包括直接遗传的酒精/药物依赖易感性,以及间接地将反社会人格传给下一代。例如,家系研究发现,药物依赖或滥用家系成员中,药物和酒精滥用、反社会人格、单项抑郁的相对危险性分别为对照家系的 6.7、3.5、7.6 和 5.1 倍。此外,酶的异常如乙醛脱氢酶(ALDH)缺乏,可使饮酒后乙醛在体内堆积而造成醉酒反应,反之则易于形成酒依赖。

2.心理因素

行为理论认为,对于物质依赖者来说,精神活性物质可被视为一种行为的强化因子,在不断得到用药快感的同时暂时摆脱了生活中的不愉快事件,减少了焦虑,因此分别获得了正性和负性两方面的强化作用。而中断用药所产生的戒断症状带来的痛苦体验与强烈的渴求感,也同样属于另一种负性强化作用,最终使依赖行为成为一种顽固的行为模式。

性格特征也会影响到个体的物质依赖。研究证实,吸毒者有明显的个性特征,如反社会性、过度敏感、情绪控制较差、易冲动性、耐受性差、缺乏有效的防御机制、追求即刻满足等。嗜酒者患病前人格特征常为被动、依赖、自我中心、易生闷气、缺乏自尊心、有反社会倾向等。另外,有神经质倾向的个体吸烟率较高。研究还发现,负性情绪如焦虑、抑郁、痛苦等往往是戒毒者复吸的首要原因。此外,许多物质依赖者处于未成年期或青春期,此期除生理发育变化较大外,其心理也处于不稳定期,容易受外界各种因素影响而使用精神活性物质。

3.社会因素

家庭系统理论认为,家庭功能失调者,可能因家庭结构界限不清,家庭规则固着封闭且缺乏沟通,或是父母角色功能无法执行,使得子女无法从父母处得到适当的爱和管教,或是父母对于子女过分保护、放纵、疏离或控制,造成子女发展障碍,对父母认同障碍,因而导致行为问题发生,物质滥用则是其中的一部分。家庭矛盾、单亲家庭,家庭成员的吸烟、饮酒、用药行为等都会影响个体的精神活性物质使用。

社会环境、社会文化背景与社会生活状况对精神活性物质的使用有很重要的影响,常决定了精神活性物质的可获得性和可接受性。如社会环境急剧动荡,往往是加剧或促进酗酒及吸毒流行的因素;社会生活节奏加快及由此而产生的应激反应,会诱发人们滥用抗焦虑药品或兴奋剂;有的国家如拉丁美洲、美国南部和中国,认为饮酒是生活需要,是文化的表现,婚丧喜庆皆饮酒助兴,容易助长酗酒行为的发生;医疗使用不当等也是精神活性物质滥用的危险因素。

人际互动也是影响个体精神活性物质使用的一个因素,这种情况在青少年身上尤其容易发生。因为好奇,并想寻求同伴认同,青少年容易在朋友的邀约及怂恿下尝试使用精神活性物质,并逐渐从偶一为之慢慢导致成瘾,成为物质滥用者,如近年来常发生在派对中使用摇头丸或 K 粉。此外,是否脱离原来的吸毒环境、家庭和社会支持状况,以及朋辈关系等也是影响戒毒者复吸的主要因素。

(四)精神活性物质依赖的诊断

诊断主要是依据病史、体格检查和诊断标准。首先通过询问病史,了解精神活性物质使用史和使用方式,可以确定患者是否有耐受性增加及戒断的表现;进一步了解患者的行为问题,如控制不了使用的剂量、次数,多次想戒但欲罢不能等表现;以及是否因为使用精神活性物质而影响了工作、学习、生活,带来其他问题等。

1.依赖综合征的诊断标准

在 ICD-10 中,依赖综合征是指一组生理、行为和认知现象,使用某种或某类精神活性物质对特定的个人来说极大优先于其他曾经比较重要的行为。可将依赖综合征的特点概括描述为一种对使用精神活性物质(无论是否曾有过医嘱)、酒或烟的渴望(往往是强烈的,有时是无法克制的)。很多证据表明依赖者经过一段时间的禁用后重新使用该物质时较非依赖者更为迅速地再现本综合征的其他特征。

2.依赖综合征的诊断要点

在 ICD-10 中,确诊依赖综合征通常需要在过去 1 年的某些时间内体验或表现下列至少 3 条:①对使用该物质的强烈渴望或冲动感。②对活性物质使用行为的开始、结束及剂量难以控制。③当活性物质的使用被终止或减少时出现生理戒断状态。其依据为:该物质的特征性戒断综合征,或为了减轻或避免戒断症状而使用同一种(或某种有密切关系的)物质的意向。④耐受的依据,例如必须使用较高剂量的精神活性物质才能获得过去较低剂量的效应(典型的例子见于酒精和阿片依赖者,其日使用量足以导致非依赖者残疾或死亡)。⑤因使用精神活性物质而逐渐忽视其他的快乐或兴趣,在获取、使用该物质或从其作用中恢复过来所花费的时间逐渐增加。⑥固执地使用精神活性物质而不顾其明显的危害性后果,如过度饮酒对肝的损害,周期性大量服药导致的抑郁心境或与药物有关的认知功能损害。应着重调查使用者是否实际上已经了解或估计使用者已经了解损害的性质和严重程度。

(五)精神活性物质所致精神障碍的防治原则

1.脱毒治疗

是整个治疗计划的第一步。由于患者对于精神活性物质的强烈渴求,必须在隔离的环境中进行脱毒治疗,治疗期间应杜绝一切成瘾物质或酒精的来源。

2.综合性治疗及个体化治疗

治疗精神活性物质所致精神障碍需应用全程综合性治疗,包括药物治疗、心理治疗、康复治疗等。应根据个体的具体情况,制订切实可行的治疗方案。

3.健康教育

除对患者进行脱毒治疗外,还应加强对家属及相关人群的健康教育,争取最大限度的社会支持来加强脱毒者的康复,防止再次滥用精神活性物质。加强社会干预,改善环境,消除各种不良因素,促进患者的职业康复和提高其社会适应能力。

二、精神活性物质所致精神障碍的临床特点

(一)酒精所致精神障碍

酒精(乙醇)是世界上应用最为广泛的成瘾物质,酒精中毒已成为严重的社会问题和医学问题,引起了全世界的普遍关注。有害的酒精使用是慢性非传染性疾病(NCDs)主要的危险因素之一。WHO 的 2009 年全球健康风险报告指出,酒精有害使用是全球疾病负担第 3 位健康危险因素,仅次于儿童低体重和不安全性行为,在中等收入国家和高收入国家分别是疾病负担第 1 位和第 2 位的健康危险因素。WHO 调查还发现,2010 年全世界年龄>15 岁者平均每人每年消耗 6.2 升的纯酒精;其中 38%年龄>15 岁者在过去 12 个月内有过醉酒,16%在过去 12 个月内曾饮酒过度。2012 年全世界 5.9%的死亡都归因于酒精使用。随着我国经济的发展,酒生产量及消耗量也随之增加,目前我国饮酒者已超过 5 亿人,因酒精使用导致的公共卫生问题日趋严重。WHO 于 2014 年估计,中国的酒精使用障碍(AUD,即酒精滥用和依赖)发生率男、女性分别为 9.3%和 0.2%。过量饮酒不仅损害身心健康,导致躯体多系统的并发症,而且还给家庭、社会带来沉重负担,如与饮酒有关的犯罪、交通肇事等问题。

1.酒精所致精神障碍的临床表现

短时间内大量饮酒,超过了机体代谢酒精的速度,可造成蓄积中毒。如果长期反复大量饮酒,则会引起脑功能减退和各种精神障碍,包括酒精依赖、戒断综合征,以及精神病性症状等,甚至导致不可逆的病理改变。

(1)急性酒精中毒:酒精是中枢神经系统抑制剂,个体对酒精的反应差异很大,取决于血液中酒精浓度和个体耐受性。大量饮酒后,绝大多数醉酒者发生构音不清、共济失调,并伴有心率增快、呼吸急促、血压降低、皮肤血管扩张、呕吐、意识清晰度下降等,但记忆力和定向力多保持完整。在醉酒初期,醉酒者的自我控制能力减退,出现兴奋话多、言行轻佻、不加思考、情绪不稳等类似轻躁狂的兴奋期症状,随后可出现言语零乱、步态不稳、困倦嗜睡等麻痹期症状。若醉酒进一步发展,则出现意识障碍,如意识清晰度下降和(或)意识范围狭窄,甚至出现嗜睡、昏睡及昏迷。多数经数小时或睡眠后恢复正常。一般来说,在没有明显成瘾情况下,饮酒量或血液内酒精浓度不同,中枢神经系统抑制的程度及范围也不同。

酒精所致遗忘是指一种短暂的遗忘状态,多发生在醉酒状态后,当时并没有明显的意识障碍,但次日酒醒后对饮酒时的言行完全或部分遗忘,遗忘的片段可能为几个小时,甚至更长时间。

(2)酒精依赖:俗称"酒瘾",是由于长期反复饮酒所致的对酒精渴求的一种特殊心理状态,

这种渴求导致的行为已极大地优先于其他重要活动。1976年,英国学者Edwards等提出酒精依赖模型,基本假设是依赖不是全或无现象,而是有不同的严重程度。酒精依赖的临床特征如下。

①固定的饮酒模式:多数饮酒者能控制自己的饮酒行为,根据环境调整自己的饮酒方式。但酒精依赖者的饮酒方式比较固定,如晨起饮酒,在不应该饮酒的时间、场合饮酒,主要是为了维持体内的酒精浓度,以免出现戒断症状。

②特征性寻求饮酒行为:酒精依赖者将饮酒作为第一需要,高于一切活动,为了饮酒可以不顾事业、家庭和社交活动,可以采用任何手段。

③对酒精耐受性逐渐增加:表现为饮酒量增加,但酒精依赖后期由于肝功能受损,耐受性下降,少量饮酒也会导致功能失调。

④反复出现戒断症状:当患者减少饮酒量或延长饮酒间隔、血液中的酒精浓度下降时就出现手、足、四肢震颤,以及出汗、恶心、呕吐、情绪不稳等戒断症状。若及时饮酒,此戒断症状迅速消失。戒断症状可轻可重,重者可危及生命,与个体差异和依赖程度有关。

⑤为避免戒断症状的饮酒行为:在依赖的初级阶段,患者觉得需要在午饭喝酒以缓解不适,随着症状发展,患者需要在晨起饮酒,后来需要在夜间饮酒,最后是身不离酒。

⑥对酒精的渴求:患者对酒精强烈渴望,渴求往往与环境有关,诱发渴求的因素包括戒断症状、焦虑、抑郁、兴奋情绪等。患者明知应该少喝酒,但往往无法控制饮酒行为和饮酒量。

⑦多次戒酒失败:患者反复出现戒酒后重新饮酒,并可在较短时间内再现原来的依赖状态。

(3)戒断状态:是指长期大量饮酒者停止或减少饮酒后所引起的一系列躯体和精神症状。症状的严重程度受多种因素影响,如个体饮酒方式、饮酒类型、年龄、机体状况、既往的戒酒症状等。

①单纯性酒精戒断反应:长期大量饮酒后停止或减少饮酒,数小时后可出现自主神经功能亢进,如出汗、心动过速与血压升高,手、舌或眼球震颤,以及失眠、厌食、焦虑、头痛、恶心和呕吐等,少数患者可有短暂的视、触、听幻觉或错觉。95%以上的戒断反应为轻至中度,一般在戒酒后6~12小时出现,48~72小时达高峰,之后逐渐减轻,4~5天后躯体反应基本消失。

②震颤谵妄:严重的酒精依赖患者突然停止饮酒,而引发的一种历时短暂并有躯体症状的急性意识模糊状态。约在停饮后3~4天出现。经典的三联征包括伴有生动幻觉或错觉的谵妄、全身肌肉粗大震颤和行为紊乱。幻觉以恐怖性幻视多见,如小动物、丑陋的面孔等,因而患者出现极度恐惧或冲动行为。常伴有自主神经功能亢进症状,发作具有昼轻夜重的规律。如果处理不当,部分患者因高热、衰竭、感染、外伤而死亡。震颤谵妄常突然发生,持续2~3天,常以深而长的睡眠结束,恢复后部分或全部遗忘。

③酒精性癫痫:约30%的患者在戒酒期间出现癫痫样痉挛发作,多在停饮后12~48小时后出现,表现为意识丧失、四肢抽搐、两眼上翻、角弓反张、口吐白沫等。持续时间不定,一般在5~15分钟意识恢复。

(4)酒精所致的神经系统损害:长期(一般>5年)大量饮酒引起的严重脑器质性损害。临床以记忆力缺损、痴呆和人格改变等为主要特征,绝大部分患者不能完全恢复正常。包括韦尼克脑病、柯萨可夫精神病和酒精中毒性痴呆。

①韦尼克脑病(WE):是慢性酒精中毒常见的一种代谢性脑病,一般在酒精依赖的基础上连续数天大量饮酒,又不进饮食,引起维生素 B_1 缺乏所致。典型症状表现为眼球震颤、眼球不能外展和明显的意识障碍,伴有定向和记忆障碍、震颤谵妄等。大量补充维生素 B_1 可使眼球的症状很快消失,但记忆障碍的恢复较为困难,部分患者可转为柯萨可夫综合征。

②柯萨可夫精神病:又称柯萨可夫综合征,或称遗忘综合征。多在酒精依赖伴有营养缺乏的基础上缓慢起病,也可在震颤谵妄后发生。主要表现为近期记忆障碍、虚构、定向障碍三大特征。严重时患者几乎完全丧失了近期的记忆,或对过去实际经历的事物在其发生的时间、地点、情节上有回忆的错误。由于记忆损害,患者在被要求回忆往事时,为了摆脱困境,以随意想出的内容来填补记忆的空白,称为"虚构"。最后,患者分不清东西南北,记不住亲人的姓名,外出不远即迷路。患者往往经久不愈,仅少数可恢复正常。

③酒精中毒性痴呆:在长期大量饮酒后出现的持续性智力减退,患者表现为短期、长期记忆障碍,抽象思维及理解判断障碍,人格改变,逐渐发展成痴呆,出现失语、失认、失用等。严重者生活不能自理,预后差,多因严重躯体并发症而死亡。

(5)其他精神障碍

①酒精中毒性幻觉症:长期饮酒引起的幻觉状态,也可在突然停饮或减少酒量后(一般24~48小时后)发生。通常以幻视为主,幻视内容多为原始性或各种小动物。幻听多为评论性和命令性幻听,内容对患者不利。不伴有意识障碍。

②酒精中毒性妄想症:慢性酒精中毒患者,在意识清晰情况下出现嫉妒妄想、被害妄想等症状,受其支配可出现攻击、凶杀等行为。酒精中毒性妄想症起病缓慢,病程迁延,长期戒酒后可逐渐恢复。

2.酒精所致精神障碍的治疗

WHO已于2015年设定目标,未来15年内要减少10%的酒精有害使用,这需要国家政策方面加强对酒精有害使用的公共卫生反应,积极预防和处理精神活性物质使用的相关健康问题。目前对于酒精所致的精神障碍,尤其是慢性酒精中毒的治疗多采用综合性疗法。

(1)急性酒精中毒治疗:急性酒精中毒治疗主要包括催吐、洗胃、生命体征的维持和加强代谢等措施。患者入院后要尽快使用纳洛酮。纳洛酮为纯阿片受体拮抗剂,是一种安全性高、不良反应小的药物,可使患者血液中酒精含量明显下降,使其快速清醒,减少、避免意识不清者呕吐、窒息等并发症的发生。一般用法为肌内注射每次 0.4~0.8mg,或者用 0.4~0.8mg 溶解在5%葡萄糖溶液中静脉滴注,可重复使用,直至患者清醒为止。

(2)戒断症状的处理

①单纯戒断症状:临床上常用苯二氮䓬类药物来解除酒精的戒断症状,应用时足量、无需缓慢加药。不仅可以抑制戒断症状,还能预防可能发生的震颤谵妄、戒断性癫痫发作。地西泮

剂量一般为每次 10mg,每日 3～4 次,首次剂量可以更大些,口服即可,无需加用抗精神病药物。注意用药时间不宜太长,以免发生对苯二氮䓬类药物的依赖。

②震颤谵妄:给予安静的环境,光线不宜太强。如有明显的意识障碍、行为紊乱、恐怖性幻觉、错觉,需要专人看护,以免发生意外,注意保温,预防感染。首选苯二氮䓬类药物帮助患者镇静,地西泮每次 10mg,每日 2～3 次。如果口服困难,应选择注射途径。此外,可用氟哌啶醇控制患者的精神症状。

(3)酒精增敏药:戒酒硫(TETD),能抑制肝细胞乙醛脱氢酶。在最后一次饮酒后 24 小时服用,每天1 次,每次 0.25～0.54g,可持续应用 1 至数月。预先 3～4 天给予足够剂量的戒酒硫,可使人在饮酒后 15～20 分钟出现显著的症状和体征,如面部发热、脸红、血管扩张、搏动性头痛、呼吸困难、恶心、呕吐、出汗、口渴、低血压、极度不适、软弱无力等,严重者可出现精神错乱和休克。这种不愉快感觉和身体反应可使嗜酒者对酒精望而却步。有心血管疾病、躯体功能较差者禁用或慎用。

(4)降低饮酒渴求药物:长效阿片类受体拮抗剂纳曲酮于 1994 年被美国 FDA 批准用于治疗慢性酒精中毒,它可以降低嗜酒者对饮酒的渴求,减少酒精摄入量。此外,γ-氨基丁酸(GABA)受体激动剂乙酰基高牛磺酸钙也是一种较安全、有效的抗渴求药物,能减少戒酒后复发。此外,抗抑郁药物(如选择性 5-HT 再摄取抑制剂)不仅能治疗酒精依赖伴发的抑郁及焦虑障碍,也能降低对饮酒的渴求。

(5)对症支持治疗:多数患者有神经系统损害及躯体营养状态较差,可给予神经营养剂,同时补充大量维生素,特别是 B 族维生素。对慢性酒精中毒者均应首先采用肌内注射维生素 B_1 100mg,一是补充可能存在的维生素 B_1 缺乏;二是防止韦尼克脑病的发生。针对患者出现的焦虑、紧张和失眠症状,可应用抗焦虑药如地西泮、氯硝西泮、阿普唑仑等对症处理。若患者出现明显的兴奋躁动、幻觉妄想等,可给予小剂量抗精神病药,如氯丙嗪或氟哌啶醇肌内注射或口服治疗。对情绪抑郁者,可给予抗抑郁剂治疗。

(6)康复治疗:对戒酒者进行心理社会干预,如认知行为治疗、行为治疗、群体治疗、家庭治疗、动机访谈等,鼓励其参加各种文体活动,激发保持长期戒酒的愿望,促进其职业康复,帮助患者回归家庭和社会。还可鼓励患者参加一些自助团体,如匿名戒酒会(AA)等也是帮助患者康复的理想场所,借由团体讨论、分享、支持,患者可感受到归属感和同伴支持,并在治疗者带领下拒绝酒精的诱惑。

(7)预防:通过社会宣教及健康促进活动改变公众的饮酒模式,提倡文明饮酒和以饮料代酒,严禁未成年人饮酒。提倡生产低度酒,打击非法造酒和生产劣酒、假酒等,减少社会酒精总消费量,降低酒精所致精神障碍的发病率。

3.酒精所致精神障碍的病程与预后

大多数慢性酒精中毒者首次饮酒在 13～15 岁,首次出现酒精依赖问题在 16～22 岁,25～40 岁是形成酒依赖问题的密集区。慢性酒精中毒者可缩短寿命 10～15 年,主要是由饮酒导致心脑血管病、癌症、事故、自杀等发生率增加所致。一旦形成酒精依赖,饮酒会明显影响生活、社会功能,患者会进行短暂的戒酒,然后一段时间的少量饮酒,再出现饮酒问题,周期性循环。只要具有戒酒动机,有效的心理社会干预可帮助许多患者从这些循环中返回主流社会。

(二)阿片类物质所致精神障碍

阿片类物质滥用是世界范围内的公共卫生和社会问题,我国饱受阿片之苦长达一个多世纪。目前全球毒品使用人数不断增加,WHO 统计数据显示,2013 年世界范围内,有 5% 的 15~64 岁者使用非法药物,约 2700 万人患有精神活性物质使用相关障碍,其中约半数(约 1220 万人数)属于注射用药,约 165 万人患有 HIV。从 2006—2013 年,全世界使用非法药物的人数增加了 3800 万,至 2013 年已达 2.46 亿人数。我国从 20 世纪 80 年代以来,吸毒问题死灰复燃。特别是青少年已成为我国毒品消费的主要群体,占整体吸毒人数的 87%。公安部门公布的数据显示,我国记录在案的非法物质使用者逐年增加,至 2013 年增至 247.5 万,为 1999 年的 32 倍多。因此,需要社会各界对此现状予以充分重视和关注。

1.阿片类物质及其药理作用

阿片类物质,是指任何天然或合成的对机体产生类似吗啡效应的一类药物。主要包括阿片、阿片中提取的生物碱吗啡、吗啡衍生物海洛因以及人工合成的哌替啶、美沙酮等,这些药物通常也是主要的吸毒药品。阿片类物质可通过不同的途径给药,如口服、注射或吸入等。

阿片类物质的主要药理作用包括镇痛、镇静,抑制呼吸中枢、咳嗽中枢及胃肠蠕动,兴奋呕吐中枢,并有缩瞳,欣快感。

2.阿片类物质所致精神障碍的临床表现

(1)阿片类物质依赖:初次使用阿片类物质,绝大多数吸毒者会出现不愉快的体验,如恶心、呕吐、头昏、全身无力、视物模糊、注意力不集中、焦虑等。随着重复用药,不适感逐渐减轻或消失,快感逐渐显露,表现为强烈的电击般快感,继之出现 0.5~2 小时的松弛状态,期间似睡非睡,自觉所有忧愁烦恼全部消失,内心宁静、温暖、快慰、幻想驰骋,吸毒者进入飘飘欲仙的销魂状态。之后吸毒者出现短暂的精神振奋期,自我感觉良好,办事效率增加,可持续 2~4 小时,直至下次用药。随着用药次数的增加,快感逐渐减弱或消失,持续用药主要是避免戒断反应。

阿片类物质平均使用 1 个月后即可形成依赖,具有强烈的心理依赖、躯体依赖及耐受性。心理依赖表现为阿片类物质的强烈渴求,初期是为了追求用药后的快感,后期是为了避免戒断反应,复吸可能是为消除戒断后的残留症状(如顽固性失眠、全身疼痛不适等)和追求刺激、快感。躯体依赖是指机体内必须存在足够高浓度的阿片类物质,否则出现戒断反应。形成依赖后,每 3~6 小时需要重复用药才能维持身体的功能状态,以致耐受性不断增加。

阿片类物质依赖的常见临床表现:①精神症状,如记忆力下降、注意力不集中;情绪低落、消沉、易激惹;性格变化明显,自私、说谎、诡辩、缺乏责任感。②躯体症状,营养状况差,体重下降,食欲丧失;性欲减退,男性患者出现阳痿,女性患者出现月经紊乱、闭经;头晕、冷汗、心悸、睡眠障碍,体温升高或降低,血糖降低,白细胞升高。③神经系统体征,如震颤、步态不稳、言语困难、缩瞳、腱反射亢进等。

(2)戒断综合征:由于使用阿片类物质的剂量、使用时间、使用途径、停药速度等不同,戒断症状的强烈程度也不一致。短效药物,如海洛因、吗啡,戒断症状常出现于停药后8～12小时,极期在48～72小时,症状持续为7～10天。长效药物,如美沙酮,戒断症状出现在停药后1～3天,性质与短效药物相似,极期为3～8天,症状持续数周。

戒断后最初表现为打哈欠、流涕、流泪、寒战、出汗等。随后陆续出现各种戒断症状,如厌食、恶心、呕吐、腹泻、腹痛、瞳孔扩大、全身骨骼和肌肉酸痛及肌肉抽搐、心跳加速、呼吸急促、血压升高,以及失眠、抑郁、烦躁不安、意识模糊、嗜睡、谵妄,伴有鲜明生动的幻觉等。在戒断反应期间,患者可出现对药物的强烈渴求和觅药行为等。在戒断反应的任何时期,若恢复使用阿片类物质,能迅速消除上述症状。

(3)过量中毒:是指近期使用阿片类物质后引起意识障碍或认知、情感、行为障碍,与剂量密切相关。初期出现欣快,接下来表现为淡漠、恶心、呕吐、言语困难、精神运动性激越或阻滞、判断障碍等;严重者出现瞳孔缩小伴嗜睡或昏迷、言语不清、注意和记忆损害,并伴有皮肤冰凉、呼吸变慢、血压下降等。极严重者的特征性表现是昏迷、呼吸抑制、针尖样瞳孔三联征,常因休克、呼吸衰竭导致死亡。

(4)并发症:常见并发症为营养不良、便秘和感染性疾病等。静脉注射阿片类物质引起的并发症较多而严重,如肝炎、肺炎、梅毒、破伤风、皮肤脓肿、蜂窝织炎、血栓性静脉炎、败血症、细菌性心内膜炎、艾滋病等。孕妇滥用阿片类物质可发生死胎、早产、婴儿体重过低、新生儿死亡率高等。

(5)复吸:是指依赖者在经历主动或被动的躯体脱毒后重新开始吸毒的行为,往往发生在脱毒后1～2周。依赖者的吸毒模式为吸毒-脱毒-复吸-再脱毒-再复吸这样反复循环、不断加重的有害方式。

3.阿片类物质所致精神障碍的治疗

阿片类物质依赖的患者应进行脱毒治疗。脱毒是指通过躯体治疗减轻戒断症状,预防由于突然停药可能引起的躯体健康问题的过程。对阿片类物质依赖者的脱毒治疗一般应在封闭环境中进行。根据所使用的药物可分为替代治疗和非替代治疗。

(1)替代治疗:理论基础是利用与毒品有相似作用的药物来替代毒品,以减轻戒断症状的严重程度,使患者能较好地耐受,然后在一定时间(14～21天)内将替代药物逐渐减少,最后停用。目前常用的替代药物有美沙酮和丁丙诺啡等,使用剂量视患者的情况而定。一般美沙酮首日剂量为30～60mg。丁丙诺啡脱毒治疗剂量的范围很大,从每天1～2mg至16～32mg不等。此外,我国丁丙诺啡用于阿片类依赖的脱毒治疗只采用舌下含片给药。在治疗过程中,要根据患者的躯体反应逐渐减量,原则是只减不加,先快后慢,限时减完,一般在2～3周内完成整个治疗。

(2)非替代治疗:可乐定为α_2肾上腺素能受体激动剂,主要用于脱毒治疗的辅助治疗,可在停用美沙酮后使用,可以抑制撤药后出现的流泪、流涕、打哈欠、骨骼肌肉酸痛、恶心、呕吐、厌食、出汗、寒战、心动过速等症状,对于渴求、肌肉疼痛等效果较差。开始剂量为0.1～

0.3mg,每天 3 次。不良反应为直立性低血压、口干和嗜睡,剂量必须个体化。此外,还可应用中草药、针灸等方法促进食欲和机体康复。

(3)对症支持治疗:主要治疗精神症状和躯体症状等。对兴奋躁动、幻觉妄想、谵妄状态等症状的患者,可采用小剂量抗精神病药治疗。对于有失眠、焦虑等情绪反应的患者,可用苯二氮䓬类药物,或三环类药物等治疗。此外,要加强营养支持和各种维生素(B 族维生素、维生素 C、烟酸等)补充治疗,还可用能量合剂促进脑细胞代谢。

(4)急性中毒治疗:首先保持呼吸道通畅,保证足够的肺通气,必要时给予气管插管、气管切开或使用呼吸机,以及吸氧,静脉输液维持水、电解质平衡等,严密监测生命体征,防止脑水肿。其次,应及时给予特异性阿片受体拮抗剂纳洛酮,其可有效扭转阿片类过量中毒的中枢神经体征。首次剂量为 0.4~0.8mg,肌内或静脉注射,可迅速出现疗效,表现为呼吸增快、瞳孔扩大。如 20 分钟未见患者苏醒,可重复注射;如仍无反应,应考虑有无缺氧、水肿等。

(5)复吸预防:纳曲酮是阿片受体拮抗剂,可作为阿片类物质依赖者脱毒后预防复吸的一种药物。必须在患者脱毒治疗结束 7~10 天后方可开始进行纳曲酮治疗,以避免它的促瘾作用。维持剂量一般为每日 50mg。脱毒后的患者服用纳曲酮后,即使滥用阿片类物质也不会产生欣快作用,减轻对依赖物质的心理渴求,减少或消除正性强化作用。戒毒治疗是一个长期的综合性治疗过程,单纯依赖纳曲酮预防复吸是完全不够的,必须将纳曲酮的维持与社会-心理康复、家庭治疗、体能和职业训练等康复治疗相结合,从而更好地预防复吸。

(6)康复治疗:对脱毒者应进行社会-心理综合性康复治疗,给予认知行为治疗、行为治疗、家庭治疗、集体心理治疗、动机访谈等干预。协助脱毒者接受不同内容的心理训练、技能训练,接受辅助人员的个案辅导和进行小组活动,同时鼓励其参加各种不同内容的工作治疗、兴趣小组以丰富精神生活,还可帮助患者参与戒毒自助组织,如康复治疗集体(TC)、匿名戒毒会(NA)等,在组织成员帮助和互助中学会揭露自己、坦诚待人,促进人格的矫正。此外,康复者还要接受拒绝毒品的训练,学会应付和处理生活中的困难,争取更多的社会支持。这些措施对促使患者戒毒成功、避免复吸、促进康复具有重要意义。

(7)吸毒预防:吸毒不仅是一个医学问题,也是一个社会问题,仅靠医务人员不可能彻底解决,还需全社会乃至全球的共同努力。首先应改变环境,消除毒品供应,禁止非法种植罂粟及阿片类物质的加工、生产、运输和出售,严格控制医用麻醉品,以杜绝毒品来源;其次是减少需求,加强毒品危害的宣传,提高人们对精神活性物质形成依赖的警惕性,自觉远离毒品。

4.阿片类物质所致精神障碍的病程及预后

一旦不适当的尝试阿片类物质,将不可避免地导致依赖,典型的病程为:尝试使用-形成依赖-短暂戒毒(强迫或自愿)-复吸-重新形成依赖。当依赖形成后,病程和预后主要取决于环境因素、吸毒者的性格特征、使用方式、阿片类物质的种类等。

(三)其他精神活性物质所致精神障碍

1.烟草所致精神障碍

烟草危害也是全球最严重的公共卫生问题之一。1998 年,WHO 将烟草依赖定义为一种慢性尼古丁成瘾性疾病,也是慢性高复发性疾病。据 WHO 估计,目前全球吸烟人数约有 11 亿,每年因吸烟而死亡者高达 500 多万;至 2030 年,全球每年因吸烟导致疾病的死亡人数将达到 1000 万。在 WHO 的 2009 年全球健康风险报告中,烟草使用是全球疾病负担第 6 位的健康危险因素;在中等收入国家和高收入国家分别是疾病负担第 3 位和第 1 位的健康危险因素;在许多中低收入国家,烟草使用也正在逐步增加。我国是世界上最大的烟草生产国、消费国和受害国,烟草生产量占全世界总量的 1/3,现有烟民约 3.5 亿,直接或间接受烟草危害者可达 7 亿人。我国每年死于烟草相关疾病的人数为 100 万,超过因艾滋病、结核、交通事故,以及自杀死亡人数的总和,占全部死亡人数的 12%。因此,吸烟所造成的危害将成为全球,尤其是中国最大的健康负担之一。

(1)烟草的药理作用特点和吸烟的危害:烟草燃烟中含有化学物质高达 4000 多种,包括许多有害物质,其中至少有 40 余种为已知的一级致癌物。尼古丁是烟草成瘾的主要成分,烟草依赖的实质就是尼古丁依赖。尼古丁是一种具有难闻苦味、无色易挥发的脂溶性液体。易在空气中氧化变为棕色,有剧毒。尼古丁主要通过作用于脑的尼古丁受体(尼古丁乙酰胆碱受体)发挥其生理和行为作用,它也能作用于中脑边缘系统,产生强化作用。尼古丁对人体最显著的作用是对交感神经的影响,小剂量能刺激肾上腺素分泌,并通过兴奋颈动脉体及主动脉化学感受器,反射性地引起呼吸兴奋、血压升高等;大剂量表现为交感神经先兴奋,而后迅速转为抑制。尼古丁对中枢神经系统的作用也同样是先兴奋后抑制。尼古丁的主要代谢产物是可替宁,它不具有生物活性。尼古丁具有高成瘾物质的全部特征,有正性强化作用,能增加正性情绪,减少负性情绪,增加吸烟者的注意力和操作能力等。短期内会使吸烟者感觉喜悦、头脑敏捷、脑力增强、焦虑减轻和食欲抑制等,长期吸入会导致烟草依赖。如成瘾后突然戒断,可出现唾液增加、头痛、易激惹、失眠、血压下降等戒断症状,令吸烟者难以摆脱尼古丁的控制。

烟草会严重影响吸烟者的躯体健康。大量研究证实,吸烟导致的主要躯体疾病有:①肺癌及多种恶性肿瘤,吸烟者肺癌发病率为非吸烟者的 18 倍,吸烟还可引起口腔癌、喉癌、食管癌、胃癌、胰腺癌等;②慢性阻塞性肺病,烟雾中的焦油和其他有害物质长期刺激呼吸道,使吸烟者极易患慢性支气管炎、哮喘、肺气肿,最后导致慢性阻塞性肺病、肺心病;③心血管病,烟草中的焦油、一氧化碳、尼古丁等多种有毒物质可损害心肌和血管壁,引起脂质代谢紊乱、血液黏稠度增高,可导致高血压、高胆固醇血症、冠心病等;④脑血管病,吸烟可增加脑出血、脑梗死和蛛网膜下隙(蛛网膜下腔)出血的危险;⑤消化系统疾病:吸烟可引起消化性溃疡、胃炎和食管、结肠疾病;⑥其他:吸烟还会导致口腔疾病、男性性功能障碍,孕妇吸烟易流产、出血和早产等。

(2)烟草所致精神障碍的临床表现

①烟草(尼古丁)依赖:主要表现为心理依赖和躯体依赖。心理依赖主要是无法控制的对烟草的强烈渴求,强迫性地、连续地使用尼古丁以体验其带来的欣快感和愉悦感,并避免可能产生的戒断症状;不能吸烟时出现情绪不稳、注意力不集中、坐立不安、易激惹、发脾气等。躯体依赖主要表现为心率减慢、食欲增加、体重增加、皮肤温度降低等躯体症状。长期吸入尼古丁可导致机体活力下降、记忆力减退、工作效率低下,甚至造成多种器官受累的综合病变。尼

古丁依赖同样存在个体差异,可能在开始吸烟后数天内即可出现成瘾。

②烟草戒断综合征:烟草使用量较大者(每日吸烟>10支),在突然停止吸烟后可出现戒断症状。戒断症状在停吸后2小时出现,24小时达到高峰,之后数日内逐渐减轻,可能持续数周。主要表现为对烟草的渴求、烦躁、易激惹、易怒、焦虑、抑郁、注意力不集中、坐立不安、失眠、心率降低、食欲增加、震颤、头痛、体重增加等。

(3)烟草所致精神障碍的治疗:需要足疗程的系统治疗,包括药物治疗、非药物治疗等。

1)药物戒烟治疗:常用戒烟药物包括尼古丁替代疗法类产品、盐酸安非他酮和伐尼克兰等。

①尼古丁替代治疗(NRT):即以低剂量、安全性好的尼古丁制剂取代烟草。尼古丁替代治疗可提供部分尼古丁,减轻戒断症状。之后逐渐减少替代制剂的使用次数和剂量,使戒烟者的尼古丁摄取量逐渐降至最低水平,最终停止使用。疗程为8~12周,少数吸烟者可能需要治疗更长时间。常用剂型有:尼古丁贴剂、尼古丁口胶剂、尼古丁鼻喷雾剂、尼古丁吸入剂、尼古丁舌下含片等。目前我国主要是尼古丁咀嚼胶,为非处方药。尼古丁替代治疗是一种有效的戒除烟瘾的手段,可减轻戒断症状、降低复吸率、提高戒烟成功率。长期的尼古丁替代治疗无安全问题。心肌梗死后近期(2周内)、严重心律失常、不稳定型心绞痛患者慎用。

②安非他酮:该药是一种抗抑郁剂,用于戒烟的作用机制可能是其抑制多巴胺和去甲肾上腺素的重摄取和阻断尼古丁乙酰胆碱受体。1997年,安非他酮缓释片获美国食品药品管理局(FDA)批准,成为第一个用于戒烟的非尼古丁处方药。治疗剂量为前6天每日150mg,之后每天300mg,维持6~8周。对于尼古丁严重依赖的吸烟者,本药与尼古丁替代治疗并用时效果会增加。不良反应有口干、易激惹、失眠、头痛、眩晕、震颤等。

③伐尼克兰:是一种新型非尼古丁戒烟药,能够降低吸烟的愉快感,降低对吸烟的渴求,并能有效控制戒断症状,减少复吸的可能性。在戒烟前1~2周开始服用,疗程为12周。常用剂量是每天2mg(每次1mg,每天2次)。伐尼克兰常见不良反应是恶心等消化道症状。

④其他:可乐定可用于较重的烟草依赖者;去甲替林能帮助戒烟者提高情绪、减轻焦虑和改善睡眠,提高戒烟疗效。

2)非药物戒烟治疗:主要采用心理咨询和心理治疗的方法。个别咨询和小组戒烟咨询等方式均非常有效,可有效地提高吸烟者的戒烟率。咨询的内容可以包括吸烟史、戒烟的动机、阻碍戒烟的因素、指导应对阻碍因素的策略等。此外,认知行为治疗(厌恶疗法、放松训练、刺激控制、改变认知模式等)、自助式戒烟治疗等也具有一定的效果。

3)复吸预防:复吸发生的时间多数在戒烟最初的3个月中,但也可发生于戒烟后若干年。复吸并不意味戒烟的失败。研究发现,过去尝试戒烟次数越多者,越有可能戒烟成功,所有的戒烟尝试经历,都有助于之后的戒烟成功。预防复吸的措施包括鼓励戒烟者参与戒烟益处的讨论,综合采取药物治疗、心理咨询、社会支持、定期随访等措施,解决由戒烟引起的体重增加等不良反应和持续存在的戒断症状等,帮助吸烟者彻底戒烟。

4)吸烟预防:首先,应提高公众对吸烟危害的意识,如积极开展吸烟有害健康和戒烟运动的宣传活动,并制订相关法律来限制烟草产品的各种广告等,使人们认识到吸烟没有安全剂量,吸入的每一支烟都会损害健康,吸烟者戒烟越早越好;其次,应创造无烟环境,大力倡导所有的工作环境保持无烟;第三,应加大对青少年的戒烟教育,因为第一次尝试吸烟的年龄多数在青少年时期,教育青少年不吸烟是减少烟草依赖的重点。

(4)烟草所致精神障碍的病程及预后:目前,我国吸烟人群开始吸烟的平均年龄为 19.7 岁,有年轻化的趋势。吸烟会导致多个器官系统的疾病,最终导致个体寿命缩短。如果我国吸烟状况得不到有效控制,从现在到 2050 年,将有 1 亿人口死于烟草相关疾病,其中一半将在中年(35～60 岁)死亡,即损失 20～25 年的寿命。

2.镇静催眠药物和抗焦虑药物所致精神障碍

镇静催眠药物和抗焦虑药物等都是临床使用较广的治疗药物,属于处方用药,已列入国际精神药物公约管制,使用广泛,品种较多,如使用不当极可能产生滥用乃至形成药物依赖。能引起依赖的此类药物主要为巴比妥类药物和苯二氮䓬类药物。

(1)镇静催眠药物和抗焦虑药物的药理作用:巴比妥类药是较早的镇静催眠药。按照半衰期的长短可分为超短效、短效、中效和长效药物。短效和中效巴比妥类药物更易产生依赖,并具有快速耐受性,主要包括司可巴比妥(速可眠)和戊巴比妥。临床上主要用于失眠的治疗,药物的滥用现象很常见。巴比妥类药物与酒精、麻醉剂均有交叉耐受性。小剂量巴比妥类药可抑制大脑皮质,产生镇静催眠作用;较大剂量可使感觉迟钝、活动减少、引起困倦和睡眠;中毒剂量可致麻醉、昏迷,乃至死亡。

苯二氮䓬类药物的主要药理作用是抗焦虑、松弛肌肉、抗癫痫、催眠等。由于这类药物安全性好,过量时也不致于有生命危险,目前应用范围已远远超过巴比妥类药物。

(2)镇静催眠药物和抗焦虑药物所致精神障碍的临床表现

①药物依赖:长期大量使用巴比妥类药物的慢性中毒者可出现人格改变和智能障碍。人格改变主要表现为丧失进取心,意志薄弱,对家庭和社会失去责任感,甚至出现说谎、欺骗、偷窃等行为。智能障碍表现为记忆力下降,注意力不集中,计算力和理解力损害等。患者还会出现消瘦、无力、胃肠功能不良、食欲下降、多汗、性功能明显低下,皮肤划痕反应阳性,常伴药源性肝损害。

长期服用苯二氮䓬类药物可出现慢性中毒症状,表现为患者躯体状况变差,出现消瘦、疲乏无力、面色苍白、性功能下降、焦虑不安、失眠等。智能障碍不明显,但可有一定程度的人格改变。

②戒断综合征:长期大量使用巴比妥类药物的患者突然停药数小时至数天后出现戒断反应,其严重程度取决于滥用或依赖的时间和剂量。轻者表现为全身不适、心动过速、出汗、流泪、恶心、呕吐、眩晕、失眠等;重者可出现短暂幻觉或错觉、精神活动激越、双手粗大震颤、全身肌肉抽搐、癫痫大发作等。

对苯二氮䓬类药物依赖的患者在停药 1～3 天出现戒断症状,常见失眠、焦虑、易激惹、欣快、人格解体、幻觉、妄想、震颤、癫痫,甚至出现谵妄状态。表现和巴比妥类药物戒断症状相似，但严重的戒断症状较少见。

③急性中毒：一次大量服用或周期性大量服用巴比妥类药物时可引起急性中毒，典型表现为意识障碍和轻躁狂状态。意识障碍可表现为躁动不安、乱走或复杂的意识朦胧状态，持续时间较短暂。轻躁狂状态表现为易疲劳、欣快，还会出现注意和记忆损害、情绪不稳、攻击行为、共济失调、眼球震颤、木僵或昏迷等。

（3）镇静催眠药物和抗焦虑药物所致精神障碍的治疗

①戒药治疗：镇静催眠药物和抗焦虑药物依赖的治疗一般采取逐渐减少剂量的方法，可根据需要使用一些辅助药，如卡马西平、β受体阻滞剂、抗抑郁药等。巴比妥类药物依赖在脱瘾时减量要缓慢，以戊巴比妥为例，每天减量＜0.1g，递减时间一般需要 2～4 周，甚至更长。国外常采用替代疗法，即以长效巴比妥类药物（苯巴比妥）替代短效药物（戊巴比妥），或苯二氮䓬类药物的长效制剂替代短效、中效制剂，然后再逐渐减少替代药物的剂量。

②预防与康复：要充分认识到滥用药物的危害性，提高对镇静催眠药及抗焦虑药形成依赖的警惕性。同时，应严格控制并加强对此类药物的管理和临床使用，以减少个体对这些药物产生依赖的机会。镇静催眠药和抗焦虑药依赖者在脱瘾治疗后应进入康复阶段，接受心理-社会支持治疗。

三、精神活性物质所致精神障碍患者的护理

（一）护理评估

护理人员应从生理、心理、社会文化等方面收集与患者健康状况有关的资料，做好患者的全面评估。

1.精神活性物质滥用的评估

（1）应用精神活性物质史：患者用药种类、方式、持续时间、每次用药量、目前用量及间隔时间等；饮酒史、饮酒量、饮酒种类、饮酒模式等；吸烟史和对尼古丁的依赖程度等。

（2）治疗情况：患者既往戒毒、戒酒或戒烟史，是否被迫或自动就医，治疗用药及效果，药物不良反应等情况。

2.生理评估

（1）一般情况：患者生命体征，包括体温、呼吸、脉搏、血压；皮肤注射痕迹、瘢痕、皮肤完整性；营养状况和体重，如有无营养不良、极度消瘦等。

（2）神经系统状况：注意患者腱反射、周围神经损伤情况，如感觉麻木等。

（3）躯体戒断症状：患者有无打哈欠、流涕、发热、肌肉疼痛、腹痛、恶心、呕吐、腹泻、震颤、共济失调、睡眠障碍等。

（4）并发症：患者有无感染性疾病、消化道疾病、肝肾功能损害、心血管系统疾病、泌尿系统疾病、神经系统疾病、性病等。

（5）实验室及其他辅助检查：患者血、尿、便常规，血液生化、心电图、脑电图检查结果。

3.心理评估

(1)认知活动

①患者有无知觉的改变,如出现幻听、幻视等症状。

②患者有无思维内容障碍及思维过程方面的改变,如酒精中毒性嫉妒妄想等。

③患者有无智力与记忆损害,如遗忘、错构、虚构等。

④患者有无注意力减退和定向力障碍。

(2)情感活动

①患者物质戒断时有无恶劣情绪,如焦虑、抑郁、紧张、恐惧不安等。

②急性酒精中毒时,患者有无兴奋、吵闹、易激惹和情绪不稳。

③停止用药期间,患者有无对以往行为感到自责、悲伤、羞愧等。

(3)意志行为活动

①用药动机:患者是否好奇心重、追求快感、生活苦闷、烦恼多、想从药物中逃避等。

②生活规律:患者是否改变了原有的生活方式,基本需求能否满足。

③在戒断过程中的防卫机制应用情况:患者有无抱怨、诉苦、争执等。

④觅药行为:患者有无在脱瘾治疗中不惜一切手段持续用药,如说谎、偷窃、收集、藏匿、攻击等行为。

(4)人格特征

①患者有无人格不成熟或缺陷,如经受不住失败与挫折、容易冲动、不经考虑便行动、反社会倾向等。

②患者是否缺乏自信及决策能力,自卑感强烈而隐蔽,内心孤独、退缩、不合群、冷酷、仇恨、缺乏爱心等。

4.社会评估

(1)患者工作、学习效率是否降低,人际交往能力、生活自理能力有无减弱。

(2)患者不良行为的程度,有无逃学、旷工、欺骗、偷窃、赌博等不负责任、不讲道德的行为,或有严重影响社会安定的犯罪问题等。

(3)患者与家庭成员的关系有无受损,有无子女受虐待、教养不良、婚姻破裂等问题,家庭功能是否良好等。

(4)社会支持系统状况,如患者的家庭成员(父母、妻子或丈夫)或亲友中是否有药物滥用者和酒精依赖者,家庭成员及亲友对患者的支持及关心状况如何。

5.评估量表

应用评估工具对个体精神活性物质使用情况、物质使用的原因及戒断症状等进行评估,常用的评估工具包括 WHO 开发的用于筛查酒精及其他精神活性物质使用问题的访谈量表(ASSIST)、阿片戒断症状评价量表(OWS)、酒精依赖疾患识别测验(AUDIT)、密西根酒精依赖调查表(MAST)、饮酒问卷(ADS)、CAGE 问卷、Fagerstrom 尼古丁依赖检验量表(FTND)以及 Russell 吸烟原因问卷(RRSQ)等。

（二）护理诊断/护理问题

通过护理评估,收集各种主观和客观资料,确定精神活性物质滥用者存在的问题。常见护理诊断/护理问题如下。

1.生理方面

(1)营养失调(低于机体需要量):与酒精、烟、药物滥用所致的缺乏食欲、吸收营养不良,或以酒精、药物取代摄取营养食物,或不良饮食习惯等有关。

(2)睡眠形态紊乱:与物质依赖所致欣快作用、行为模式异常、戒断症状等有关。

(3)有受伤的危险:与意识不清及躁动、全身衰竭、肢体肌张力下降,或头晕、眩晕及晕厥有关。

(4)有中毒的危险:与过量服用精神活性物质、过高估计耐受程度、认识和情感困难等有关。

(5)有感染的危险:与共用或重复使用注射器、皮肤消毒不严或不消毒、溶剂达不到无菌、机体抵抗力下降等有关。

2.心理方面

(1)感知紊乱:与酒精或药物过量中毒,戒断反应等有关。

(2)思维过程改变:与酒精或药物过量中毒、物质依赖导致中枢神经系统受损、戒断反应有关。

(3)焦虑/恐惧:与自我概念、角色功能、健康状态受到威胁,缺乏问题解决技巧,无法控制物质使用等有关。

(4)自我概念紊乱(低自尊):与缺乏正向反馈、家庭关系不良、社会支持缺乏等有关。

(5)个人应对无效:与认知歪曲、支持系统缺乏等有关。

(6)有暴力行为的危险(针对自己或针对他人):与酒精或药物中毒、戒断反应(幻觉、妄想),或个人应对机制无效有关。

(7)急性意识障碍:与酒精或药物过量中毒、戒断反应等有关。

3.社会方面

(1)自理能力缺陷:与躯体并发症、戒断症状等有关。

(2)家庭运作过程改变:与家庭成员缺乏对物质滥用的认识有关。

(3)社交互动障碍:与用药行为不被社会接受、人格改变、行为退缩等有关。

（三）护理目标

针对患者的具体问题和需求,同时考虑其生活形态和习惯,与患者其共同讨论,制订具体、可行的目标。

1.短期目标

(1)患者戒断症状得到控制,能预防并发症的发生。

(2)患者未出现失控、自伤或伤害他人。

(3)患者能正确认识成瘾问题,并表示能认真执行戒毒、戒酒或戒烟计划。

(4)患者能按计划进行戒毒、戒酒、戒烟,控制物质觅取行为。

2.长期目标

(1)患者能有效处理和控制情绪,自我概念提高。

(2)患者能运用合适的策略应对压力,应对机制积极。

(3)患者能表现适当的家庭、职业和社交角色功能。

(四)护理措施

1.生活护理和安全护理

(1)饮食护理:精神活性物质依赖者饮食无规律,大多食欲下降、厌食,戒断反应重时甚至拒绝饮食。护理人员应观察患者每餐进食情况,给予清淡易消化、营养丰富的饮食,鼓励患者多饮水。若患者出现吞咽困难,可给予流质饮食或软食,防止噎食。对严重呕吐无法自行进食者,由护理人员协助喂食,必要时给予鼻饲或静脉营养支持。

(2)睡眠护理:精神活性物质依赖者在戒断后往往存在顽固性失眠,如不及时纠正,患者的注意力就会集中在躯体的不适感上,易诱发复吸或对镇静催眠药物依赖的可能性。在药物调整基础上,应采取措施协助患者改善睡眠状况,如指导患者建立规律的作息习惯,白天参加各种工娱活动;改善睡眠环境,保持宁静、舒适、光线适中、空气清新;睡前不宜太饿或太饱,不宜大量饮水;睡前避免剧烈运动或其他刺激,放松心情,控制情绪,以免过度兴奋而无法入睡;听一些轻柔的音乐,睡前用温水洗澡,注意足部保暖等。此外,要观察和记录患者的睡眠时间,及时调整,保证有效睡眠。

(3)个人卫生护理:精神活性物质依赖者往往生活自理能力较差,不注意个人卫生。因此,护士应督促或协助患者保持床单位清洁、干燥、舒适,做好口腔护理、皮肤护理、排泄护理。戒毒患者对疼痛异常敏感,护理时应注意操作轻柔,尽可能少碰触患者皮肤。对奇痒难忍的症状,除给予药物缓解外,护理人员应给予心理支持,鼓励患者坚定治疗的信心。

(4)安全护理:评估患者有无意识障碍及其程度,将其安置于重病室并由专人监护,防止跌倒、坠床,必要时给予保护性约束。评估患者暴力、自杀行为的风险,应定期进行安全检查,加强危险品管理,尽量去除危险因素。患者入院3~5天后,大多戒断反应严重,往往难以克制生理上的痛苦和心理上的依赖,要求提前出院,或想逃跑,此时应密切关注患者的言谈举止,分析掌握其心理活动和需求,保证患者的安全。此外,应保证断绝酒精和各种精神活性物质的来源,严禁毒品和酒精被带入病房,并密切观察患者有无再度使用物质的行为。

2.用药护理

按时给药,在逐渐减药的过程中观察患者用药后的疗效和各种不良反应,其中生理状况危机的处理应优先考虑,配合医生做好危重患者的抢救和护理。同时在病房里备好抢救药品及器材,如纳洛酮等。此外,对患者的特殊用药应密切关注,如患者服用戒酒硫进行治疗时,应特别警告患者不要在服药期间进行饮酒,并密切观察戒酒硫可能出现的不良反应,如面部皮疹、过敏性皮炎、疲劳、震颤及头痛等。

3.对症护理

(1)过量中毒护理:首先应确认是何种药物中毒,再给予适当的处理方法,如洗胃、给予拮抗剂等。急性酒精中毒患者入院后要尽快使用纳洛酮,使其快速清醒。此外,要密切观察患者的生命体征变化,保持水、电解质及能量代谢的平衡,保持呼吸道通畅,做好口腔护理及皮肤护理,预防并发症。

(2)戒断症状护理:密切观察患者生命体征和意识状态,观察和及时处理可能出现的戒断反应,适时用药。一般脱瘾者的流泪、流涕、打哈欠后相继会出现全身症状,以全身酸痛、心悸、胸闷、发热、发冷、出汗居多,护理时要密切观察,尽早准确发现症状,把握最好的给药时间,减轻患者的痛苦,并防止戒毒者夸大症状。患者在戒断反应期间应卧床休息,避免剧烈活动,减少体力消耗;站立时要缓慢,避免突然改变体位。酒精中毒患者突然断酒后可能会出现震颤、谵妄,此时要遵医嘱给予对症给药,同时密切观察其病情变化;如果发生痉挛,应有专人护理,痉挛发作时需放置牙垫,防止舌咬伤,保证呼吸道通畅,必要时吸痰、吸氧,尽量让患者卧床休息,确保其安全。吸烟者戒烟后可能会引起体重增加,应劝告吸烟者不要实施减肥计划,加强其对戒烟益处的认知,以克服体重增加引起的消极作用。

(3)精神症状护理:对于存在精神症状(如幻觉、妄想)的患者,护理人员必须以平静、理解的态度给予介绍环境及恰当保证,以减轻患者的恐惧,避免与其争辩。

(4)兴奋躁动护理:精神活性物质依赖者多伴有人格障碍,表现为易激惹、冲动,甚至违反规章制度、不服从治疗,接触中应注意沟通方式,既要坚持原则,又要正确疏导,避免直接冲突。对于躁动或混乱者,可根据病情设立专人护理,必要时给予保护性约束,防止患者冲动性的自伤或伤人。

(5)躯体并发症护理:物质依赖者多患有不同类型的躯体疾病,对心血管系统疾病的患者,应密切监测血压、脉搏;对肝功能异常及其他消化系统疾病的患者,要重视饮食护理,减少刺激性食物对消化系统的损害;对神经系统存在不同程度损害,如手指颤抖、共济失调的患者应加强照顾,防止发生跌倒或其他意外;对艾滋病等传染性疾病的患者,应注意防止交叉感染。

4.心理干预

(1)建立良好治疗性护患关系:尊重患者,耐心倾听患者叙述不适的感受,鼓励其表达想法和需求,保持非批判性态度,并向患者表达提供支持帮助的意愿,给予情绪支持。

(2)加强认知干预:针对具体情况,向患者提供有关精神活性物质依赖的知识,与其讨论其滥用物质的原因,帮助患者认识滥用物质的危害,促使患者对滥用物质所造成的问题有所认识,帮助其树立战胜疾病的信心,从而自觉配合戒除精神活性物质。

(3)矫正不良行为:在物质戒断期间,患者常由于戒断症状等因素影响而产生觅酒或觅药行为。护理人员要努力规范患者的行为,对患者的操纵行为或不合理要求予以适当设限,严加防范患者的觅酒或觅药行为。护理过程中可使用行为契约对患者行为进行约束,行为目标由护理人员和患者双方讨论和同意而制订,最好以书面方式记录下来并由双方签名。

(4)运用良好的应对方式:帮助患者认识到存在的不恰当应对问题的方式,如当谈论到不愉快的事件时,选择愤怒、扔东西、酗酒、吸烟等。与患者一起分析、识别及运用更有效的正确应对方式,协助其发展解决问题的能力和技巧。

(5)建立正性自我概念:由于患者在物质依赖期间,借以建立自尊的人际关系或活动已经破坏,常常已失去工作、朋友及家庭,因此自尊较低。护理人员要对患者进行自我肯定训练,帮助其重新认识自己,改变对自我的负向评价,以积极的态度看待自己,重建自尊和自我概念。

(6)预防复吸因素:帮助患者认识复吸的高危因素,如以往的吸毒环境、毒友的互相吸引、各种负性情绪等,并协助其采取预防复吸的恰当处理方法,如学会排解自己的不良情绪,回避与以往滥用药物相关的人、地点、事物等。

5.社会支持

(1)参加有益活动:鼓励患者参与各种文体工娱治疗和活动,如编织、绘画、下棋、听音乐等,陶冶情操,转移对物质的渴求心理。

(2)社交技能训练:物质依赖者往往存在人格缺陷,人际交往能力不足和技巧缺乏。可对患者进行社会交往技巧训练,提高其人际互动的能力和技巧,促进患者回归社会,减少其对物质的依赖性。

(3)提高家庭、社区支持:家庭成员提供可靠的支持对物质依赖者的康复非常重要,但家人常会对患者的行为感到沮丧失望,所以必须由有经验的工作人员做家庭咨询,以协助家属了解疾病知识,强化家庭功能,充分发挥家庭支持的作用,帮助患者戒酒、戒毒或戒烟。此外,可在社区建立活动站,既能帮助物质戒断者学习有用的知识和技能,又能促进其参与健康有益的娱乐活动,有利于为患者创造无歧视的社会康复环境。

(4)鼓励参与自助团体:鼓励物质依赖者参与康复自助团体的活动。自助团体是帮助依赖者的另一种方法,如"匿名戒毒会"(NA)和"匿名戒酒会"(AA),是由戒毒者和戒酒者自行组织的非营利性自助性团体,主要是帮助众多的物质滥用者和酒精依赖者彻底戒毒和戒酒,重新过上正常生活。该组织的核心是互助与自助相结合,依靠物质依赖者集体的力量来解决共同的问题。

(5)利用过渡性安置机构:许多社区有暂时性的安置机构,例如针对酒精依赖者或药物依赖者的"中途之家"。这些机构提供患者从戒断期至完全康复返回社区的过渡期间有个生活的地方。在这些机构中通常会提供个体和团体的咨询,指导患者有关依赖和康复方面的问题,帮助患者调整自己慢慢适应社区生活。

6.健康教育

(1)加强精神活性物质如烟酒与成瘾药物的精神卫生宣传工作,提高对有成瘾性的药物如抗焦虑药物成瘾的警惕性。宣传戒烟和文明饮酒,不酗酒。向物质成瘾者提供可利用的资源和材料,如戒烟的网址、热线电话等。

(2)严格执行药政管理法,加强药品管理和处方监管,加强这方面的法律宣传和检查工作,严格掌握这类药物的临床适应证。严格执行未成年人法,控制未成年人饮酒。

(3)预防和控制对成瘾药的非法需求,打击非法种植和贩运毒品的违法行为。提倡生产低度酒、水果酒,减少生产烈性酒。

(4)加强心理咨询和健康教育,减少生活事件和家庭及环境不良影响导致的物质滥用,重点加强对高危人群的宣传和管理。

(五)护理评价

1.短期评价

(1)患者戒断症状是否得到控制,有无出现并发症。

(2)患者能否控制行为,有无发生暴力冲动行为或自伤行为。

(3)患者能否了解和接受成瘾问题,是否停止了成瘾行为。

(4)患者能否按计划进行戒药、戒酒、戒烟,能否控制物质觅取行为。

2.长期评价

(1)患者能否有效处理和控制情绪,有无建立正向的自我概念。

(2)患者能否运用合适的策略应对压力,能否积极应对所遇到的问题。

(3)患者能否表现适当的家庭、职业和社交角色功能,是否主动参与各种活动,建立有效人际关系,主动承担社会责任。

第三节　精神分裂症

精神分裂症患者临床症状复杂、病程迁徙、预后不佳,且患者自知力有不同程度的损害,部分生活不能处理,可能对自己或周围人群造成损害,影响社会秩序等。因此,做好精神分裂症患者的护理十分重要。

一、护理评估

对精神分裂症患者的护理评估重点包括健康史、一般情况、精神检查、心理社会方面等,主要通过交谈、观察、体格检查结合相应的辅助检查进行评估。由于精神分裂症患者对自身疾病缺乏自知力,很难正确反映病史,所以还要通过家属、朋友、同事或护送人收集资料,也可借助于一些心理、社会功能量表进行评估。

(一)健康史

1.个人史

评估患者成长发育过程如何,包括母孕期健康状况、患者的智力发育、学习成绩、就业情况、婚姻状况等,女性患者还应评估月经史和生育史。

2.现病史

评估此次发病的时间、表现、有无诱因、对学习工作的影响程度、就医经过、饮食、睡眠、是否服用安眠药等。

3.既往史

评估有无躯体疾病或物质滥用引发精神病性症状或诱发精神分裂症的可能性;过去是否有过发病;第一次发病的时间和表现、治疗经过、效果如何、是否坚持服药、病后的社会交往能力等。

4.家族史

评估两系三代有无精神障碍、精神异常和行为异常史,特别是精神病家族史。

(二)生理评估

1.营养状况

患者的饮食、营养状况,评估有无营养失调。

2.睡眠状况

患者的睡眠情况,有无入睡困难、早睡、多梦等情况。

3.排泄状况

患者有无排尿困难、尿失禁、尿潴留、便秘、大便失禁等情况。

4.自理状况

患者自我照顾及个人卫生情况,如衣服、头发、指甲是否整洁,有无体味难闻,能否自行如厕等。

(三)心理评估

1.感知

患者有无幻觉、错觉,幻觉的表现形式和内容等。

2.思维

患者有无思维联想障碍,如思维插入、思维中断、思维云集、思维松散、思维破裂等;有无思维逻辑障碍,如词语新作、逻辑倒错;有无思维内容障碍,如有无妄想,其种类、内容、性质、出现时间、涉及范围是否固定,发展动态有无泛化趋势,内容荒谬或接近现实。

3.情感情绪

患者的情感反应,有无情感淡漠、情感迟钝、情感反应与周围环境是否相符等。

4.意志行为

患者的意志是否减退,行为是否被动、退缩;患者的行为与周围环境是否适宜,有无意向倒错,有无违拗等。

5.病前个性特点与人格

患者病前性格特点如何,是内向还是外向型;兴趣爱好有哪些,学习、工作、生活能力如何。患者有无人格改变、人格衰退、人格解体等表现。

6.对疾病的认知

有无自知力,是否存在不承认自己有病。患者对住院、治疗的依从性如何,是否配合治疗和检查,对医护人员的态度如何。

（四）社会评估

1.生活事件

患者在近期（半年内）有无重大生活事件发生，如至亲死亡、工作变化、失业、离婚等，患者有什么样的反应等。

2.应对方式

患者是如何应对挫折和压力的，具体的应对方式有哪些，效果如何。

3.社会交往能力

患者病前的社会交往能力如何，是否善于与人交往；患者病前对于社会活动是否积极、退缩、回避等。患者人际关系如何，有无特别亲密或异常的关系，包括与家人、男女朋友、同事和同学等。

4.社会支持系统情况

患者的社会支持系统如何，患病后单位同事、同学、亲属与患者的关系有无改变，家庭成员对患者的关心程度、照顾方式、婚姻状况有无改变等。

5.经济状况

患者自身的经济状况如何，对医疗费用支出的态度等。

二、护理诊断/护理问题

1.有冲动、暴力行为的危险（对自己或对他人）

与幻觉、妄想、精神性兴奋、缺乏自知力等有关。

2.思维过程改变

与思维内容障碍（妄想）、思维逻辑障碍、思维联想障碍等有关。

3.不合作（特定的）

与幻觉、妄想、自知力缺乏、对药物的不良反应产生恐惧、违拗等有关。

4.生活自理缺陷

与紧张性木僵，疾病急性期，精神症状丰富，极度焦虑和紧张，精神衰退、生活懒散，自伤、他伤而造成行为不便等因素有关。

5.睡眠形态紊乱

与环境生疏、警觉性增强、精神病症状干扰等因素有关。

6.个人对应应对无效

与无能应对妄想的内容、对现实问题无奈、难以耐受的药物不良反应等因素有关。

7.营养失调（低于机体需要）

与幻觉、妄想、极度兴奋、躁动，消耗量过大及摄入量不足有关。

8.医护合作问题

与药物不良反应，如急性肌张力障碍、体位性低血压等有关。

三、护理目标

1.患者在住院期间能定时、定量进餐,能满足机体代谢的需要,不因抢食而发生意外。

2.患者身体清洁无异味,并最大限度地形成良好的生活自理习惯。

3.患者的睡眠质量得到改善,能按时入睡,睡眠质量有所提高。

4.患者的精神病症状逐步得到控制,且日常生活不被精神病症状所困扰,表现出符合自身的社会角色特点,能最大限度地完成社会功能。

5.患者能有效处理与控制情绪和行为,在住院期间不发生冲动伤人、毁物的现象,能控制攻击行为。

6.患者对疾病有正确的认识,自知力部分或全部恢复,能主动服药,能描述不配合治疗的不良后果。

四、护理措施

(一)生活护理

1.饮食护理

确保患者每天营养摄入量,以维持机体的新陈代谢,增强抵抗力和预防疾病。因被害妄想拒食的患者可让其自行选择食物,对有自罪妄想拒食的患者要耐心劝说其进食,并可将饭菜混合后让患者食用;有异食症的患者应在护士看护下进食,尽量限制患者的活动范围,随时观察患者的异常行为;对服用抗精神病药出现锥体外系反应患者,护士应协助进食并密切观察,防止因吞咽困难导致噎食;对于木僵患者在环境无刺激时可自行活动、进食、排便的特点,将饭菜放置于患者伸手可及之处,同时准备好便器,放置于患者视线范围之内,在不引起患者注意的情况下观察患者进食和排便情况。如果患者出现蜡样屈曲症状,护士要随时保证患者肢体处于功能位状态。

2.睡眠护理

提供良好的睡眠条件,保持环境安静,温度适宜,避免强光刺激。对于新入院的患者因环境陌生而入睡困难,护士应在病房多陪伴,直至其入睡;合理安排患者作息制度,防止睡眠规律倒置,鼓励患者白天尽量多参加集体活动,保证夜间睡眠质量,指导患者睡前不喝浓茶、咖啡等饮料,或使用一些促进睡眠的方法,如深呼吸、放松术等;对严重的睡眠障碍的患者,经诱导无效,可遵医嘱运用镇静催眠药物辅助睡眠,用药后注意患者睡眠的改善情况并做好记录与交班。

3.个人卫生护理

对于生活懒散、行为退缩的患者,护士需与患者一起制订生活计划,并督促检查其完成情况,必要时协助和指导其生活自理能力,如穿衣、叠被、洗脸、刷牙等。对于木僵或不能完全自理的患者,护士要定时为患者更衣、沐浴,做好口腔护理、皮肤护理、女性患者的经期护理、二便护理。

（二）安全护理

精神分裂症患者由于缺乏对自己行为控制的能力，在精神病症状的支配下，可能发生各种行为障碍。因此，加强患者的安全管理，采取有效的防范措施，防止意外事件的发生，一直都是护理工作的重要内容。

1.合理安置患者

将妄想明显、症状活跃、情绪不稳等患者与木僵、痴呆等行为迟缓的患者分开安置；将易激惹与兴奋躁动的患者分开安置；有自伤、自杀、逃跑等行为者，应安置在重症病房，有专人看护，一旦有意外发生，应及时处理。

2.有冲动行为的患者护理

预防患者冲动行为的发生是非常重要的。做好病房的安全管理工作，提供安静、舒适的环境，患者需在护士的视线下活动；一旦出现冲动行为，护士应保持冷静，沉着、敏捷地给予口头限制，并配合药物控制；如有伤人、毁物等暴力行为，给予保护性约束，病情缓解后及时解除约束；冲动结束后与患者共同评价冲动前后的感觉，并让其说出自己的感受，给予理解和帮助支持。

3.妄想患者的护理

妄想是精神分裂症患者最常见的思维障碍，在妄想内容的影响下，患者出现自杀、伤人、毁物、拒食、拒服药等情况，应根据妄想的内容，有针对性地处理。如有被害妄想者，护士应耐心劝导，外出有人陪伴；如拒食，可采用集体进餐；如对同病房患者有被害嫌疑时，应及时将患者安置在不同病房；如护士也被牵连进其妄想内容，护士不要过多解释，注意安全，必要时进行调整。有关系妄想者，护士在接触时语言应谨慎，避免在患者看不到却听得到的地方低耳轻语、发出笑声或谈论其病情症状，以免加重其病情。对有自杀倾向的患者，要禁止其在危险场所逗留，禁止单独活动，外出时严格陪伴制度。

4.不合作者的护理

对于不合作患者，护士应主动关心、体贴、照顾患者，让其感到自己被重视、接纳；严格执行操作规程，发药到手，看服到口，服后检查口腔、水杯，确保药物到胃，但要注意采取适当的方式，需尊重患者的人格；对拒绝服药的患者，应耐心劝导，必要时采取注射或使用长效制剂。

（三）药物治疗的护理

药物治疗是治疗精神分裂症的主要方法。但药物在治疗精神病症状的同时，又会出现各种不良反应，从而导致患者服药依从性差。患者药物依从性差是疾病复发的重要原因。因此，对于服用抗精神病药物的患者应加强护理，从而提高患者的服药依从性，减少复发。

1.确保患者服下药物

给药前要熟悉了解患者情况，包括他们的精神病症状和躯体状况等。发药时必须集中注意力，做到准确无误。有些患者往往不能清楚地叙述自己的姓名和床号，护士必须做好"三查八对",认清患者姓名、床号、面貌后再发药,并看着患者确实将药物吞下后方可离开,防止患者弃药而得不到应有的治疗。此外,要警惕患者藏药累积后吞服自杀。对拒绝服药者,要耐心说服、劝导,尽量取得合作。对劝说无效者,应与医生协商,改用其他给药方式,如肌内注射长效针剂等。

2.注意观察患者服药效果及不良反应

护理人员要知道给药的目的、药物疗效、常用剂量和可能发生的不良反应,细心观察疗效及药物不良反应,如发现患者有眩晕、心悸、面色苍白、皮疹、黄疸、吞咽困难、意识模糊等,视情况暂缓给药,并报告医生,作重点观察和详细交班。

(四)心理护理

1.与患者建立良好的护患关系

精神分裂症患者意识清晰,智能良好,但无自知力,对住院常持敌视态度,对周围持有怀疑或抵抗态度,对医护人员警觉性高。因此,只有与患者建立良好的患护关系,取得患者信任,才能深入了解病情,顺利完成观察和护理工作。对于患者的精神病症状应予理解接纳,尊重其人格;态度和蔼、耐心、温和、冷静、坦诚,避免谈及敏感话题而激惹患者。

2.正确运用沟通技巧

护士应掌握与患者接触的技巧,如耐心倾听患者的述说,鼓励其用语言表达内心感受而非冲动行为,并作出行为约定,承诺今后用其方式表达愤怒和激动情绪;与患者交谈时,态度亲切温和,语言具体、简单、明确,给他们足够时间回答问题,严禁训斥、责备及讽刺患者。不与患者争论有关妄想的内容,并且适当提出自己的不同感受,避免一再追问妄想内容的细节。对思维贫乏的患者,护士不要提出过多要求。

(五)社会支持

1.鼓励患者参加集体活动,淡化不良刺激因素对其的影响,安排合理娱乐活动,转移注意力,缓解其恶劣情绪。

2.当患者病情缓解后,可与其共同制订生活技能训练、社交技巧训练,以及工作康复训练计划,鼓励患者自理,并参加各项工作娱乐活动,促进患者的社会功能的康复。

(六)预防与健康教育

对恢复期患者及家属做好卫生知识的教育,主要包括以下几个方面。

1.指导患者和家属掌握有关精神分裂症的基本知识,使其认识到疾病复发的危害,认识药物维持治疗、心理治疗对预防疾病复发防止疾病恶化的重要性。

2.让患者及家属了解有关药物的知识,对药物的作用、不良反应,告诉患者服用药物应维持的年限及服用时的注意事项。教育患者按时复诊,并在医生的指导下服药,不擅自增药、减药或停药。使患者及家属能识别药物的不良反应,并能采取适当的应急措施。

3.教育患者及家属识别疾病复发的早期征兆,如睡眠障碍、情绪不稳、生活不能自理、懒散、不能正常完成作业等现象,应及时到医院就诊。

4.保持良好的生活习惯,避免精神刺激,以及与亲朋好友的交往;引导患者扩大接触面,克服自卑心理,进一步提高生活自理和工作技能,尽早回归社会。

五、护理评价

1.患者最基本的生理需要是否得到满足。

2.患者精神症状缓解的情况、自知力恢复的情况。

3.患者有无意外事件和并发症的发生。

4.患者基本生活自理能力和社会交往技巧的恢复情况。

5.患者是否配合治疗、护理,并按时服药。

6.患者对疾病的看法和对治疗的态度是否改变。

7.患者及家属对疾病知识是否有所了解。

第五章 常见手术室护理

第一节 手术室无菌技术操作

一、无菌技术原则

1.进行无菌操作时,环境要清洁,操作区要宽阔,关门;严禁在人员走动频繁或尘土飞扬的环境中进行操作。

理由:避免灰尘落入无菌区及无菌物品上和操作时碰触污染物,尽量降低室内气流流动,以减少空气中微生物的含量。

2.医护人员在进行无菌操作前,要戴好帽子口罩,认真洗手、刷手,衣袖要卷至肘关节以上。

理由:避免头发上的灰尘及微生物落入无菌区,预防交叉感染。

3.无菌物品必须放在无菌容器、无菌包或无菌区中。平时应遮盖,保持干燥,无菌包等一经潮湿后即不能再认为是无菌。

理由:避免空气微生物污染用物,潮湿后微生物可渗入无菌包。

4.进行操作时未经消毒的手臂不可跨过无菌区。

理由:手臂跨过无菌区时,由于地心引力作用,及手臂的甩动,微生物可落入无菌区。

5.无菌物品要用无菌持物钳取,无菌物品一经取出后,即不得再放回无菌容器内。

理由:取出的物品应认为是相对无菌的,如果再放回无菌容器内,可能污染其他无菌物品。

6.持取无菌物品时要面向无菌区,手臂必须保持在自己腰部水平,或桌面以上,不可过低。

理由:在视线以外或以下的无菌物品碰脏时,不易被察觉,其无菌程序不可靠。

7.不可面向无菌区大声谈笑、咳嗽、打喷嚏,不能控制时,应扭转头位。

理由:防止强力喷出的飞沫,通过口罩落入无菌区。

二、无菌技术操作方法

以剖腹包为例,介绍无菌包打开法。

1.打无菌包的原则:先清洁手臂,再进行无菌操作。

2.准备物品,选择清洁、宽敞的无菌环境内进行无菌操作。

3.检查敷料包的名称、灭菌日期、灭菌效果及包布的干燥性、完整性。

4.将包放在清洁、干燥的器械车上,撕掉胶带。进行操作时,用拇指和示指按顺序揭开无菌包的外层包布:外侧→左侧→右侧→内侧,注意手不可触及包布的内面。

5.已打开外层包布的无菌包移至器械车的右侧,按外侧→内侧的顺序展开无菌包。由双手拇指、示指及中指,持包布左下角的外面,伸展右臂,揭开无菌包的盖布、扇形折叠在无菌包的右侧,铺成无菌区;注意未消毒的手臂不可横跨无菌区。

6.打开小件无菌包时,可将检查合格后的包托在手上打开:一手托包,另一手将外包布的四角抓住,稳妥地将包内物品放入已铺成的无菌区域内;或将包放在操作台上:由外侧→左侧→右侧→内侧打开外层包布,用无菌持物钳夹持包内的物品放入无菌区内。

7.由双手拇指、示指及中指持扇形折叠的盖布的外面,伸展右臂向左侧覆盖无菌包。置无菌区备用。

三、无菌手术衣穿、脱法

1.穿无菌手术衣

(1)双手消毒后,取无菌手术衣一件,选择较宽敞的空间,将衣领提住,双手将折叠的无菌手术衣轻轻抖开。

(2)将无菌手术衣提至远离胸前,向空中轻轻抛开,双手立即迅速顺序伸入袖内。

(3)由巡回护士或他人从背后协助牵拉衣领,术者将手臂由袖口伸出,双手交叉,将垂于腰前衣服上的带子向身两旁递出,由巡回护士拉出打结。术者注意不得用未戴手套的手拉衣袖或接触其他处,避免污染。手术进行中参加手术人员如要互换位置,须背对背地转动,以免污染无菌区。

2.连台手术无菌手术衣脱法

(1)第1台手术结束后,洗净手套上的血迹,先脱去手术衣,再脱去手套。脱手术衣时,由他人解开背部带子,将手术衣自背部向前反折脱下(将衣袖自腕部向手的方向翻转脱下),使手套自然由腕部翻转于手上。

(2)用尚戴着手套的右手指、插入手套的翻折处脱去左手套至手掌部(勿触及左手的皮肤),再用左手拇指伸入右手套掌部之下,并用其余四指协助提起右手套的反折部,将右手手套脱下。

(3)用流水冲洗掉手上的滑石粉,取消毒巾擦干手及手臂,重新消毒手及手臂。

(4)如果手套已破裂或在脱手术衣时,手臂不慎被污染,须重新刷洗、消毒手臂。

四、戴无菌手套法

1.戴无菌手套的方法

(1)取出无菌手套包内的滑石粉袋,用滑石粉涂撒在双手手指及指间。

(2)取出包内的手套,捏住手套的反折处,因手套的腕部紧向掌部反翻转,一般先戴入右手,对准手套五指。然后换右手插入左手手套的反折部里,提手套戴入左手。

(3)将手套反折部分翻回套压住手术衣袖上,拉好手指部分使手套紧贴腕部。用无菌盐水冲洗净手套外面的滑石粉,勿使其落入伤口。

(4)戴湿手套时,手套内盛放适量无菌水使手套撑开,便于手指、手伸入。戴好手套后将手腕部向上举起,使水顺前臂沿肘流下,再穿手术衣。

(5)无接触式戴手套法:①双手臂消毒,穿好无菌衣后,双手暂不伸出衣袖;②右侧手在衣袖内,伸进对应的无菌手套内,左侧手在衣袖内协助右手戴好手套;③左侧手用同样方法戴无菌手套。

2.戴无菌手套的要求

双手不直接接触无菌手套。

五、外科洗手法

手和手臂消毒:手术时,手直接接触手术器械和患者手术野,但人体皮肤上常有大量的微生物存在。据统计,每平方厘米的手部皮肤通常会有 1 万个左右的微生物,在皮肤光滑处少一些,在皮肤皱褶处及指甲、甲沟缘处更多些。因此,手和手臂的消毒非常重要。

消毒的范围包括手、前臂及肘关节以上 7cm。目前国内使用的新型消毒剂如碘伏、无敌消毒液等擦拭手臂的方法已较广泛应用,但是,传统的常规洗手法因其消毒效果好,价格低廉,仍在沿用。常用手臂消毒法如下。

1.肥皂刷洗手臂法

(1)用普通肥皂和清水先洗双手及手臂 1 遍,至肘关节上 7cm 左右。

(2)取消毒洗手刷蘸消毒肥皂冻刷手,由指尖开始沿甲缘、指甲、指间、手掌、手背、腕部、前臂、肘部,直至肘上 7cm 处,双手轮换,顺序刷洗,再用流水冲净。共刷洗 3 遍,时间约 10min 以上。刷洗时应稍用力,并特别注意指甲、指间、手背、手掌等处。用流水冲洗时,双肘弯曲,手指向上,使水由手指处向肘部流下,不得回流。

(3)取消毒巾擦干手和手臂时,将消毒毛巾对折,底口向肘部,以另一只手拉消毒巾对角,逐步向左右移动,然后将毛巾对折处翻转,以另一面如上法擦干另一手臂。注意擦至肘部 7cm 以下。

(4)将手浸入 75% 乙醇中,双手臂在桶内用小毛巾轻轻揉擦,注意勿碰到乙醇桶的边缘,浸泡 5min。举起双手,在胸前悬空待干后穿无菌手术衣,戴无菌手术套。

此法效果可靠,价格低廉、使用方便,但消毒时间偏长。

2.碘伏快速擦手法(PAP-1)

(1)用普通肥皂与清水搓洗双手及手臂 1 遍。

(2)取无菌纱布或海绵 1 块,蘸含有 0.1%～0.2% 碘伏溶液 3～4mL,顺序擦拭手和手臂 2～3 次,特别注意指尖、指间、指缝等处。2～3min 后任其自干(碘色消失),即可穿无菌手术衣、戴手套进行手术。

近年来国内已生产出专供手术洗手的碘伏特别容器及设备,优点是可以节约刷手时间,争取了手术时机,在抢救手术方面有较大优势,并且使用方便,值得推广使用。

3.美逸柔™消毒擦手液洗手法

美逸柔™类洗手消毒液是一种应用于临床外科的快速清洗、消毒手臂的新型消毒液,它的杀菌谱较广,且有一定的润肤和保湿作用。

(1)构成成分:美逸柔™类洗手消毒液由4％氯己定外科洗手液和消毒擦手液两种溶液配套使用。①美逸柔™4％氯己定外科洗手液的主要成分:含4％氯己定和少量的滋润剂及保湿剂。②美逸柔™消毒擦手液的主要成分:由0.5％葡萄糖酸盐、70％乙醇及滋润保湿成分构成。

(2)刷洗手臂的方法:①取美逸柔™4％外科洗手液3~5mL于双手及前臂,刷洗3min(应注意指甲和指缝等处),充分冲洗干净。②用无菌毛巾擦干手臂。③取美逸柔™消毒擦手液3~5mL擦于双手和前臂,揉搓至晾干,即可穿无菌手术衣、戴手套进行手术。

4.无敌消毒液洗手法

无敌消毒液是我国研制成功的一种新型含碘消毒剂,具有迅速、较强的杀菌力,泡沫少、黏度低、稳定性好,无色,使用安全,对皮肤、黏膜无刺激、无过敏、无腐蚀性等。能杀灭细菌、真菌、甲型肝炎病毒、乙型肝炎病毒、艾滋病病毒等特点,值得推广使用。

(1)洗手浸泡法:用流水清洗双手及臂,擦干后用0.5％无敌消毒液浸泡2min。

(2)涂擦法:用流水清洗双手及臂后,用无菌纱布或小毛巾蘸取无敌消毒液3~5mL,擦搓手及臂部,晾干2min后,即可穿手术衣、戴手套进行手术。

六、手术野皮肤消毒法

皮肤表面常有各种微生物积存,尤其是毛囊区,常为术后伤口感染的因素。因此,术前皮肤的消毒处理十分重要。

1.手术前皮肤的准备

通常于术前短暂时间内或术前1d将手术区毛发剃净,先用肥皂、清水清洗,乙醇擦拭,再用无菌纱布覆盖。剃毛时注意勿损伤皮肤。用脱毛剂去毛较剃毛为好,可减少术后感染。开颅手术前应将头发剃净,并用肥皂擦净头皮上油脂。耳部手术,如乳突手术应将耳后头发剃去5cm以上。内镜、口腔及唇部手术前剃去胡须。鼻部手术应剪去鼻毛,并在术前数日滴氯霉素滴鼻液。口腔手术前每日含漱,减少术后感染机会。眼部手术前3d应做结膜囊冲洗,并滴用抗生素液。子宫切除及阴道手术前1d,外阴及阴道用消毒肥皂水及灭菌水冲洗。植皮区剃毛后(不剃毫毛)先用肥皂擦拭,去除污物,再用乙醇擦拭2次,用无菌单覆盖。

2.手术中皮肤及黏膜的消毒

头颈、胸、腹、四肢等手术及植皮区先用肥皂水擦拭1次,再用2.5％碘酊擦拭,最后用75％乙醇擦拭脱碘1~2次。擦拭时应稍用力。口周及颌面部不能用碘酊,可用0.5％碘伏或0.5％洗必泰醇擦拭1~2次。黏膜消毒用0.5％碘伏擦拭1~2次。阴道及膀胱冲洗可用0.2％

的碘伏溶液。

3.各种手术区皮肤的消毒范围

皮肤消毒范围应比手术区更大,以避免手术区外皮肤污染手术区。

4.手术区皮肤消毒注意事项

(1)消毒前应检查手术范围皮肤的术前准备工作是否达到要求,用消毒剂时均应适当用力涂擦。

(2)消毒清洁手术切口时,应由手术区之中央部位开始,向周围皮肤均匀涂擦,已经接触边缘的消毒纱布,不应再返回中央涂擦,消毒范围要大于手术切口部分。

(3)对于感染或污染的手术区,不宜用强烈刺激性消毒液消毒皮肤,消毒顺序应从无感染区向感染区进行消毒。

第二节　手术室护理技术操作

一、手术室常用穿刺技术

(一)外周静脉穿刺置管技术

外周静脉穿刺置管技术是应用特制静脉置管针(套管针)穿刺浅静脉,使塑料管进入静脉,供临床输液、输血及静脉采血用,其特点是置入静脉的塑料管可保留7d,既可减轻患者反复穿刺的痛苦,又可减轻护理人员的工作负担;而且可较长时间维持静脉通道的通畅,更方便用药及抢救。

1.适应证

(1)各种疾病需输液治疗,纠正水、电解质失调。

(2)手术治疗需建立输液、输血、给药通道。

(3)外周静脉充盈度好,便于穿刺置管。

2.用物准备

棉签、皮肤消毒剂(安尔碘)、套管针(不同型号)、输液贴膜、三通管、一次性输液器、止血带、液体。

3.操作步骤

(1)严格无菌操作及查对制度,按常规进行输液排气,连接好三通管。

(2)选择血管及套管针型号:一般选择上肢浅静脉,常用 20 号套管针;也可根据血管静脉局部条件、输液的目的(手术大小)、患者年龄等需要,进行型号选择。

(3)绑好止血带、消毒穿刺部位皮肤:消毒范围以穿刺点为中心,环形消毒直径为 8cm。

(4)检查产品的有效灭菌日期及完整性,打开套管针包装,驱除针套及输液贴包装。

(5)旋转松动外套管,以避免套管与针芯的粘连,影响送管。

(6)左手绷紧皮肤,右手拇指与示指握住套管针回血腔两侧(直型)稳定穿刺手势。

(7)以 15°～30°角进针,直刺静脉,进针速度要慢,以免刺破静脉后壁,同时注意观察回血。

(8)见回血后,降低穿刺角度,将穿刺针顺静脉走行继续推进 1～2mm,以保证外套管在静脉内。

(9)右手固定针芯,以针芯为支撑,将外套管全部送入静脉。

(10)左手松开止血带,以左手拇指压住套管前端静脉,防止溢血;取出针芯,连接输液器。

(11)用输液贴固定留置针及护翼,调节滴速。

(12)记录穿刺日期、开始时间及穿刺者姓名。

(13)整理用物,注意针芯不可乱放,应置于硬质容器做无害化处理。

4.注意事项

(1)操作者应戴手套,尤其是给有传染性疾病(乙型肝炎等)患者穿刺时,以防交叉感染。

(2)选择静脉,应选择触诊柔软、富有弹性且走行较直的静脉,避免在上方有静脉瓣的静脉穿刺。

(3)禁止在手术同侧肢体及患侧肢体穿刺静脉。

(4)提高进针角度(＜45°),直刺静脉,缓慢进针及送管,可有效提高穿刺成功率。

(5)遇静脉暴露不明显(肥胖、恶病质、长期输液、病情垂危等),穿刺困难,需触摸血管引导穿刺时,必须严格消毒触摸手指,避免感染。

(二)颈外静脉穿刺置管技术

1.适应证

特别适用于小儿、外周静脉无法穿刺者。

2.禁忌证

(1)有心肺疾患、缺氧症状,病情危重及出血倾向者禁用。

(2)惊厥、低钙抽搐者慎用。

(3)头、颈部手术者禁用。

3.解剖特点

颈外静脉收集面部和耳周围静脉血流,在颈根部回流到锁骨下静脉,容易穿刺插管。

4.用物准备

与"外周静脉穿刺置管技术"相同。

5.操作步骤

(1)患者仰卧,垂头位,头转向穿刺对侧,选择颈外静脉暴露明显的一侧穿刺。

(2)常规消毒。

(3)左手拇指将静脉隆起处皮肤绷紧,其余四指压迫颈根部,使颈外静脉充盈。

(4)右手持套管针(小儿用 22G)直刺充盈静脉,针与皮肤呈 30°角,见回血后,退针芯,置入套管。

(5)连接输液器,固定。

6.注意事项

(1)选择进针点应适当,可先用穿刺针测试角度,再穿刺,避免因进针角度难以调整,造成穿刺失败。

(2)穿刺成功后勿拔出针芯,应采用针芯及套管一起送入静脉的方法。

(3)连接输液器时,勿直接与三通管相连,以免影响患者头颈部活动;或头重脚轻,套管被坠出。

(三)颈内静脉穿刺置管技术

经体表穿刺至相应的静脉,插入各种导管至大血管腔内或心腔,利用其测定各种生理学参数,同时也可为各种治疗提供直接便利通路,是重症病房、大手术抢救治疗危重患者不可缺少的手段。

1.适应证

(1)外周静脉穿刺困难。

(2)长期输液治疗。

(3)大量、快速扩容通道的建立。

(4)危重患者抢救和大手术期行中心静脉压监测。

(5)用有刺激性或毒性的药物治疗。

(6)血液透析,血浆置换术。

2.禁忌证

(1)广泛上腔静脉系统血栓形成。

(2)穿刺局部有感染、损伤、肿瘤或血管炎等。

(3)凝血功能障碍。

(4)不合作、躁动不安患者。

3.解剖特点

颈内静脉从颅底颈静脉孔内穿出,颈内静脉、颈动脉与迷走神经包裹在颈动脉鞘内,与颈内和颈总动脉伴行。

(1)上段位于颈内动脉后侧,胸锁乳突肌胸骨头内侧。

(2)中段位于颈内与颈总动脉的外侧,胸锁乳突肌两个头的后方。

(3)下段位于颈总动脉前外方,胸锁乳突肌胸骨头与锁骨头之间的三角间隙内。

(4)末端后方是锁骨下动脉、膈神经、迷走神经和胸膜顶,在该处颈内静脉和锁骨下静脉汇合,汇合后右侧进入右头臂静脉,左侧进入左头臂静脉。

(5)右胸膜圆顶较左侧低,右侧颈内静脉与右头臂静脉和上腔静脉几乎成一直线,容易穿刺,而且右侧无胸导管,是优先选择的穿刺部位。

4.用物准备

(1)静脉穿刺包1个,包括套管针(成人16G、小儿18G)、穿刺针、扩张器、导引钢丝、深静脉导管1根(双腔或三腔)、消毒用海绵刷、注射器(5mL、10mL各1副)、洞巾、无菌手套、持针器、缝合针(三角)、4 号丝线、无菌输液贴(透明)。

(2)药品:消毒剂(安尔典等)、生理盐水、肝素生理盐水(500mL 生理盐水加肝素 1 支配制)、1%普鲁卡因或 2%利多卡因。

5.穿刺路径的选择

(1)前路法:于颈动脉三角处触及颈总动脉,旁开 0.5~1.0cm 处进针,针杆与皮肤冠状面呈 30°~45°,针尖指向同侧胸锁乳突肌中段(即喉结/甲状软骨上缘水平)后面进入颈内静脉。

(2)中路法:于距锁骨上缘 2~3 横指颈总动脉前外侧进针,针杆与皮肤冠状面呈 30°,紧靠胸锁乳突肌锁骨头内侧缘直指同侧乳头进入颈内静脉。

(3)后路法:于距锁骨上缘 2~3 横指进针,针杆置水平位,在胸锁乳突肌的深部,指向胸骨柄上窝,进入颈内静脉。

6.操作步骤

(1)去枕、平卧、头后仰,头转向穿刺对侧,必要时肩背部垫高,头低位呈 15°~30°。

(2)常规消毒铺洞巾。消毒范围以穿刺点为中心,直径为 20cm。

(3)穿刺点用 1%普鲁卡因或 2%利多卡因作局部浸润麻醉。

(4)试穿,用套管针穿刺探明位置、方向和深度,确定进针方法。

(5)穿刺血管:常选用中路法,将肝素生理盐水的注射器接上穿刺针,左手示指定点,右手持针,进针方向与胸锁乳突肌锁骨头内侧缘平行穿刺,针尖对准乳头。

(6)边进针边抽回血,进入静脉有突破感,回血通畅,呈暗红色,固定好穿刺针位置,不可移动。

(7)旋转取下注射器及穿刺针针芯,压迫穿刺点,防止血液由穿刺针流出。

(8)将导引钢丝插入套管针至静脉,退出套管针外套管。

(9)插入静脉扩张器扩张皮下或静脉。

(10)将导管套在导引钢丝外面,送入静脉后,边退钢丝,边插导管,直到右心房开口处(一般成人从穿刺点到上腔静脉右心房开口处约 10cm),退出钢丝。

(11)再次回抽血液,用肝素生理盐水冲洗后,连接中心静脉压测压装置及输液管道。

(12)固定导管,用 4 号丝线皮下缝合固定,再用输液贴覆盖。

7.注意事项

(1)严格无菌操作。皮肤消毒范围应符合要求,操作者必须戴无菌手套。

(2)正确掌握进针深度。进针深度与颈部长短和胖瘦有关,一般 1.5~3.0cm,肥胖者 2~4cm。以针尖不超出锁骨为度,太深易损伤胸膜或穿破其他血管。

(3)插入导引钢丝时不能遇到阻力,若有阻力应调整穿刺针位置,包括角度、针尖斜面的方向和深浅等;或再接上注射器回抽血液直至通畅为止。

(4)送入导管,注意导管尖端接近穿刺点时,导引钢丝必须伸出导管尾端,用手拿住,右手将导管与钢丝一同部分插入,待导管进入颈内静脉后,再边退钢丝,边插导管。

(5)准确掌握置管的长度,一般男性插入 13~15cm;女性 12~14cm;小儿 5~8cm;若置管过深,易发生心包填塞。

（6）操作中,始终用手指堵住针尾,避免空气进入血管造成空气栓塞,尤其是深吸气进针时,中心静脉压低,很容易造成空气栓塞。

（7）有回血,送导管困难,不要急于拔管,可考虑顶于对侧血管壁,调整方向后再进。

（8）注意患者体位和局部解剖标志,避免一种进路反复多次穿刺。

8.并发症的处理

（1）误穿动脉:若穿刺针进入血管时,回血压力高,血呈鲜红色,应考虑为误穿动脉,常见于颈动脉及锁骨下动脉。处理应立即拔针,指压穿刺部位 5～10min。

（2）气胸:大多发生在经锁骨下穿刺的患者。发生原因多为操作不熟练,患者不配合、烦躁不安,患者有胸廓畸形、胸膜有粘连等。患者表现为呼吸困难,同侧呼吸音减低,胸透可以确诊,治疗可以采用胸膜腔穿刺。

（3）空气栓塞:少见,但可致命。穿刺置管过程中,只要按操作常规进行,发生的可能性极小;导管接头脱开,占气栓发生率的 71%～98%。患者表现突发呼吸困难,右室流出道阻塞,缺血、缺氧。处理应立即左侧头低位,通过导管抽吸空气;经皮行右室穿刺抽气,或急诊行体外循环。

（4）心包填塞:不常见。主要因心脏原有病理改变或置管过深,导管质地较硬,不光滑,钝圆而诱发。常表现为突然发绀,颈静脉怒张,恶心,胸骨后疼痛,呼吸困难,血压低,脉压变窄,奇脉,心音低远。处理应立即中止经深静脉导管输液,并将中心静脉输注器的高度降到低于患者心脏水平。

（5）感染:常因无菌操作不严,患者全身情况差,抵抗力低,导管留置时间过长(不宜超过 4 周),局部组织损伤、血肿、感染灶等原因引起。患者出现不能解释的寒战、发热,局部有压痛和炎症反应,查血白细胞数增高。血培养可确诊。处理应立即拔除导管,并作细菌培养,指导治疗。

（6）神经和淋巴管损伤:颈内静脉穿刺进针太偏外侧,损伤臂丛神经。患者表现上臂有触电样麻木感或酸胀感或上臂抽动。处理应立即退出穿刺针,调整后重新穿刺或重选穿刺部位。淋巴管损伤,在左侧穿刺置管时才会误损伤。

（四）锁骨下静脉穿刺置管技术

1.适应证

（1）与"颈内静脉穿刺置管技术"相同。

（2）颈内静脉穿刺困难者。

2.禁忌证

与"颈内静脉穿刺置管技术"相同。

3.解剖特点

（1）锁骨下静脉是腋静脉的延续,起于第 1 肋骨外侧缘,于前斜角肌的前方、跨过第 1 肋骨,成人长 3～4cm,直径 1～2cm。

（2）静脉在锁骨下内 1/3 及第 1 肋骨上行走，在前斜角肌内缘与胸锁关节后方，与颈内静脉汇合，分别形成左、右头臂静脉。

（3）锁骨下静脉的后侧有胸膜顶。

（4）锁骨下静脉正位时最高点在锁骨中点偏内，侧位时位于锁骨下动脉的前下方，其间有前斜角肌分隔，成人厚达 1.0～1.5cm。

4.用物准备

与"颈内静脉穿刺置管技术"相同。

5.穿刺路径的选择

（1）锁骨下径路：在锁骨中，内 1/3 交界处下方 1cm 处进针。针尖向内偏向头端，针杆与平面呈 25°～30°，进针 3～5cm。

（2）锁骨上径路：在胸锁乳突肌和锁骨头外侧缘，锁骨上约 1.0cm 进针，针尖与锁骨或矢状切面呈 45°角，在冠状面针杆呈水平或略前偏 15°，朝向胸锁关节，进针 1.5～2,0cm。

6.操作步骤

（1）体位：选择锁骨下径路，上肢垂于体侧并略外展，头位高 15°，肩后垫小枕（背屈），使锁肋间隙张开，头转向对侧；选择锁骨上径路，肩部垫小枕即可。

（2）常规消毒铺巾及局部浸润麻醉。

（3）锁骨下法最常用。右手持连接注射器之穿刺针，保持针与额面平行，左手示指放在胸骨上凹处定位，穿刺针指向内侧稍上方，紧贴在锁骨后，对准胸骨柄上切迹进针，一般进针 3～5cm，即可抽到回血。

（4）抽到回血后，旋转针头，斜面朝向尾侧，固定外套管。

（5）拔除针芯，插入导引钢丝及导管等，以后操作步骤同"颈内静脉穿刺置管技术"。

7.注意事项

（1）因解剖位置的缘故，操作时易穿破胸膜，故应准确掌握进针位置及深度。

（2）因本方法并发症较多，出血和血肿不易压迫止血，建议尽量少选用此方法穿刺置管，而在其他静脉穿刺困难时选用。

（五）股静脉穿刺置管技术

1.适应证

（1）基本与"颈内静脉穿刺置管技术"相同。

（2）颈部、胸部手术者。

2.禁忌证

（1）下肢、腹部、会阴部手术者。

（2）穿刺局部有感染、损伤者。

3.解剖特点

（1）股静脉为下肢最大静脉，是腘静脉的延续，在大腿根部腹股沟韧带下方与股动脉同行于股血管鞘内，位于动脉的内侧，外侧为股神经。

(2)在腹股沟韧带下 1.5～2.0cm 处有大隐静脉汇入,即使是股动脉搏动微弱或摸不到的情况下,也易穿刺成功。

4.用物准备

与"颈内静脉穿刺置管技术"相同。

5.穿刺路径的选择

(1)以腹股沟韧带下方 3～4cm,股动脉搏动的内侧作为穿刺进针点,穿刺针杆与腿纵轴平行,与皮肤夹角为 30°～45°,针尖指向剑突,进针 2～4cm。

(2)在休克、心跳呼吸骤停等情况下,股动脉搏动扪不清,可将髂前上棘与耻骨结节之间的连线分为三等份,股动脉位于中内 1/3 段交界处,股静脉位于股动脉内侧 1.0～1.5cm 处,可在此点下方 3cm 处进针试穿。

6.穿刺步骤

(1)患者平卧,穿刺侧大腿外展,外旋 30°～45°,自然屈膝或不屈膝,不能平卧者可取半卧位。

(2)常规消毒、铺巾及局部麻醉。

(3)以右侧股静脉穿刺为例,操作者位于患者右侧,用左手示指、中指尖触及股动脉搏动,指示股动脉走向,右手持穿刺针靠近股动脉搏动的内侧进针穿刺股静脉。

(4)抽到回血,固定外套管,退出针芯。

(5)插入导引钢丝及导管等,以后步骤同"颈内静脉穿刺置管技术"。

7.注意事项

(1)穿刺前应清洁会阴部、穿刺点及周围皮肤。

(2)穿刺点用透气性无菌薄膜敷贴密封,接头处消毒后用无菌敷料包裹。

(3)注意保持穿刺部位干燥,避免污染。

(4)留置导管时间不宜过长,建议不要超过 72h。

(六)桡动脉穿刺置管技术

1.适应证

(1)各类大手术,需监测动脉压及做血气分析者。

(2)严重创伤和重危患者手术、救治时。

(3)低温麻醉和控制性降压。

2.解剖特点

腕部桡动脉位于桡侧屈腕肌腱和桡骨下端之间的纵沟内。桡动脉构成掌深弓、尺动脉构成掌浅弓。两弓之间存在侧支循环,掌浅弓的血液 99% 来自尺动脉。

3.用物准备

(1)动脉穿刺针(套管针):成人用 20G,小儿用 22G,测压装置 1 套(包括压力换能器的圆盖、三通开关、延长管及输液器和加压袋(输液泵)。

(2)50mL 注射器或输液袋,内配有肝素生理盐水(肝素 1～2U/mL),常规消毒皮肤、用物常规使用局部麻醉药物等。

(3)托手板及垫高手腕部用的垫子、绷带、输液贴。

4.操作步骤

(1)患者平卧,上臂外展(常选用左手),固定托手板上,腕下放垫子,背屈或抬高60°。

(2)操作者左手中指摸及桡动脉搏动,示指在其远端轻轻牵拉,确定穿刺点(在搏动最明显处的远端约0.5cm)。

(3)常规消毒铺巾及局部麻醉,操作者戴无菌手套。

(4)穿刺桡动脉,套管针与皮肤呈30°角,对准中指摸到的桡动脉搏动方向,直刺入动脉,观察回血。

(5)抽出针芯,如有血喷出,可顺势推进套管,血外流通畅表示穿刺置管成功。

(6)如无血流出,可将套管压低呈15°角,并后退套管,直至尾端有血畅流为止,然后再将导管沿动脉平行方向推进。

(7)连接测压系统,用输液贴固定。

(8)取出腕下垫子,用肝素盐水冲洗1次,即可测压。

5.注意事项

(1)穿刺成功后,固定要牢靠,以防套管滑出。

(2)若穿刺失败,须换另一侧,必须将腕部进行加压包扎,以防溢血而引起皮下血肿。

二、常用手术体位

手术体位是暴露手术野,便手术顺利进行的重要措施,无论何种体位均应注意保持患者的呼吸道通畅及循环功能的正常运行,避免因肢体神经压迫造成麻痹等不良后果。因此,手术室护士必须熟悉各种体位的操作方法。

(一)手术体位的安置原则

1.手术体位应使患者感到安全舒适,手术部位应显露充分。

2.保持呼吸道通畅,注意不应使呼吸运动功能受限。特别是俯卧位时,枕垫之间要留一定的空隙。

3.不使大血管神经受压,静脉应回流良好。固定肢体时要加衬垫,松紧适度。

4.上肢外展不得超过90°,以免损伤臂丛神经;下肢体位安置时要保护好腓总神经,不可受压;俯卧位时小腿要垫高,使足尖自然下垂。

5.四肢不可过分牵引,以防关节脱位。

6.保持静脉输液、输血的通畅,保证术中方便的补液及给药途径。

(二)仰卧位

仰卧位即平卧位,包括水平仰卧位、垂头仰卧位和侧头仰卧位。

1.水平仰卧位适用于前胸、腹部、下肢手术。

(1)物品准备:小方枕或长方枕 1 个,约束带 1 条,软垫 1 个。

(2)方法与步骤:①患者仰卧于手术床上;②双上肢置于身体两侧,用中单固定;③膝下放 1 个软垫,避免患者因膝部伸直过久而带来不适或致神经损伤;④用约束带固定膝部。

肝、胆、脾手术时,术前背部侧垫 1 个小方枕,或利用手术床的桥架,术前对准肋缘下,使用时摇高桥架 15°,使手术部位充分暴露。进行膀胱、前列腺手术,子宫全切除术等,须在骶尾部垫 1 个软枕,手术床头部摇低 20°,腿部下垂 30°,两侧肩部各放 1 个肩托用棉垫垫好,以防滑动。

2.垂头仰卧位

适用于甲状腺、颈前路、腭裂修补、全麻扁桃体切除、气管切开,气管异物取出、食管异物取出等手术。

(1)物品准备:长方枕 1 个,头圈 1 个,约束带 1 条。

(2)方法与步骤:①患者平卧于手术床上(注意肩部与手术床第 1 关节对齐),保持头颈正中伸直,头部后仰;②头下垫头圈,肩下垫 1 个长方枕(与肩并齐);③调节手术床至头高足低位,角度为 30°,再将头板降 10°～15°;④放置器械升降托盘(与下颌平齐);⑤其余同本节中的"水平仰卧位"。

颈椎前路手术时,颈项部应垫 1 个圆形枕,以便手术操作。

3.侧头仰卧位

适用于一侧头颈部手术,如乳突、腮腺、颌下腺等手术。

(1)物品准备:长方枕 1 个,头圈 1 个,约束带 1 条。

(2)方法与步骤:①平卧,头偏向一侧,患侧在上,肩颈下垫 1 个长方枕,头下垫头圈。②其余步骤同本节中的"水平仰卧位"。

4.上肢外展仰卧位

适用于上肢,乳腺手术。

(1)物品准备:托手器械台或托手板 1 个,小方枕 1 个。

(2)方法与步骤:平卧,患侧上肢外展于托手器械台或托手板上。若为乳腺手术,患侧背部垫 1 小方枕,以充分暴露腋窝,便于手术。

(三)侧卧位

1.肾手术侧卧位

适用于肾、输尿管中、上段手术。

(1)物品准备:长方枕 2 个,小方枕 2 个,托手架 1 个,骨盆固定架 1 副,束臂带 2 条,约束带 1 条,中单 1 块。

(2)方法与步骤:①患者侧卧 90°,患侧向上,肾区对准手术台桥架;②腋下横垫 1 个长方枕,距腋窝约高 10cm,下侧上肢固定于托手板上;③下侧的腿屈曲 90°,上侧的腿伸直,两腿之间斜垫 1 个长方枕;④骨盆两侧各垫 1 个小方枕,用骨盆固定架固定,注意固定架勿与身体直接接触；⑤臀部覆盖多折中单，并用约束带固定；⑥上侧的上肢屈肘固定于托手架上；⑦将手术床的桥架摇起对准肋缘下 3cm 处；⑧将手术床的头部、尾部适当摇低，使腰部抬高，手术野充分暴露。

2.胸部手术侧卧位

适用于肺、食管、侧胸壁、侧胸椎手术等。

(1)物品准备：同"肾手术侧卧位"。

(2)方法与步骤：患者侧卧 90°，腰部无须对准手术床桥架，其余步骤同"肾手术侧卧位"。

3.颅脑手术侧卧位

适用于颅后窝(包括小脑、四脑室、天幕顶)、枕大孔区手术等。

(1)物品准备：头圈 1 个，一次性油布 1 块，肩带 1 条，其余同"肾手术侧卧位"。

(2)方法与步骤：①患者侧卧 90°，头下垫头圈，注意下耳郭置于圈中，防止受压，上耳孔塞棉球，防止进水；②腋下垫 1 个长方枕，下侧上肢固定于托手板上，上侧上肢置于托手架，注意勿外展，尽量靠近侧胸壁；③上侧肩部用肩带向腹侧牵拉，固定于手术床两边，以充分暴露手术野；④下方腿伸直向前，上方腿屈曲，其余步骤同"肾手术侧卧位"。

4.半侧卧位

适用于胸前肋间切口手术(如二尖瓣分离术)、腋窝等部位手术、胸腹联合切口手术等。

(1)物品准备：小方枕 1 个，治疗巾 1 块，绷带 1 个，约束带 1 条。

(2)方法与步骤：①患者上半身侧卧 45°，患侧背部垫 1 个小方枕；②患侧上肢屈曲抬高，用治疗巾包裹，用绷带缠绕固定于麻醉头架上；③健侧上肢置于身旁，用中单固定；④两腿平放，膝部用约束带固定。

5.髋部手术侧卧位

适用于髋部手术(包括股骨干骨折开放复位、人工股骨头置换、人工髋关节置换、股骨肿瘤、股骨颈骨折或股骨粗隆间骨折内固定和股骨上端截骨术等)。

(1)物品准备：同肾侧卧位。

(2)方法与步骤：①患者侧卧 90°，患侧向上；②腋下横垫 1 个长方枕，双上肢固定于托手板上；③固定上身，注意先固定腹侧，待消毒手术野皮肤后，覆盖无菌巾时再垫 1 个小方枕，再固定背侧骨盆架；④两腿间斜垫 1 个长方枕，使用约束带固定长方枕与下侧下肢。

(四)俯卧位

适用于颅后窝、颈、胸、腰椎后路、背部、骶尾部手术。

1.物品准备

长方枕 3 个，头圈 1 个。

2.方法与步骤

①患者俯卧，头转向一侧或支撑于头架上(颅后窝、颈椎后路手术)；②两侧锁骨下横垫 1 个长方枕；③耻骨、髂棘两侧横垫 1 个长方枕，使胸腹部悬空；④双下肢踝部横垫 1 个长方枕，使踝关节自然下垂，保持功能位；⑤双上肢向前屈曲，置于头部两侧或平放于身体两侧，中单固定(颅后窝、颈椎后路手术)。

（五）膀胱截石位

适用于会阴部及尿道等手术,包括腹会阴联合切口手术、阴道手术、经阴道子宫切除术、膀胱镜检查、经尿道前列腺电切术、肛瘘切除术等。

1.物品准备

薄方枕 1 个、棉垫 2 个、绷带 2 卷、治疗巾 2 块、腿架 2 个、油布 1 块。

2.方法与步骤

①患者仰卧,两腿分放在腿架上,腘窝部用棉垫衬垫好,两腿高度以患者屈髋、屈膝自然为度;②摇下或取下手术床尾部,臀部移出手术床边缘;③臀下垫一薄方枕及油布;④用绷带缠绕固定双腿膝部;⑤双上肢置于身体两侧,用治疗巾包裹手臂,并用中单固定;⑥将手术床后仰15°,以抬高臀部,便于手术。

（六）坐位

适用于鼻及咽部手术,包括鼻中隔矫正、鼻息肉摘除、局部麻醉扁桃体摘除术、乳房再造术或缩小术等。

1.物品准备

手术座椅或使用手术床的座位功能,立式手术灯。

2.方法与步骤

①患者仰卧于手术床,注意臀部及膝关节应置于手术床的两个关节处;②将手术床头端摇高 75°,床尾摇低 45°,两腿半屈膝;③头与躯干依靠在抬高之手术床上,整个手术床后仰 15°;④双上肢置于身体两侧,中单固定。

（七）骨科牵引手术床的应用

适用于股骨粗隆间骨折、骨干骨折闭合内固定手术。

1.物品准备

牵引床有关配件(会阴柱、牵引臂、延长臂或缩短臂、牵引架、腿架、双侧足托架等),棉垫 4 块,双层布套 1 个。

2.方法与步骤

①患者麻醉后,将牵引架固定手术床两侧;②向床尾移动患者至会阴柱;③拉出牵引臂,并分开 45°;④根据患者身高调节活动臂的长短;⑤在术侧安装牵引架,对侧安装足托架;⑥将患者双足置于足托架上,并妥善固定;⑦取下手术床腿板,调整双足及牵引架位置,保持踝关节的功能位。

3.注意事项

①会阴柱上应加软布套,防止会阴部皮肤与会阴柱直接接触,压伤会阴部;②移动患者时,注意会阴与会阴柱之间留有少许间隙,以免过度牵引时挤压患者会阴部;③足跟、踝关节应用棉垫衬垫,防止压伤皮肤;④牵引床各个关节要固定牢靠,避免手术中摇动造成不良后果;⑤熟练掌握牵引架的操作方法,避免弄错,影响手术进行。

三、手术器械传递方法

(一)锐利器械传递方法

洗手护士应与主刀医师站于同侧。

1.手术刀传递方法

(1)安、取刀片方法:安装时,用持针器夹持刀片前端背侧,轻轻用力将刀片与刀柄槽对合;取刀片时,用持针器夹住刀片尾端背侧,向上轻抬,前推出刀柄槽。

(2)传递手术刀方法:拇指与四指夹持刀背,刀刃向下,尖端向自己并水平传递。

2.剪刀传递方法

洗手护士右手握住剪刀的锐利部,利用手腕部的运动,适力将柄环部拍打在术者掌心上;弯剪应将弯侧向上传递。

3.持针器传递方法

(1)持针器夹针引线方法:右手拿持针器,用持针器开口处的前1/3夹住缝针的后1/3;然后将持针器交予左手握住,右手拇指与示指捏住缝线前端,中指扶住持针器,将缝线穿入针孔;右手拇指顶住针孔,示指顺势将线头拉出针孔,并反折(持针器的1/3)合并缝线卡入持针器的头部;若为线轴,右手拇指与示指捏住缝线,中指向下用力弹断线尾。

(2)传递持针器方法:洗手护士右手捏住持针器的中部,针尖向外侧,利用手腕部的运动,适力将柄环部拍打在术者掌心上。

(二)钝型器械传递方法

1.止血钳传递方法

(1)单手传递方法:洗手护士右手握住止血钳前1/3处,弯侧向掌心,利用腕部的适力运动,将柄环部拍打在术者掌心上。

(2)双手传递法:常用于颅脑手术。双手交叉同时传递止血钳,注意传递对侧器械的手在上,同侧的手在下,其余同单手法。

2.镊子的传递法

洗手护士右手握住镊子夹端,并闭合开口,水平式或直立式传递,让术者持住镊子的中上部。

3.拉钩传递法

洗手护士右手握住拉钩前端,将柄端水平传递,注意传递前拉钩应用盐水浸湿。

4.骨刀(凿)、骨锤传递法

洗手护士左手递骨刀,右手递骨锤,手握刀端及锤,水平递给术者。

(三)缝线传递法

1.徒手传递法

洗手护士左手拇指与示指捏住缝线的前1/3处并拉出缝线,右手持线中后1/3处,水平传递给术者;术者的手在缝线的中后 1/3 交界处接线。

2.吊线、吊带传递法

洗手护士左手拇指与示指捏住线的前端,右手打开止血钳,夹住线头约 2mm,注意勿夹持过多,避免止血钳跨越组织时缝线移位,交接丢失,失去带线作用。传递方法同传递持针器。

(四)敷料传递法

1.纱布、纱垫传递法

将纱布打开,洗手护士双手分别拿住纱布两端,成角传递。

2.棉片传递法

将棉片浸湿,洗手护士右手捏住尾线,平放于左手背,水平传递,术者用镊子夹持棉片的端部。

3.皮筋传递法

右手拇指、示指、中指及环指将皮圈撑开,套在术者右手上。

4.头皮夹传递法

先将皮夹钳按持针器传递法传给术者;术者将右手拇指及环指套手柄环,微打开钳端,洗手护士右手拇指、示指、中指捏住皮夹,套于皮夹钳端。

(五)传递器械、敷料注意事项

1.传递器械应做到稳、准、轻、快,用力适度,以达到提高术者注意力为限。

2.传递器械的方式应准确,以术者接过后无须调整方向即可使用为宜。

3.传递锐利器械时,刃口向下,防止自伤及他伤。

4.向对侧或跨越式传递器械,禁止从医师肩后或背后传递。

5.传递带线器械,应将缝线绕到手背,以免术者接钳时抓住缝线,影响操作。

6.传递纱布、纱垫、棉片进行填塞止血时,一定做到心中有数,应提醒医师将纱垫带或线头留于切口外,并按数取出。

7.随时清除手术野周围不用的器械,避免堆积,并防止掉地。

第三节　术中输液输血

一、外科输液基本知识

(一)体液的含量、分布和组成

1.含量

体液(TBW)是人体的主要成分,人体总体液量因年龄、性别和胖瘦而有差异。成年男性总体液量约占体重的 60%,女性为 55%,新生儿约为体重的 80%,婴幼儿为 70%,1~2 岁时约为 65%。随着年龄增长和脂肪增多,小儿的总体液量逐渐下降。

2.分布

体液分布于细胞内外,故分为细胞内液和细胞外液。成年男性的细胞内液约占体重的40%,女性为35%。这部分体液是细胞进行复杂代谢过程中的介质;细胞外液约为20%。在20%的细胞外液中又分为血浆(约占体重5%)和组织间液(约占体重15%)。在人体代谢过程中,正常血浆容量是维持正常循环功能的决定因素,而组织间液与血浆经常进行物质交换,对维持水和电解质平衡起着很大的作用,一些不直接返回血管内进行交换的组织间液成为淋巴液,经淋巴管返回至体循环。此外,尚有所谓"第三间隙液",或称经细胞液体,包括关节液、脑脊液、胸腹腔液、眼球内水等,约占体重的1%。

3.组成

体液中的溶质包括电解质(主要阳离子是 Na^+、K^+、Ca^{2+},阴离子为 Cl^-、HCO_3^-)。细胞外液中的主要阳离子是 Na^+,主要阴离子是 Cl^-、HCO_3^- 和蛋白质。血浆和组织间液的组成基本相似,仅血浆内蛋白浓度大于组织间液的蛋白浓度。细胞内液中主要阳离子是 K^+,还有Mg^{2+}、Na^+;主要阴离子为有机磷酸根(HPO_4^{2-})和蛋白质。通常把 Na^+ 和 Cl^- 称为细胞外液中的盐类,而把 K^+ 和磷酸盐等称为细胞内液中的盐类。细胞内高浓度 K^+ 和低浓度 Na^+ 的维持,不是依靠细胞膜对这些离子的不可渗透性,而是依靠膜的 Na^+-K^+ 泵主动性转运。

(二)体液的平衡

体液在细胞内液和细胞外液之间受到渗透压影响而不断流动。细胞外液的血浆和组织间液之间流动发生在毛细血管部位,除受渗透压影响之外,还受到因血流动力学而产生毛细血管内静水压的影响。因各部分之间的体液流动从而维持着水、电解质、渗透压和酸碱的平衡。

1.水的平衡

在正常情况下,每日摄入水与排出水的量基本相当。

(1)摄入水:水来源于饮水、食物含水、内生水3部分。成人每日需水约1500~2500mL,其中来自饮料1000~1500mL,半固态和固态食物含水约700mL,体内氧化生成水200~400mL(每氧化1g脂肪、糖、蛋白质分别产生内生水1mL、0.1mL、0.5mL)。

(2)排出水:水的排出由尿道、肠道、皮肤与呼吸道等途径排出。每日排出量与摄入量基本相等。肾排尿,每日尿量约为1000~1500mL。正常成人每日约有600mmol的溶质(主要是蛋白代谢终产物和电解质)需从尿中排出,每日尿量最少需500mL,才能将以上产物排出体外;正常情况下每日从粪中排出的水分约100mL;皮肤蒸发每日约500mL,发热时体温每增加1℃,每日将多丢失100mL,大量出汗可导致高渗性脱水;正常人每日呼吸丢失水分约400mL。由肺呼吸丢失的水和皮肤蒸发丢失的水为非显性失水,对不能进食的患者补液时,必须将这部分非显性失水量计算在内。

2.电解质的平衡

(1)钠:钠是细胞外液中的主要阳离子,具维持细胞外液的容量和渗透压的功能。正常成人体内钠的总量约为40~44mmol/kg,其中44%分布在细胞外液中,9%存在于细胞内液中,细胞内外液的 Na^+ 都是可交换的。每日饮食中食盐的摄入量为6~10g(含钠约102~

170mmol),远远超过日需量(4.5g)。摄入的食盐在胃肠道全部被吸收,过剩的钠主要由尿排出,小部分由汗液丢失,肾功正常时多入多排,少入少排,不入不排。禁食期间排出量可逐渐减少,如钠摄入完全停止,3～5天内尿中甚至完全无钠,故检测尿中氯化钠量可判定机体缺钠程度。

(2)钾:钾是细胞内液中主要的阳离子,其功能是维持细胞酶、蛋白质和糖原新陈代谢,维持细胞内外渗透压平衡和酸碱平衡,维持神经、肌肉应激性,协调心肌活动等。体内钾约98%存于细胞内,细胞内钾浓度为150mmol/L;在细胞外液中钾浓度很低,约60mmol/L,血清钾浓度为3.5～5.5mmol/L。人体每日从食物中摄入钾约50～100mmol,过剩的钾从尿中排出。当摄入不足时,肾不能明显减少排钾,完全不摄入钾时,每日仍排出30～40mmol,至3周末,排出量仍不少于10mmol,则会引起缺钾。

(3)镁:镁是细胞内第2位重要的阳离子。其功能为激活细胞内酶或作为辅酶进行代谢,维持肌肉的收缩性和神经的应激性,协调心肌活动等。正常成人体内镁总量约为2000mmol,约含镁23.5g。食物含镁丰富,正常日摄入量约为10mmol,仅1/3经小肠吸收,其余大部分经粪排出。血清镁的正常浓度为1.5mmol/L。

(4)钙:参与造骨和凝血,维持心肌收缩与节律,维持神经肌肉的稳定性。体内钙绝大多数以磷酸钙和碳酸钙形式储存于骨骼中,血清钙为2.5mmol/L,一半为游离钙,一半为与蛋白质的结合钙,细胞外液仅含1%,细胞内液无钙。奶汁、骨头汤中含钙丰富。钙大部分由粪排出,少量经尿排出。

在细胞外液的电解质中,主要阴离子为Cl^-及HCO_3^-,在细胞内液电解质中主要阴离子为HPO_4^{2-}。这些电解质对阴阳离子平衡和酸碱平衡均起调节作用。

3.渗透压平衡

体液渗透压是体液中电解质离解后的阴阳离子颗粒和非电解质的溶质微粒对水的吸引力(亦称张力)。正常血浆渗透压为280～320mmol/L,在此范围内称为等张或等渗,低于280mmol/L为低张或低渗,高于320mmol/L为高张或高渗。渗透压的高低与溶质微粒多少成正比。体液中溶质微粒浓度越高,渗透压越大,则聚水能力越强。体液渗透压平衡还通过神经、激素和肾调节。

4.酸碱平衡

(1)酸与碱的概念:凡在溶液中能产生H^+的物质称为酸,能与H^+结合的物质称为碱。正常人的体液中保持着一定的H^+浓度,用H^+浓度的负对数来表示则为pH值。

(2)体内酸与碱的来源:血浆中所有的阴离子都是碱,所有阳离子既非酸也非碱,体内的H^+主要来自体内物质代谢过程。糖类、脂肪等分解后主要产物之一是CO_2,与水结合形成H_2CO_3,H_2CO_3释放碳酸氢根(HCO_3^-)和H^+。HCO_3^-是强碱,能与H紧密结合成为不易离解的弱酸(H_2CO_3),最终可分解为二氧化碳和水。而Cl^-为一弱碱,只能与H^+结合形成弱酸(HCl),但HCl却能高度离解成H^+和Cl^-。人体还产生代谢性酸性物质和碱性物质。

人体内既有酸,又有碱,酸和碱的浓度时刻都在变化。机体的新陈代谢不断产生酸,包括

H^+ 和 CO_2 两部分。

体液酸碱平衡系指体液的酸度与碱度的平衡,即要保持一定范围内的 H^+ 浓度,亦即保持一定的 pH 值。正常人动脉血浆的 pH 值为 7.41 ± 0.05,略偏碱。如果 pH 值小于 7.35,临床上称为酸中毒;pH 值大于 7.45 称为碱中毒。正常人体具有维持血浆 pH 值在 7.35~7.45 的调节功能,这种功能称为酸碱平衡。维持人体酸碱平衡功能依靠体内血液缓冲系统、肺的呼吸作用和肾的调节作用,使血液内 H^+ 浓度仅在很小范围内波动。

二、外科输血基本知识

输血曾是外科发展的要素之一。外科手术时血量常丢失,有了输血的保证,扩大了手术范围,并使之安全。输血可以补充血容量、改善循环、增加血液携氧能力、提高血浆蛋白、增进免疫力和凝血功能,已为外科领域广泛应用。随着输血的深入研究,血液及血液制品的种类和质量不断增多和提高。免疫血液学、自体输血、成分输血以及人造血液的进展,尤其是输血技术的提高,使近代输血的含义不仅限于输全血,还包括对血液成分的利用、血浆扩充和自体输血等。另外,根据现代外科发展趋势以及大手术多、严重创伤多、休克患者多的特点,掌握外科输血基本知识更显重要。

(一)输血基本知识

1.输血的作用

给伤病员输一定量的血液,可以起以下作用,利于手术进行。

(1)增加循环血量,改善循环动力,尤对出血性休克患者输血,可提高有效循环血量及心排血量。

(2)提高红细胞携氧能力,改善机体缺氧状态。正常人每 100mL 血液可携氧 19~20mL。体重 50~60kg 的成人,如血红蛋白正常,血液可携氧 900mL 左右,其中 40% 可立即供组织使用。

(3)补充血浆蛋白,维持血浆渗透压。血浆蛋白为保持血液渗透压和循环血量所必需,对大面积烧伤、广泛感染等大量渗液时,输血和血浆可改善血浆渗透压。此外,输入的球蛋白还有提高机体抗感染能力的作用。

(4)对于创伤后或术中出现的弥漫性血管内凝血(DIC),手术中广泛的伤口渗血,输入新鲜血液可迅速改善血液的凝血功能。

2.输血的适应证

(1)出血:出血是输血的主要适应证。出血时,组织间液先进入血管内,以补充血容量不足。少量出血可不需输血;中等量出血可在输入等渗盐水或平衡盐的同时,输入血浆、血浆增容剂或全血;大量出血时应及时输血。

(2)贫血或低蛋白血症:除手术前加以纠正外,术中仍须加以注意。贫血患者应输血或红细胞悬液。低蛋白血症可输血浆或清蛋白,以提高对手术的耐受性。

(3)严重感染:输血可提供抗体、补体等,以增强抗感染能力。一般以新鲜血为宜。

(4)凝血异常:术中发生弥漫性血管内凝血或创口广泛渗血,可输新鲜全血或血浆、凝血因子制品等。

3.失血量的估计

(1)总血量的粗略估计:成年男性 70mL/kg,女性 60mL/kg,肥胖者减 10mL/kg,体壮者加 10mL/kg。

(2)失血量估计:对不同部位严重创伤伴失血性休克伤员出血量估计和对重大手术中失血量的准确估计,对血容量的补充至关重要。

重度手术失血,可根据吸引器收集的血量加手术野血量做出粗略估算。准确的方法可采取称量法和比色法计算。

(二)常用的血液成分及输注技术

常用的血液及血液制品主要有全血、浓缩红细胞、红细胞悬液、白细胞悬液、血小板悬液。血浆制品有冻干血浆、白蛋白、球蛋白、凝血酶原复合物和凝血因子Ⅰ等。

1.成分输血

在救治伤病员中,除输全血外,同种血液制品已被广泛应用,称为成分输血。即将血液内的多种成分分离出来,精制成纯度和浓度较高的同种血液制品,有选择地输给伤病员,以达到特殊治疗目的,提高血液的利用率,有效地发挥血液成分效应,减少输血引起的不良反应,使输血更为合理。成分输血如今已受到普遍重视。外科成分输血最常用的是浓缩红细胞和红细胞悬液,浓缩红细胞对恢复和维持血容量、提高血细胞比容远较全血为优。据载,外科危重症失血＜1500mL(70kg 体重)者可输浓缩红细胞;失血＞1500mL 者应输全血。目前输血在发达国家,全血的使用已减少到总输血量的 20％以下,而成分输血的用量＞80％。临床对照结果表明,外科失血情况下输红细胞为主的输血疗法具有科学性、可行性和一定的先进性,是外科输血的必然趋势。

2.常用血液制品及特点与选择

(1)全血:常用为枸橼酸钠血,大量输注时有血钾升高的可能和枸橼酸钠中毒的危险,全血的保存时间较短,携带及运输均不方便,输注不良反应多,目前已不多用。

(2)红细胞悬液:浓缩红细胞足全血中血浆分离后所剩余的血细胞部分,但输注时速度较慢。进一步分离后加入添加剂制成红细胞悬液,经等渗盐水洗涤 3 次以上的红细胞成为洗涤红细胞,使用前均应进行配血试验。

(3)血浆:血浆是血液的液体部分,其主要溶质成分是血浆蛋白。液体血浆保存时间可达 6 个月,冷冻血浆是采血后 6h 内分离和冷冻保存的血浆制品,含丰富的血浆蛋白和凝血因子,保存期为 1 年,1 年后为普通冷冻血浆,最长保存期为 5 年。

(4)其他血液制品:从血浆中可分离出清蛋白液及纤维蛋白制剂及浓缩血小板等其他血液制剂。

3.血浆代用品

血浆代用品又称代血浆。临床经验表明,一般情况下,少量失血用晶体液和血浆代用品扩容更为安全。西南边境反击战证明,大量输入血浆代用品及晶体液对抗出血性休克,为抢救伤员生命而赢得时间效果颇佳。血浆代用品具有类似血浆胶体特性的人工胶体溶液(或称胶体血浆),输入人体后可暂时起到血浆容量的代替和扩张血管的作用,且有无毒、无热原、无抗原性等优点。可用于治疗失血性休克、烧伤,或作为人工心肺机的预充剂及治疗某些心血管疾病。常用不良反应较少的是右旋糖酐和羟乙基淀粉。

(1)右旋糖酐:是由一种微生物(肠系膜明珠串菌)所分泌的酶使蔗糖转变而成的葡萄糖聚合物。临床上常用的有以下两种。

1)右旋糖酐-70:平均分子量7万左右,所用浓度6%,其中含有0.9%氯化钠及5%葡萄糖两种制剂组成。每注射右旋糖酐1g,大约增加血容量15mL。最大作用在12h内,有效维持时间不超过24h。使用总量以不超过1500mL为宜。由于右旋糖酐可使交叉配血出现假凝现象,故宜在输用前配血。

2)右旋糖酐-40:平均分子量4万。所用浓度为10%或6%。也含有0.9%氯化钠及5%葡萄糖。具有降低血液黏稠度和凝固功能、降低循环阻力、改善微循环、防止血栓形成的作用。经肾排泄时有渗透性利尿作用。

(2)羟乙基淀粉代血浆简称HES,商品名706代血浆。是一种以玉米淀粉为原料,经盐酸水解而成的血浆代用品。其理化特性和生理效应与右旋糖酐基本相似,但维持扩容时间较长。一般以生理盐水配成6%的注射液供静脉输注。

4.输血的方法和途径

输血前应进行交叉配血试验。人体存在ABO、Lewis、Rhesus、MINSs等系统,为保障输血安全,一般必须进行ABO和Rh血型交叉配血试验,最好选用同型血输注。静脉输血是围术期中最主要的输血方法,一般可选用静脉留置针穿刺肘内、大隐静脉或颈外静脉,采用密闭式输血法输注。如估计失血较多,可经颈内静脉或锁骨下静脉穿刺行深静脉置管术,既可测中心静脉压,又有利于加速输血。紧急情况下可同时数处加压输注,加压方法常用的有加压输血器法及输血泵法等。动脉输血因有发生肢体缺血和动脉栓塞的危险,目前已少采用。

(三)输血的不良反应与并发症

在输血过程中可能出现各种不良反应和并发症,严重者可危及生命,必须尽一切努力加以预防。

1.早期和晚期反应

临床上常见的输血反应可分为早期、晚期两类。

(1)早期反应与并发症

1)与血液质量有关的反应发热反应、变态反应、溶血反应、细菌污染反应。

2)与大量快速输血有关的并发症心力衰竭、出血倾向、酸碱平衡失调。

(2)晚期并发症传染性肝炎、疟疾、艾滋病等。

2.术中输血与质量有关的不良反应

(1)溶血反应:指输血前由于各种原因红细胞已经被破坏,或误输血型不合的血后,红细胞发生大量破坏(溶血)引起的严重反应。其典型症状是在输入少量血液后,突发头痛、头胀、呼吸急促、心前区紧迫感、剧烈腰痛。继而发生寒战、高热、大汗淋漓、皮肤湿冷、脉搏细弱、血压下降、休克等。有时出现黄疸,血红蛋白尿、少尿或无尿,可很快进入昏迷。其症状轻重取决于溶血的程度。在全麻手术中主要表现为伤口渗血和血压下降。当有不能解释的手术野渗血及低血压时,则应想到溶血反应的可能。溶血反应预防重点在于加强血库、手术室工作人员的工作责任心,输血前必须严格核对,并按输血规程要求进行。

(2)细菌污染反应:指输入被细菌污染的血液及其制品引起的剧烈反应。虽少见,但极其严重,死亡率高。临床症状常与输入含菌数量、毒素强弱以及机体抵抗力有关。当输入菌量多、毒力强,即使输血量小,也可突发寒战或高热、头痛、烦躁不安、呼吸困难、恶心呕吐、脉搏细弱、血压下降等一系列中毒休克征象。严重者可发生肾功能和呼吸功能衰竭。全麻下手术患者表现为血压下降、创面广泛渗血不止和尿量减少。预防措施是在输血全过程各环节都应严格遵守无菌操作规程,输血前认真进行血液外观质量检查。

(3)变态反应:主要是由于血液制品中含有使人过敏的物质,大部分变态反应是类变态反应,常见症状是荨麻疹及皮肤瘙痒,发生率约为3%。轻症者可暂停输血及给予抗组胺药,严重者应给予肾上腺素、氢化可的松等。

3.术中大量快速输血有关并发症

(1)心力衰竭:严重创伤大量出血,往往需在短时间内输入接近全部血容量的血液,这种大量快速的输血势必增加心脏负荷,引起心脏功能失调,导致心力衰竭,尤其心脏代偿功能较低的患者(心脏病、老人或小孩)。对心脏功能减退患者输血,特别是大量快速输血时,应严密观察颈静脉有无怒张,肺部有无啰音,并随时做中心静脉压测定。如出现心力衰竭即停止输血,并按心力衰竭积极治疗。

(2)出血倾向:由于大量输入库存血,血小板数量和活性降低,易变凝血因子(Ⅴ、Ⅷ等)减少,常可导致出血倾向。表现为手术野异常渗血,黏膜和皮下出血点,甚至有牙龈出血和血尿出现。有主张大量快速输血4000～5000mL时,输给新鲜血浆和血小板悬液,可预防出血倾向。氢化可的松静脉滴注,可减少血小板、血浆凝血因子和毛细血管损害,预防出血。

(3)酸碱失衡:大量输入库存血后,可发生不同程度的酸中毒(枸橼酸库血保存1周pH值为6.79,2周为6.70,3周降到6.60)。因此,要及时给予5%碳酸氢钠溶液加以纠正。

(4)肺微栓塞症:血液在库存过程中,白细胞和血小板聚集,可形成20～80nm的凝聚物,大量进入循环后散布全身微血管形成栓塞。最先受累的部位是肺脏,患者出现呼吸功能受损。因此大量输血应使用微孔过滤器。

输血所致传染性疾病,以乙型肝炎多见,属晚期并发症,不在此赘述。

三、自体输血的临床应用

自体输血用于手术已有百余年历史,近年来由于手术范围扩大,失血多的手术增加,常使供血发生困难,同时血源性传播疾病的增加,使得人们对自体输血普遍引起重视。自体输血不需化验血型及交叉配血试验,能及时有效地将丧失血液重新利用,自身的红细胞较库存血好,携氧能力高,输入后红细胞能立即发挥良好的携氧功能。无传染疾病的危险,也不会产生对血液成分的免疫反应等潜在危险。可避免输血过量而导致循环系统超负荷之弊。对自体血的利用方法有血液稀释法自体输血、储血式自体输血和自身血收集回输。适用于心、肺、肝、肾功能正常,年龄 11～60 岁,血红蛋白不低于 110g/L,红细胞比容不低于 35%,总蛋白不低于 60g/L,凝血酶原时间在 17s 以下的患者。有计划地在术前或麻醉前山肘静脉采取血液,装于 CPDA-1 保存液血瓶中。采血同时输给患者同量的胶体代血浆和 1/2 量的晶体液,采血量一般为患者血容量的 20%～25%(成人 800～1000mL)。术中,当失血超过 200～300mL 时开始回输自体血;失血在 1000mL 以内者,一般不再输库血;当失血量多于采血量,则酌情输适量库存血。

(一)急性等容血液稀释与自体输血

急性等容血液稀释一般足在麻醉后和手术主要出血步骤开始前,抽取患者一定量的自体血储放于手术间,同时输入胶体、晶体液补充血容量,使血液呈一定稀释度,血红蛋白降低,手术出血造成的血液丢失减少。将采集的全血在手术结束前回输于患者自身。急性等容血液稀释也是唯一提供新鲜自体全血的方法,不会有储存期的血液生化改变;血小板及凝血因子功能完整,红细胞损失少。此方法适合于预计出血量在 500～1500mL 的手术。条件好的患者如果管理适当,甚至能应付出血量为 2000mL 的手术。

1.适应证

急性等容血液稀释主要适用于以下患者:

(1)手术出血量超过 500mL 的各种外科患者。

(2)由于使用右旋糖酐液有预防血栓、脂肪栓塞的作用,所以急性等容血液稀释适合脑血管外科和显微外科手术。

(3)适合红细胞增多症患者。

(4)宗教信仰不接受同种异体输血的患者。

2.禁忌证

急性等容血液稀释没有绝对的禁忌证,但对以下患者值得注意:

(1)患有贫血或凝血功能障碍的患者应列为相对禁忌。

(2)麻醉评估 ASAⅢ级及以下者不适合。

(3)严重感染、烧伤、休克或有水、电解质紊乱者,因机体各脏器的代偿功能可能已受损害而不适宜。

（4）有心肌损害、瓣膜功能不全或心内动静脉分流者应列为禁忌，但对冠脉循环功能不全的患者，轻度等容性血液稀释反而有治疗作用。

（5）椎管内麻醉时血流动力学已经发生改变，实施急性等容血液稀释会进一步增加心脏负荷，对维持循环不利而应避免。

（6）患者的自体血液不足时应给予同种血输血。避免为开展急性等容血液稀释而忽视必要的同种血输血。

3.急性等容血液稀释术前准备

（1）改善患者的全身营养状态：按常规手术准备进行，提高血红蛋白量，使患者手术后的贫血状态能尽早恢复。具体做法是：

1）补充铁剂，可口服硫酸亚铁片。

2）必要时使用重组人类促红细胞生成素（EPO），一般隔日使用，每次 3000～6000U，术前给药 3～4 次，术后给药 4～5 次。

（2）麻醉方法：一般选择全身麻醉，优点是患者舒适、无不良记忆，麻醉管理方便、安全。

（3）采血量的预计：急性等容血液稀释患者的最大取血量可按如下公式计算：

$$取血量=\frac{HCT_{术前}-HCT_{拟稀释}}{HCT_{术前}+HCT_{拟稀释}}\times每千克血容量\times体重(kg)$$

4.急性等容血液稀释的采血方法和注意事项

（1）采血方法：一般在静脉麻醉诱导后 10min 即开始采血，采血前应输注平衡液 10～15mL/kg，对已有脱水的患者可输注平衡液 20mL/kg。此措施有利于采血和维持循环，不影响 HCT 值的变化。

1）经前臂静脉采血：为最常用的方法，操作便利，采血速度快，回路不易发生凝血现象。具有输液、采血和血液回输共用一条静脉的优点。具体方法足将输液器前端连接两个输液三通，18G 套管针穿刺静脉后连接固定，进行输液。采血袋与近端三通、10mL 空注射器与第 2 个三通的侧孔衔接，将采血袋内的 CPDA-1 液部分引入采血袋的导管。采血前旋转三通开关，关闭套管针和输液器的通路，打开采血器与注射器的通路，将血袋内的部分抗凝剂吸至注射器内，给血压袖带加压，静脉回流受阻，开放采血袋的通路，注意血袋位置放低。血液流入血袋时轻摇血袋使血液与抗凝剂充分混合。将注射器内含 CPDA-1 液随采血的速度缓慢注入血袋。完成 1 单元的采血时立即将血压袖带排气减压，关闭血袋通路，关闭注射器通路，开放输液通路，快速输注与采血相等量的代血浆。将血液密闭保存，做好标记并置于室内。

2）经颈外静脉采血：优点是方便，采血速度快。方法是在麻醉诱导后，将患者置头低位，头偏向一侧，过度通气使胸腹腔内压升高，颈外静脉怒张，用采血袋附带的穿刺针直接穿刺颈外静脉采血或用三通连接法。

3）经中心静脉插管采血：将中心静脉导管连接输液三通，通过三通进行采血，可用于周围血管条件差的患者。

4）经动脉监测管采血：通过桡动脉，足背动脉或肱动脉监测动脉压的套管针进行采血的方法。

（2）采血注意事项：急性等容血液稀释的采血中注意以下问题。

1）血压降至 10.64kPa（80mmHg）应停止采血，待输注胶体液血压恢复后再继续采血。

2）对于循环功能不稳定的患者，应开放两条静脉进行等容采血，边输液边采血。这种急性等容血液稀释血中混有胶体液，血液浓度稍低，但是采血时循环动态稳定。

3）维持静脉麻醉药的输注与采血不能在同一侧肢体，否则所采血中含有较多的麻醉药。

4）使用肝素抗凝进行急性等容血液稀释的采血时，应在 24h 内输完。并注意观察 ACT 值的变化，必要时可给予鱼精蛋白对抗。肝素经肝、肾代谢，因此肝、肾功能不全的患者需慎用。

5.循环血容量的维持

急性等容血液稀释采血时的循环血容量减少时以代血浆做补充。目前国内用于急性等容血液稀释的血浆代用品有羟乙基淀粉（6％HES）、中分子右旋糖酐（Dx70）、低分子右旋糖酐（Dx40）、尿素桥交联明胶、琥珀明胶等。出血量多时应在输注晶体液和胶体液的同时间断回输自体血，必要时输注同种血。手术结束前维持 HCT 30％左右，血红蛋白＞90g/L。

6.血液回输与术后管理

（1）血液回输的原则和方法：急性等容血液稀释中所采的血液一般应在 6h 内回输，超过 6h 应置于冰箱内 4℃条件下保存，并于 24h 内回输完毕。

血液回输的原则：先采集的血液最后回输，因为最先采集的血液纯度最高，最新鲜，血液中的血小板和凝血因子未被破坏，回输后可减少术后伤口渗血，有良好的止血效果；由于血液中多少都含有一些麻醉药，因此回输时应密切观察患者的麻醉深度；出血量比预计出血量少时，应在手术主要步骤完成时即开始回输自体血液，出血量比预计出血量多时必须输注同种血时，可先输同种血，然后再回输自体血。

（2）术后管理：血液稀释过程中，输注大量的晶体液和胶体液经肾脏排出后会出现血容量减少，可再次给予代血浆或给予人血浆蛋白制剂。大量使用代血浆时，使用利尿药可预防肾功能障碍。术后 1～3 天应注意观察血红蛋白和 HCT 的变化，术后应继续口服铁剂。为了尽快恢复可使用 EPO 制剂。

（二）储血式自体输血

储血式自体输血是将采集的自体血液储存起来，然后在手术中或失血后再回输给患者的方法。与急性等容血液稀释和回收式自体输血相比较，储血式自体输血的适应范围更广，自体血液的储存量多，且血液质量大致相同。储血式自体输血的实施足由各输血科室或血液中心进行，临床使用方便。

1.适应证与禁忌证

同急性等容血液稀释自体血回输。

2.储血式自体输血的采血标准与要求

（1）基本条件：我国对健康献血者的年龄标准为男性 18～60 岁；女性 18～55 岁。而美国血库协会(AABB)对年龄没有特别规定,但对 15 岁以下的小儿,必须慎重。体重的要求是男性 50kg 以上。AABB 对此未做出特别规定。欧洲对体重低于 45kg 者、日本对体重低于 40kg 者的采血要求必须慎重。

(2)血红蛋白和 HCT、血压等要求:AABB 规定采血前血红蛋白应在 110g/L 以上,HCT 为 33% 以上。欧洲的标准首次采血血红蛋白为男性 120g/L 以上,女性 110g/L 以上。我国同欧美的标准相同。对收缩压高于 22.7kPa(170mmHg),舒张压高于 12.7kPa(95mmHg)的高血压患者,或者收缩压低于 12.0kPa(90mmHg)的低血压患者的采血必须慎重。对心率>120/min 或<50/min 的患者,原则上不宜进行采血。发热的患者也不能进行采血。

(3)采血量:我国规定首次采血量为 200mL(1 单位),以后每次最大采血量男性体重超过 55kg 者为 400mL/次。女性体重超过 50kg 者为 400mL/次。采血量按以下公式计算:

$$每次采血量(ml) = 400(mL) \times \frac{患者体重(kg)}{50(kg)}$$

(4)采血间隔期:一般采血间隔期需要 1 周以上,且最后的 1 次采血要在术前 1 周进行。

3.储血式自体输血的采血方法

按采血间隔期的方式,储血式自体输血的采血方法可分为单纯采血法和转换式采血法。

(1)单纯采血法:通常是在术前 3 周采血 400mL,于术前 2 周再采血 200mL 或 400mL,还可以术前 1 周继续采血 200mL 或 400mL。采血量根据患者的全身状况和年龄、体重做决定。

(2)转换式采血返还输血法:转换式方法可于手术前第 4 周或第 7 周、第 8 周开始进行,第 1 次采血 400mL,第 2 次采血 800mL,回输前 1 次采集的血液 400mL;第 3 次采集血 1200mL,回输上一次采集的 800mL 血液;第 4 次采集血 1600mL,回输上一次采集的 1200mL 血液。使用这种方法可以每周或者隔周进行,平均储血量可达到 1900mL。但是反复大量采血和血液回输,必须密切注意血液生理学和血流动力学变化,需严格掌握适应证。

4.血液的保存

(1)血液液态保存法:血液液态保存法是最常用的方法。为延长保存期,在 CPD 液中加入腺嘌呤的 CPD-1 液,其血液保存期为 35 天。近年广泛开展成分输血,为浓缩红细胞配制的添加液可使血液保存期延长至 42 天。但是长期保存血液容易发生血液污染等问题,因此提出:液态保存的血液,应在 21 天之内使用。

(2)血液冷冻保存法:血液冷冻保存法是保存红细胞,临床使用时将红细胞解冻。血液冷冻保存的优点是能长期保存,保存期可达 5 年,其缺点是需要特殊的设备、条件和技术,且费用高,不易普及。

5.补充铁剂与 EPO 的使用

自体采血的患者,必须及时补充丢失的红细胞与铁,EPO 与铁剂的联合应用为术前存在轻度贫血的患者或小儿等原先小适合开展自体输血的患者创造了可能采血的机会。使用剂量与给药次数应根据患者血红蛋白量的变化和实际储血量做适当增减。应注意,EPO 对已有造血功能障碍的患者不适合。

6.储血式自体输血的血液管理

自体输血者亦应做各项血液学检查。血液无论储存还是回输,血袋上都应有明确标记,其血液质量的管理方法与同种血的管理相同,应严格查对,防止错取血液。

(三)回收式自体输血

回收式自体输血是指使用吸引器等装置回收手术中、手术后或因外伤等原因从人体内流出的血液,然后再回输子患者的自体输血法。

1.回收式自体输血方法的分类

(1)按处理方法分类

1)非洗涤血液回输方法:特点是血液回收与回输的速度快,不废弃回收血中的血浆成分。缺点是混入血液中的异物可能会直接被输入人体内而引起并发症,如溶血、肾功能障碍、败血症和 DIC 等。

2)洗涤红细胞的血液回输方法:特点是将回收的血液进行充分洗涤,废弃血浆部分,将纯净的红细胞回输人体,能减少或避免非洗涤式方法引起的并发症。

(2)按实施时间分类

1)手术中回收式自体输血:是将手术野流出的血液回收。其血液有凝集性,必须使用抗凝剂。

2)手术后和外伤时的回收式自体输血:即在手术后或外伤后回收存积在胸腔或腹腔内的血液,被回收血液中的纤维素已破坏,因此血液无凝集性。有人主张回收这种血液无须使用抗凝剂,但在临床应用中仍适量使用,其用量为用于新鲜血液的 1/2 量即可。

2.适应证与禁忌证

(1)适应证:回收式自体输血适应于组织损伤较轻时的大量出血,最大特点是能应付紧急时刻的大出血。这一方法术中使用最多。

1)心血管手术的体外循环。

2)胸、腹部大动脉瘤手术。

3)脊椎侧弯矫形手术和人工髋关节置换手术等。

4)子宫破裂大出血和异位妊娠大出血。

5)肝、脾破裂,肝移植手术等。

6)脑动脉瘤、肿瘤手术,估计出血量较多时。

手术后一般适用于术后引流管的血液回收。其原则是回收手术后 6h 以内的血液,洗涤后再回输。外伤时回收式自体输血适应于外伤引起的胸腔内、腹腔内或腹膜后腔隙的出血。

(2)禁忌证

1)禁忌回收含有细菌、脓液、内毒素、胆汁及消化液、羊水和脂肪的血液。但是,如果血液内仅含极少量的卜述物质,采用洗涤式回收式自体输血方法亦并非绝对禁忌。

2)禁忌回收混入恶性肿瘤细胞的血液。但是,目前正在研究开发将肿瘤细胞杀灭的方法,有报道使用丝裂霉素 C 与血液充分混合,静置 20min 能杀死血液中的癌细胞。目前也有使用微滤器吸附去除肿瘤细胞的方法。因此将来在这方面有扩大适应范围的可能性。

3.并发症和注意事项

(1)出血倾向:由于洗涤红细胞的血液中不含有血小板、凝血因子等,因此大量回输洗涤红细胞后不可避免地要有出血倾向。一般认为,出血量在 2000mL 以下时,几乎不发生出血倾向。

(2)血红蛋白血症和肾功能不全:使用洗涤的红细胞,HCT 为 50%,其游离血红蛋白在 1.5g/L 以下,一般不出现血红蛋白血症;而非洗涤式回收的血液,HCT 为 10%～40%,其中游离血红蛋白一般为 2.0～5.0g/L,大量回输时可能出现血红蛋白血症。如果游离血蛋白量少,其血液可以回输。但是大量的游离血红蛋白有可能导致肾功能不全,因此要洗涤后再回输。

(3)肺功能障碍:回收式自体输血式的肺功能障碍是由于在肺部发生微小血栓而引起的。如果采用血液回收系统,回收装置使用 40～120μm 的微滤器,于血液回输时再经 20～40μm 的输血过滤网过滤,一般是安全的。采用非洗涤式回收式自体输血的方法,偶有急性支气管麻痹现象,可能与回收血液中含有作用于支气管平滑肌的物质有关,如某些肽类物质。

(4)DIC:长期存留于体腔内的血液,如果伴有组织挫伤,其中可能含有大量的组织凝血致活酶,易导致微小血栓形成,加上细菌感染可引起 DIC。因此使用术后引流的血液必须要洗涤以后再回输。

(5)感染和败血症:因回收有细菌感染的血液引起,一般发生于外伤出血时的血液回收。因此对怀疑可能有少量细菌感染的血液,在用于回收与洗涤的生理盐水中应加入抗生素,并增加洗涤液的用量,以提高洗涤效果和保证处理血的安全性。

4.回收式自体输血的实施

(1)非洗涤式 IAT:这是国内手术最常用的方法。其装置简单,经济。采血前将 500mL 或 100mL 储血瓶内加入适量抗凝剂,经吸引装置,边吸引血边轻摇储血瓶。然后将回收血用尼龙滤网(170μm 孔径)过滤,再经输血器过滤回输给患者。利用心脏手术的储血器回收过滤血液会更方便。国外出售的非洗涤回收式自体输血装置基本上是吸引端头附带有抗凝剂滴注器和可调控的负压吸引器与心脏手术的储血器经管道连接,再经输液泵回输血液,全部过程组成为系统装置。

(2)洗涤式 IAT:需借助于能够将红细胞洗涤的血液回收机进行,目前这种机器已经发展为第五代产品。虽然型号和种类各异,但其机械装置与操作方法大同小异,都能自动控制进行血液回收和处理。从手术野流出的血液经吸引管吸引,与肝素盐水(肝素 12500U、生理盐水 500mL)混合,存入回收血袋(3L 袋),在回收血袋内过滤,将破碎的骨片或组织片去除。回收血袋的回收量达到设定平面后即自动开启血液回收机开始自动处理,即血液泵将回收血袋内的血液送入高速旋转的离心转筒内进行分离。在转筒内,比重高的红细胞在外层,比重低的血浆等在内层,形成分离。不断流入的血液使外侧红细胞层逐渐增厚,内侧的血浆(上清液)一旦充满转筒便会溢出送入废液袋(IOL)中。当监测传感器测知转筒内红细胞层的 HCT 在 50% 的程度时,活门自动关闭,终止血液流入转筒,然后将生理盐水输入转筒内进行洗涤。

流入转筒内的生理盐水通过红细胞层后,与上清液一同流入废液袋中。此时已将红细胞层和上清液中含有的游离血红蛋白、肝素、血小板、凝血因子等除去,成为洗涤浓缩红细胞液。如果光学传感器对废液的监测显示透明度不足时,机器会自动追加洗涤液量进行处理。经过洗涤处理,红细胞回收率一般为红细胞总量的 60%～70%,肝素去除率为 97%。处理过的血液仍需通过输血器再回输给患者。

(3)注意事项

1)使用时应在吸引血液之前先吸入肝素盐水 100mL,防止回路发生凝血。肝素盐水的滴注以 1 滴/s 的速度为标准。

2)为了防止溶血并提高血液回收率,吸引器头应放在血与气交界面之下,降低吸引压(10.64～16.0kPa)或加大吸引管的口径。同时要防止吸入止血剂,以免堵塞过滤器。

3)计算回收血液量时应将肝素盐水、洗涤液、冰盐水、停跳液等除外。

4)输注经肝素盐水洗涤处理的血液时应检测 ACT 值,必要时给予鱼精蛋白中和。

5)处理过的血液,在室温 20～24℃时应于 6h 之内回输,冷藏(1～6℃)要在 24h 之内回输。

6)输血后可用碱化尿液和充分利尿等措施保护肾脏。

四、术中输血输液原则及注意事项

(一)补液的基本原则

在补充液体前应先对伤病员全身的水、电解质及酸碱平衡失调的情况做正确的判断,然后估计液量、种类和方法。这项工作应在手术排定后由台下巡回护士深入病房了解,最好取得主管医师或主要手术者的配合,做到术前有充分的准备。

1.水、电解质与酸碱平衡失调的判断

可根据病史、体检、出入量和化验检查进行分析,判断全身体液是过少还是过多,体液是高渗还是低渗,有无酸碱失衡,有无钾、钙、镁等离子代谢失调。

术中输液的最主要目标是提供当日水与电解质的基本需求,同时补充继续的肾外丧失。

(1)提供正常的当日需求:由于疾病、创伤及手术,伤病员不能进食,则需补液以达到维持正常的内环境、保持正常的体液张力与渗透压。基础需求通常按 2000～2500mL/天计算,其中包括葡萄糖 100g,钠51～85mmol(约为 NaCl 3～5g),钾 40mmol。

(2)补充继续的肾外丢失:许多外科患者手术时仍继续存在某些失液,如胃肠道吸引及瘘、炎症或创伤的渗出,通过皮肤和呼吸道的蒸发(高热时)等。它们中有的可以测量,有的则无法测量,通常多根据失液的性质与量来选择输用的液体及量,其计算一般可参考前 1 天出入量的记录,然后再根据手术过程失液情况加以调整。

(3)术中尤应注意以下几种失液情况

1)术中不显性失水,开腹及开胸时明显增多,在中等腹部手术可达 100～150mL/h。

2)除明显的失血外,手术野常有一些血清样液的丧失,这与手术大小、术野创伤程度及有无炎症等有关,在一般中等胸腹手术可达 100～200mL/h。

3)有一种不引人注意的失液,即在大手术及创伤或严重休克时,尚有液体由"功能性"细胞外间隙转移至细胞内间隙,这在择期手术中不太明显,但在严重创伤或休克时,4h 时可达细胞外液的 5％。

考虑到上述情况,在手术过程中针对失液的情况,在中等骨科手术补液量约为 100～200mL/h,胸腹联合手术为 500mL/h,合并休克时应更多些。

手术中补液种类多主张以平衡盐液为好,它可补充细胞外液间隙的缺乏而有助于内环境的稳定。目前多不主张过多补糖,只需补充适量等渗糖液维持脑及红细胞代谢的要求即可。

2.补液量是否合适的判断

根据以上计算的补液总量,按计划输注,补液量适当与否,应以测定每小时尿量、尿比重和尿氯含量加以判定。一般补液时,如能保持尿量在 30～50mL/h,尿比重在 1.020～1.010,24h 尿内氯化物总量在 4g 以上,则表明情况良好,不至于严重缺水和缺氯现象。

平衡盐液是目前常用的一种等渗的电解质液,其离子成分接近于细胞外液(血浆),最大优点是大量应用时不像生理盐水会造成高氯血症和代谢性酸中毒。平衡盐液通常用 2 份等渗盐水和 1 份等渗碱液(1.9％乳酸钠或 1.25％碳酸氢钠)组成,或以 2 份林格液(复方氯化钠溶液)和 1 份等渗碱液组成。这样使 Cl^- 含量比等渗盐水少 1/3,近似血浆浓度。

平衡盐液的作用在于迅速扩充血容量,维持渗透压,纠正低血钠,纠正酸中毒,减低血液黏稠度,改善微循环,保护肾功能,防止肾功能衰竭。在抢救出血性休克时,起部分代替输血的功能,可在 45min 内快速输进 1000～2000mL 平衡盐液,为进一步处理赢得时间。

3."失血补血"概念的变化

在外科领域,由于手术范围的扩大,术中失血量大而需要补充血容量的机会增多,血量的丢失是失血性休克的主要原因。因此,"失血补血"的概念长期为术者所遵循,以致大量输入血液,而忽视细胞外液的补充,从而导致休克后肾功能衰竭的发生概率增多。近年来大量实验和临床观察证明,以一定量近似细胞外液组成的含钠电解质溶液(平衡盐液)补充功能性细胞外液的丢失,还较单纯输血有效,进而明确输血的重点除补足循环血量,提高氧运输能力外,还应注意细胞外液的补充。近代观点一致认为失血时不必过早大量输血,应先以代血浆及晶体液扩充血容量使血液稀释,这样既能增加心排血量,降低周围血管阻力,使血流速度加快,增加组织灌注,同时可防止休克患者微循环血流障碍、血液黏稠度增加及红细胞凝集的继续恶化,对创伤和休克患者很有意义。

从以上观点出发,失血量达全身血容量 20％～30％,可输电解质、代血浆、清蛋白及红细胞悬液;失血量＞全身血容量 30％,除上述液体外,应输全血,以维持红细胞比容在 0.30～0.35;失血量≥80％血容量时,应加输新鲜冻干血浆和浓缩血小板。

(二)术中输血注意事项

输血是确保手术安全的重要措施之一,关系到伤病员的生命安全,因此,输血前严格执行查对制度和质量检查。对输血既要掌握得当，又要以极端负责的态度认真对待，达到安全的目的。

1.双人以上核对受血者、配血单、血袋标签三者的血型，患者姓名及住院号，献血员姓名及血袋号是否一致。

2.血液包装是否严密，有无破损及漏血。

3.输血全过程中必须严格无菌操作，防止细菌污染。还应注意，血液移出冰箱后应尽快输用，以防变质，可用液体加温装置预防低温对机体的影响。除生理盐水外血液内不得随意加入药物。

4.输血中严密观察输血反应，输血开始速度宜慢，观察 15min 无不良反应后，方可按一般速度输入。输注速度以患者体征及测定参数为依据。输血前应常规用生理盐水冲洗管道，如果输入两个献血员的血液，应间隔输入少量生理盐水，将输血器及乳胶管内血液冲洗干净。如中间夹输清蛋白则需要更换输血器，输完的血袋应密闭保留 1 天，以备检查。

（三）术中输液输血的具体实施

术中输液的应用范围是补充血容量（扩容）和作为静脉给药的途径，这已成为外科手术过程的常规工作，更成为手术室的重点工作之一。为此，必须根据不同手术类型和范围建立包括外周静脉或深静脉的通道，并根据患者身体的需要对补液的类型、数量和流速以及电解质的补充做出粗略估计，使达到近似生理需要和确保安全的需要。

1.输液准备

手术患者入室实施麻醉之前，手术室护士应迅速做好以下准备工作。

（1）操作前必须认真洗手：保持手清洁干净，以防感染。

（2）做好输液装置的准备：按照护理技术操作常规，检查输注液体质量，连接输液管道并灌注，灌注时先把滴腔（墨菲管）充填一半液体，然后排出管道内气泡备用。

（3）选好穿刺针头或导管：目前临床一般采用静脉留置针进行输液、输血，成人用 20、18 号针头或导管；儿童常用 22、24 号针头或导管。静脉留置针有直型和 Y 型可选用，直型静脉留置针与输液器之间需连接三通管以便麻醉给药。

（4）选好穿刺部位：输液部位的选择常因手术部位不同而异。成人常用手背静脉作为开放静脉可收到满意效果，手以上静脉作为快速输血用，肘前静脉作常规输血也较理想，婴幼儿常采用头皮静脉。下肢静脉也常采用，以内踝上的静脉穿刺为好，但有认为下肢静脉输液有引发血栓性静脉炎的危险。在肝脏手术时，因有阻断下腔静脉血流的可能，仍以上肢静脉输液为理想。除此之外，有些重大手术患者术中需对中心静脉压和深静脉置管监测，常由手术或麻醉医师操作，手术室护士应密切配合。

2.输液开始与维持

（1）静脉穿刺：静脉近心端稍加阻断（使用乳胶管或充气带），穿刺部位严格消毒，行静脉穿刺。当针头刺入血管见回血时送入套管，连接三通与输液器，开放液体滴入顺利表示穿刺成功，应妥善固定，如局部突起、疼痛，则表示针头已脱出静脉腔，应重新穿刺。有些患者（尤见妇女)穿刺部位静脉显露差,穿刺前可用温暖的湿纱布敷15～20min,以利静脉显露;或令患者握拳置于心脏平面下,可助看清静脉。休克患者静脉萎陷,经数次穿刺未成功者;手术大、出血多,需建立快速、可靠静脉输血通道者;肥胖、水肿患者静脉不易显露时;应行深静脉穿刺或静脉切开,均需手术室护士密切配合。静脉复合麻醉患者常需建立另一条静脉给药通道。

(2)静脉输液的流速控制:外周静脉输液是借助输液瓶流体压力进行输液的,因此,输液瓶应高出静脉1m左右。深静脉置管输液因有负压的影响,其流速过快,应认真加以控制,以防进入空气。外周静脉输液开始时以一般速率维持(成人60滴/min;儿童或老人40滴/min),术中根据血压、中心静脉压与尿量监测结果以及手术的需求进行调整。

一般情况下,医师按"mL/h"开出医嘱,而护士在实际输液时多以"滴/min"计算,其换算公式为:

$$滴/min＝滴/mL \times \frac{mL/h}{60}$$

液体调节在手术全过程中极为重要,应有足够的重视。尤其给液速度过快,可发生循环过量,引起充血性心力衰竭和肺水肿等严重并发症,应十分警惕。当输液管中出现血液,穿刺部位敷料浸湿(渗液、脱离),穿刺部位疼痛、肿胀、发冷等,是妨碍液体流速的指征,术中必须认真观察及时处理,以保证液体顺利输入。

3.输液中加入药物的注意事项

(1)液体中加入药物前,应认真核查患者有无过敏史,尤其对青霉素药类的过敏史,在输入15min内观察有无不良反应。液体中加入两种药物前,应了解有无药物的配伍禁忌,切勿盲目操作。

(2)液体中加入有刺激性的药物(钾或维生素)必须转动液体瓶,使药物在溶液中均匀。有些刺激性较强的药物(抗生素),必须先予以稀释,不可直接加入。

(3)凡在液体中加入药物,必须在瓶上写明药物名称、剂量。

4.输液并发症及其预防

术中输液应注意可能发生的问题及并发症。常见的并发症是热原反应、静脉炎、液体污染导致感染败血症,对这类并发症的预防在于严格的无菌操作以及对所输液体的质量检查;其次足由于输液速度过快或输液过量,导致的心力衰竭,尤其是原有心脏疾病者、儿童或老年患者,预防措施是在输液过程中认真观察颈静脉有无怒张,呼吸频率有无改变以及尿量的改变等。

5.输血开始与维持

(1)采取库血输血:取出库血输注前,必须有两人(护上与台下司输血医师或司麻醉医师)共同核对患者姓名、住院号、血瓶号、血型等。还需重视检查配血单上的编号(一定要与血瓶编号一致),进而检查血液质量及包装。如发现问题或疑问,应将血液退回血库,切不可贸然输入。

(2)安装插入输血器:即将血瓶(袋)倒置,刺入输血针头,充填输血管道并排尽空气,另一端连接于静脉输液装置上(或静脉穿刺针头上)开始静脉输血。

(3)输血速度:输血开始时应缓慢输入,15min 内以 2mL/min 滴入。如患者情况稳定,再以一般速度滴入,成人一般 40 滴/min(20~60 滴/min),幼儿、老年及心肺功能不全者 10~20 滴/min。根据术中出血情况随时调整输血速度。输血速度过慢可致血液停止流动,一旦血液停止流动,可迅速夹住输血导管系统,改用生理盐水灌注导管内血液可望继续输入。为预防发生血流停止,可轻轻将血瓶(袋)颠倒 2~3 次,以保持通畅输入。

(4)加压输血:对于严重创伤、失血、休克,或术中大量失血急需短时间内输入大量血液补充血容量时,则需采用静脉灌注力口压输血。通常加压输血方法有滑行挤压法、塑料袋加压法、三通活塞加压法。

(四)输血的护理评估与措施

1.输血前评估与护理措施

(1)评估:观察患者的一般情况及生命体征、分析判断失血的原因及类型、缺血程度。

(2)措施:根据患者的失血量及对失血的耐受力,选择适当的输血成分,合理备血,为输血做初步计划。

2.输血过程中的护理

(1)输血开始 20~30min 内严密观察患者生命体征及其他症状。

(2)对疑有输血反应时立即停止输血,并将剩余血、输血器及患者的新鲜血标本送检。

(3)评估患者体温,可适当加热血袋(35℃),同时注意保暖。

3.输血后评估

(1)评估术区渗血情况,观察非手术区出血情况,以判断有无凝血功能障碍。

(2)评估输血后反应,密切观察患者脉搏、血压及尿量变化,结合临床进行综合分析血容量是否补足,观察有无不良反应的发生。

第四节　手术室感染管理

一、手术部位感染

手术部位感染是指发生在手术切口的感染,包括在手术期间病原菌进入邻近组织而形成的深部感染。为了合理地讨论伤口感染,1992 年确定统一用手术部位感染描述各层组织的感染。手术部位感染分为表浅手术切口感染、深部手术切口感染和器官(或腔隙)感染。手术部位感染是外科手术后最常见的感染之一,是第三大最常见的院内感染,占住院患者所有院内感染的 14%~16%。一般手术部位感染 60%~80%在伤口局部。

(一)病原微生物

手术部位感染的主要病原微生物为细菌。其特点为医院感染的流行菌株,如铜绿假单胞菌、沙雷菌和某些噬菌体型的葡萄球菌等。由于抗菌药物的广泛应用,手术部位感染的致病菌也在不断发生变迁。近 10 年以革兰阳性球菌和耐药性较强的革兰阴性杆菌为主要病原菌,包括需氧菌、厌氧菌和真菌。革兰阴性杆菌主要为大肠埃希菌、克雷伯菌属、铜绿假单胞菌;革兰阳性球菌主要是葡萄球菌属、链球菌属和肠球菌属。大多数细菌多具耐药性,某些革兰阴性杆菌对多种抗菌药物均具耐药性,而且对消毒剂和灭菌措施抵抗力较强。如 1998 年某医院发生的非典型分枝杆菌引起的外科切口感染即有较强的耐药性。近年来真菌、病毒引起的手术部位感染亦占一定比例。

(二)危险因素

1.切口分类

外科切口感染与手术时伤口的污染程度有关,一般将切口分为以下几类。

(1)清洁切口:指手术中未进入呼吸、消化、泌尿、生殖腔道的手术切口,以及未遇到炎性病灶,术中未违反无菌操作原则的手术切口。

(2)清洁污染切口:是指进入呼吸、消化、泌尿、生殖道等,但无炎症病灶及感染和其内容物无溢出的手术切口。

(3)污染切口:是指手术中有消化道内容物外溢、尿路感染的泌尿道外溢、胆道感染手术,新鲜开放性创伤的扩创缝合手术,以及手术中违反无菌操作原则的手术切口。

(4)污秽切口:亦有人称为感染切口,是指有急性感染病灶的手术切口,消化道等空腔脏器穿孔的手术切口以及脓肿切开引流的伤口,创伤中有异物、粪便等严重污染伤口。

2.危险因素

(1)手术前的危险因素:

1)患者因素:肥胖、营养不良,慢性疾病如糖尿病、粒细胞减少或功能低下,严重嗜烟、酗酒,有远离伤口感染灶、术前住院时间长等。

2)需手术疾病的种类和部位:同样的手术,不同部位的皮肤切开,其感染发生率不同,择期手术中,当手术涉及或切除有腔器官时,术后手术部位感染发生率增加 3～5 倍或更高。

3)治疗因素:应用激素或肿瘤患者术前放疗、咽喉手术前预防性气管切开等均增加术后手术部位感染率。

(2)手术中的危险因素:

1)无菌技术:手术人员手部消毒不彻底,术中忽视无菌操作或使用污染的手术器械及用品等,均可导致手术部位的感染。

2)环境:手术室环境的洁净程度与手术部位的感染有一定关系,如空气中的含菌量与切口感染发生率呈正相关。除超净的手术间外,在普通手术间手术时,空气中流动的细菌随手术时间的延长而加重污染,直接或间接污染手术部位。

3)手术类型:手术类型不同感染率不同,随着切口污染程度的增加,感染率增加,结肠手术较胃手术更易发生感染,手术创伤越大,手术部位感染发生率越高,手术延长 1h,感染率可增加 1 倍,手术超过 2h,就可以作为独立的危险因素。

4)外科技术:术中忽视无菌操作,组织处理不当,止血不彻底,切口冲洗不够,切口缝合时张力过高,缝合部位缺血,引流管放置不当或局部存在无效腔等,均可增加术后手术部位感染的机会。

（3）手术后的危险因素:术后营养不良及代谢紊乱不能有效纠正、切口引流不畅均增加手术部位感染机会;术后病室环境处理不当亦可促使感染发生。

二、手术部位感染的预防和控制

（一）手术前的预防

1.尽可能在门诊完成各项有关检查,以缩短住院时间。同时积极治疗各种潜在疾病和感染,纠正各种增加切口感染的危险因素。加强营养,提高机体防御能力。

2.认真做好患者术前清洁和皮肤准备,术前进行淋浴洗澡,皮肤消毒前最好用消毒肥皂彻底清洗切口及其周围部位,然后再涂以消毒剂。

3.如果毛发不影响手术,可不去除毛发,如果手术须去除毛发,则应在手术前2h进行,并选择剪毛法。

4.对污染手术、结肠手术、全身情况较差者、接受激素或免疫抑制药者,进行人造物留置的手术、心脏瓣膜病或已置入人造心脏瓣膜而再行手术者、严重创伤患者,可于围术期预防应用抗菌药物。静脉给予抗菌药物的时间应在切开皮肤前30min内,使抗菌药物在切皮时,在血液和组织中的浓度达到最高。

5.对于肠道手术,术前口服抗菌药物可使结肠中病原菌显著减少,有利于防止术后感染。同时应做好机械肠道准备,如无渣饮食、肠道灌洗等。

（二）手术中的预防

1.手术人员准备

进入手术室前应严格按规定更换鞋、帽、衣裤、口罩,并按规定方法洗手。严禁患有疖肿、湿疹、皮肤感染、感冒、鼻咽部或肠道中带有耐药的葡萄球菌、化脓性链球菌等医务人员进入手术室。

2.严格按照要求铺无菌单,无菌单要求干燥

有报道切口周围贴附聚乙烯手术薄膜可降低手术部位感染。

3.手术技巧

熟练的手术操作、缩短手术时间、正确放置引流管等是减少术后切口感染的重要环节。术中要尽量减少组织损伤,减少切口内结扎线等异物,手术结束前切口用生理盐水反复冲洗,正确选择引流方式、引流管类型。

4.切口需要冲洗时,冲洗液的温度应与体温相当。

5.手术室管理

严格控制室内人员,尽量避免走动和说话,及时收集处理污染物品,保持术中手术室的清洁,做好手术环境和手术器械的消毒与灭菌管理,并执行严格的监控措施。

（三）手术后的预防

1.切口缝合后应敷盖吸附能力较好的敷料,渗湿后立即更换。

2.接触伤口前后应洗手,拆线时露在皮肤外面的缝线不应经过皮下组织而抽出;换药时严格遵守无菌操作规定,换药顺序为先拆线,再换清洁伤口,后换污染伤口,每次换药前后洗手。

3.及时反馈手术切口感染监控情况,可有效降低各类切口感染率。

4.做好对切口的观察和术后引流的护理。对患者及家属进行正确的伤口护理指导。

（四）手术室的无菌技术

1.无菌台的设立

无菌台的设立和应用必须遵循以下原则:

（1）打开无菌包前先检查无菌包的灭菌标识、有效期及包装是否完整,一次性灭菌物品使用之前应检查小包装有无破损、失效及产品有无不洁净。

（2）铺在台上的夹层包布向四周下垂,下垂部分30cm 以内视为相对无菌区。无菌台面铺有四层以上的无菌单,刷手护士移动无菌台时不可手握边栏,巡回护士移动无菌台时不可手握下垂台布。

（3）手术开始后,无菌台上的一切物品不得再用于另一手术或作他用。已铺好的无菌台若4h 未用,应重新做灭菌处理。

（4）无菌台上摆放无菌器具、敷料等不可伸出台缘外。湿纱布、敷料应放在无菌弯盘内,不可直接放在无菌台上。当手术服或铺单的无菌环境或屏障被破坏时,应尽快更换或覆盖。

2.手术中无菌操作注意事项

（1）手术进行中,所有工作人员均要严格执行无菌技术操作常规。手术人员的脐平面以下、肩部以上、背部均视为有菌区,手术器械触碰以上位置后即视为污染,必须立即更换。手术间内不得做与本次手术无关的任何活动。

（2）手术人员有必要调换位置时,应稍离开手术台,背对背地进行互换,并注意不得污染手臂及无菌区域。

（3）凡已打开放在无菌台上的备用物品,不论使用与否,均不得重新放回无菌容器里,必须重新灭菌后才能再使用。

（4）手术中用过的器械要及时擦净血迹,以减少细菌污染。无菌台上备用的器械覆盖以无菌巾(特别是时间比较长的大手术),以减少灰尘污染。手术中已应用的切开胃肠腔等的刀剪应视为已污染,必须与其他器械分开,单独放置和处理。

（5）手术开始后通向室外的正门不再开启。手术间的人员应避免不必要的活动,手术的参观者要与手术区保持30～40cm 以上的距离。给手术者擦汗时,术者的头部应转向侧面并用湿毛巾擦。

（6）手套破损时应立即重新进行外科手消毒后进行更换,凡怀疑物品器械被污染时,立即更换。

（7）为缩短手术时间，手术器械和用具应使术者得心应手。在仔细操作的基础上，手术完成得愈快愈好，因为手术后感染的发生率与手术暴露的时间密切相关。

（8）器械护士不得从术者身后传递器械，巡回护士不可用手超过无菌台传递物品。

（9）手术过程中由污染操作变无菌操作时，应重新更换无菌器械，消毒皮肤，加盖无菌巾单；在原消毒范围内切开另一切口前应重新消毒。

三、手术室感染管理

（一）环境管理

1.区域划分

符合功能流程和洁污分开的要求；分污染区、清洁区、无菌区，区域间标志明确，应有实际屏障，空气流向由洁到污。洁净手术部分为洁净区与非洁净区，两区之间设缓冲室或传递窗。

2.通道

应符合洁污分明、功能流程短捷、便于疏散的原则。

（1）单通道：应具备污物可就地消毒和包装的条件；双通道：洁污分开各行其道。

（2）多通道：具备对人和物均可分流的条件。中间通道一般为洁净走廊，外廊宜为清洁走廊。

（二）人员管理

1.工作人员管理

（1）遵守工作流程：由工作人员通道进入，先换鞋→进入清洁区→更衣，戴口罩、帽子→进入手术区域。帽子应将头发全部盖住；口罩应戴符合国家标准的外科口罩，并覆盖整个口鼻部，如污染、潮湿或佩戴4h后及时更换，手术衣裤以不脱纤维、不落尘的材料为宜。外出接送患者，须更换外出衣、帽及外出鞋。

（2）认真按外科刷手程序进行，严格遵守消毒灭菌制度和无菌技术操作规程。

（3）禁止患病工作人员参与手术。患有呼吸道感染、疖肿或手部有破溃的医务人员不得参与手术和进入手术室。

（4）接台手术人员在两台之间要严格实行刷手、消毒手臂，更换无菌手术衣、手套。

（5）工作人员在手术过程中尽量减少活动，尤其避免大声说话、交谈、打喷嚏等，保持室内肃静和整洁。手术间内应严格控制入流量，非手术者禁入内。

（6）每月对医务人员手进行微生物学监测，结果要符合卫生学标准。

2.病员管理

（1）进入手术室前应脱去鞋、袜，换穿清洁衣裤。

（2）尽量减少患者在手术台上的翻动，需要翻动时应尽量轻柔，以免带菌漂浮物沉降在手术区域。

（3）手术前护士应仔细检查患者术野皮肤是否清洁，有无疖肿、红肿及皮肤损伤，一旦发现,及时与手术医师研究补救措施,必要时延期手术,以防术后感染扩散。

(4)术中做好患者体温管理,必要时采取保温措施,使患者体温维持在正常范围。

(5)维持充足的血容量,保持血压稳定。

(三)物品管理

1.无菌物品与非无菌物品严格分开放置,并注有醒目标志以免混淆。

2.无菌物品必须存放于无菌敷料间,按消毒日期先后顺序排列在密闭柜内,按先后日期取用,专人负责。储存的有效期:压力蒸汽灭菌棉布类包装的物品在温度 25℃ 以下 10～14 天,炎热潮湿季节应缩短天数,其他包装材料和灭菌方式的物品应根据使用说明。超过灭菌有效期的物品必须重新灭菌后方可使用。

3.洗手刷一用一灭菌。

4.一次性无菌物品存放于阴凉干燥、通风良好的物架上,距地面 20cm 以上,距墙壁 5cm 以上。外包装不应进入无菌间。

5.无菌持物钳(罐)采用压力蒸汽灭菌,每台手术用一套经灭菌的干燥持物钳及罐,如手术时间超过 4h,应重新更换。

6.新的手术器械首次灭菌前应先进行清洗;外来手术器械及物品,应重新清洗和常规灭菌,并进行登记备案。

7.对置入型器械应有生物监测合格结果方可使用,紧急情况灭菌置入型器械时,可在生物PCD 中加用 5 类化学指示物,合格后先使用,并追踪生物监测结果。

8.每月对灭菌器材、灭菌物品及使用中的消毒剂进行微生物学监测,符合卫生学标准。

(四)空气净化与消毒

1.空气净化

手术室的空气净化常采用空气过滤净化系统来控制空气中细菌的含量。空气过滤器根据滤尘(或菌)效率的大小,将其分为初效过滤器、中效过滤器、亚高效和高效过滤器,使用时根据不同要求,采用相应等级的过滤器。

2.空气消毒

对未采用过滤净化系统进行消毒与净化的手术室,可采用下述方法进行消毒。

(1)循环风紫外线消毒器:循环风紫外线消毒器由高强度紫外线灯和过滤系统组成,可以有效地过滤空气中的尘埃,并可将进入消毒器的空气中的微生物杀死。按产品说明书安装消毒器,开机 30min 后可达到消毒要求,以后每过 15min 开机 1 次,消毒 15min,一直反复开机,关机循环至预定时间,此机采用低臭氧紫外线灯制备消毒环境中臭氧浓度低于 $0.2mg/m^3$,对人安全,故可在有人的房间内进行消毒。

(2)静电吸附式空气消毒器:静电吸附式空气消毒器采用静电吸附原理,加以过滤系统,不仅可过滤和吸附空气中带菌的尘埃,也可吸附微生物,在一个 20～30m² 的房间内,使用一台大型静电式空气消毒器,消毒 30min 后,应达到国家卫生标准。可用于有人条件下室内的空气消毒。

不管是哪一个种类的空气消毒器,所用消毒器的循环风量(m³/h)必须是房间体积的 8 倍以上。

(3)如选用其他消毒方法,必须遵守可连续消毒且对人无毒无害的原则。

(4)药物熏蒸或喷雾消毒:

1)过氧乙酸:将过氧乙酸稀释成 0.5%～1.0%水溶液,加热蒸发,在 60%～80%相对湿度,室温下,过氧乙酸用量按 1～3g/m³ 计算,熏蒸时间 2h。

2)复方过氧化氢:复方过氧化氢空气消毒剂以过氧化氢为主要成分,配以增效剂和稳定剂等,一般用量按过氧化氢 50mg/m³ 计算,采用喷雾法,在相对湿度 60%～80%,室温下作用 30min。

药物熏蒸或喷雾消毒法消毒时室内不能有人,因而只能用于终末消毒。

(五)物品和环境表面消毒

1.地面

当地面无明显污染情况下,通常采用湿式清扫,清除地面的污秽和部分病原微生物。当地面受到病原微生物污染时,通常采用二溴海因消毒剂 200～500mg/L 消毒,作用 30min,致病性芽胞污染用 1000～2000mg/L,作用 30min 或用有效氯或有效溴 500mg/L 的消毒液拖地或喷洒地面。对结核患者污染的表面,可用 0.2%过氧乙酸或含氯消毒剂或二溴海因消毒剂擦洗,对烈性传染病病原体污染的表面,可用有效溴或有效氯 1000～2000mg/L 作用 30min 消毒。

2.墙面

手术室墙面一般情况下污染轻于地面,不需要进行常规消毒。当受到病原菌污染时,可采用化学消毒剂喷雾或擦洗。对细菌繁殖体、肝炎病毒和芽胞污染者,分别用含有效氯或有效溴 250～500mg/L、2000mg/L 与 2000～3000mg/L 的消毒液喷雾和擦洗处理,有较好的杀灭效果。

3.各类物品表面

一般情况下,室内用品表面只进行日常的清洁卫生工作,每日擦拭各种用品的表面,可去除大部分微生物。当室内用品表面受到病原菌的污染时必须采取严格的消毒处理,可用 100～200mg/L 二溴海因或含有效氯 200～500mg/L 的消毒液擦拭物品表面,亦可行紫外线灯照射,消毒照射时,离污染表面不宜超过 1m,消毒有效区为灯管周围 1.5～2m,照射时间根据灯管强度及所要杀灭病原微生物而定,一般不得少于 30min。

(六)日常管理

1.手术室入口处洁污交替区域要有隔离带,接送患者应采用双车法或使用交换车。

2.手术室应设无菌手术间、一般手术间、隔离手术间;每一手术间放置一张手术台。无菌手术与污染手术分室进行,无条件时应先行无菌手术,后做污染手术。

3.手术间只允许设置必要的器械和物品,如手术床、无影灯、器械桌、麻醉机等设施。

4.隔离患者手术通知单上应注明隔离种类和感染诊断,在隔离手术间或负压手术间进行手术,并进行严格的隔离管理。

5.各区域的门应当保持关闭状态。手术时手术间的门窗应严密关闭,严防污染空气进入。接台手术时,两台之间应做好环境净化与消毒。

6.落实"一日三清洁、三消毒"制度,即术前术后洁清消毒及每日全部手术结束后清洁消毒。每周对手术间内四壁进行彻底清洁一次,每个月对全室进行卫生大清扫一次,二类环境手术室每月封闭消毒一次。

7.若为洁净手术室,清洁工作应在净化空调系统低速运行状态下进行,并定期进行维护、清洁及消毒工作。

(1)每日对各手术间及其他净化区域的温度、湿度、送风口和回风口的清洁度、室内清洁情况以及新风机、排风机运行情况进行检查和监测,并有记录。

(2)每日手术前净化系统提前0.5h开机自净,长时间不用的手术间除做好进风、回风口等清洁工作外,应提前开机3h自净。手术结束后30min关闭。洁净手术部的净化空调系统应当连续运行,直至清洁、消毒工作完成。连台手术应满足各等级用房自净时间的要求。

(3)不同净化级别、不同区域的清洁、消毒物品分开使用。

(4)洁净手术室在手术中应保持正压状态,洁净区对非洁净区的静压差为10Pa。

(5)每周由专业人员清洁回风口、新风管初级过滤器一次,并按规定时间更换初效、中效、高效过滤器;每半年请专业机构检测净化系统运行指标一次。

(6)特殊感染手术应在负压手术间进行,负压手术间每次手术结束后进行负压持续运转15min后再进行清洁擦拭,达到自净要求方可进行下一个手术。

8.每个月对环境、物体表面的消毒效果进行微生物学监测,并符合卫生学标准。

(七)手术部位皮肤和医护人员手的消毒

1.手术部位皮肤的消毒

手术部位皮肤应在术前备皮时进行清洁,器官移植术和处于重度免疫移植状态的患者,术前可用除菌皂液擦拭洗净全身皮肤。

(1)碘酊乙醇消毒法:用2%碘酊无菌纱球在手术部位由内向外擦拭2遍,若为感染或污染手术切口则应由外向内顺序消毒,作用1min后,然后用75%乙醇纱球按同样顺序脱碘至少2遍。消毒范围应在手术野及其外10cm以上。

(2)碘伏消毒法:用含有效碘5000mg/L的碘伏溶液无菌纱球,由内向外均匀擦拭2遍或3遍,每次更换纱球。

(3)洗必泰碘消毒法:用医用洗必泰碘棉签消毒,按说明书操作。

2.外科手消毒

外科手消毒应按卫生部2010年颁布的《医务人员手卫生规范》执行。

（1）外科手消毒设施：

1）洗手池：洗手池设置在手术间附近，水池大小，高矮适宜，能防止洗手水溅出，池面应光滑无死角易于清洁。洗手池应每日清洁与消毒。洗手池及水龙头的数量应根据手术间的数量设置，水龙头数量应不少于手术间的数量，水龙头开关应为非手触式。

2）手清洁剂及用品：应配备符合国家相关规定的清洁剂及清洁指甲用品。

3）手消毒剂：手消毒剂应取得卫生部卫生许可批件，有效期内使用。手消毒剂的出液器应采用非手触式。消毒剂宜采用一次性包装，重复使用的消毒剂容器应每周清洁与消毒。

4）干手物品：干毛巾应每人一用，用后清洁、灭菌；盛装消毒巾的容器应每次清洗、灭菌。

5）其他：应配备计时装置、洗手流程及说明图。

（2）外科手消毒应遵循以下原则：

1）先洗手，后消毒。

2）不同患者手术之间、手套破损或手被污染时，应重新进行外科手消毒。

（3）洗手方法与要求：

1）洗手之前应先摘除手部饰物，并修剪指甲，长度应不超过指尖。

2）取适量的清洁剂清洗双手、前臂和上臂下 1/3，并认真揉搓。清洁双手时，应注意清洁指甲下的污垢和手部皮肤的皱褶处。

3）流动水冲洗双手、前臂和上臂下 1/3。

4）使用于手物品擦干双手、前臂和上臂下 1/3。

（4）外科手消毒方法：

1）冲洗手消毒方法：取适量的手消毒剂涂抹至双手的每个部位、前臂和上臂下 1/3，并认真揉搓 2～6min，用流动水冲净双手、前臂和上臂下 1/3，无菌巾彻底擦干。手消毒剂的取液量、揉搓时间及使用方法遵循产品的使用说明。

2）免冲洗手消毒方法：取适量的免冲洗手消毒剂涂抹至双手的每个部位、前臂和上臂下 1/3，并认真揉搓直至消毒剂干燥。手消毒剂的取液量、揉搓时间及使用方法遵循产品的使用说明。

（5）注意事项：

1）不应戴假指甲，保持指甲和指甲周围组织的清洁。

2）在整个手消毒过程中应保持双手位于胸前并高于肘部，使水由手部流向肘部。

3）洗手与消毒可使用海绵、其他揉搓用品或双手相互揉搓。

4）术后摘除外科手套后，应用肥皂（皂液）清洁双手。

5）用后的清洁指甲用具、揉搓用品如海绵、手刷等，应放到指定的容器中；揉搓用品应每人使用后消毒或者一次性使用；清洁指甲用品应每日清洁与消毒。

3.洗手与卫生手消毒

（1）洗手与卫生手消毒应遵循的原则：

1）当手部有血液或其他体液等肉眼可见的污染时，应用肥皂（皂液）和流动水洗手。

2）手部没有肉眼可见污染时,宜使用速干手消毒剂消毒双手代替洗手。

（2）洗手或使用速干手消毒剂的指征：

1）直接接触每个患者前后,从同一患者身体的污染部位移动到清洁部位时。

2）接触患者黏膜、破损皮肤或伤口前后,接触患者的血液、体液、分泌物、排泄物、伤口敷料等之后。

3）穿脱隔离衣前后,摘手套后。

4）进行无菌操作、接触清洁、无菌物品之前。

5）接触患者周围环境及物品后。

6）处理药物或配餐前。

（3）医务人员在下列情况时应先洗手,然后进行卫生手消毒

1）接触患者的血液、体液和分泌物以及被传染性致病微生物污染的物品后。

2）直接为传染病患者进行检查、治疗、护理或处理传染患者污物之后。

（4）洗手的方法：

1）在流动水下,使双手充分淋湿。

2）取适量肥皂（皂液）,均匀涂抹至整个手掌、手背、手指和指缝。

3）认真揉搓双手至少15s,应注意清洗双手所有皮肤,包括指背、指尖和指缝,具体揉搓步骤为：掌心相对,手指并拢,相互揉搓；手心对手背沿指缝相互揉搓,交换进行；掌心相对,双手交叉指缝相互揉搓；弯曲手指使关节在另一手掌心旋转揉搓,交换进行；右手握住左手大拇指旋转揉搓,交换进行；将五个手指尖并拢放在另一手掌心旋转揉搓,交换进行。

4）在流动水下彻底冲净双手,擦干,取适量护手液护肤。

（5）卫生手消毒的方法：

1）取适量的速干手消毒剂于掌心。

2）严格按照洗手揉搓的步骤进行揉搓。

3）揉搓时保证手消毒剂完全覆盖手部皮肤,直至手部干燥。

（八）物品的消毒灭菌及管理

1.术后物品的处理

（1）器械：使用后的器械由手术室护士将重复使用的诊疗器械、器具和物品与一次性使用物品分开放置；重复使用的诊疗器械、器具和物品直接置于封闭的回收容器中,保湿,经污染通道封闭式运送至消毒供应中心集中回收处理,被朊毒体,气性坏疽及突发原因不明的传染病病原体污染的诊疗器械、器具和物品,使用后应双层封闭包装并标明感染性疾病名称,由消毒供应中心单独回收处理。若手术室自行处理,应符合消毒供应中心的审核验收标准。

（2）敷料：普通手术用物就地密闭打包运送处理,可回收敷料送洗衣房处理,不可回收敷料按医疗废物处理；特殊感染手术用物先消毒后再按普通用物处理。

（3）其他物品：用$500 \sim 1000 \, \text{mg/L}$有效氯溶液擦拭。

（4）注意事项：回收工具每次使用后应清洗、消毒、干燥备用；诊疗器械、器具的清点、核查

应在消毒的去污区进行。

(5)用过不可回收的物品按医疗废物分类处置。

2.物品的灭菌

根据物品的性质选择不同的灭菌方法。

(1)金属器械:首选压力蒸汽灭菌。

(2)手术缝线:可采用环氧乙烷等低温灭菌法,对 1 号丝线等张力较高的非吸收型手术缝线,可采用快速压力蒸汽灭菌。

(3)不耐热手术用品:近年来大量高分子材料被作为手术用品广泛应用于手术中,包括心脏起搏器、人工心肺机、人工瓣膜、整复手术材料、外科手术刀具、麻醉器材、各种导管内镜等,这类用品不能采用热力灭菌,只能用冷灭菌方法和化学灭菌处理,可采用环氧乙烷灭菌、等离子体、戊二醛等方法灭菌。

(4)手术敷料:除不宜用于湿热灭菌的敷料外,手术敷料首选压力蒸汽灭菌;对凡士林纱布、纱条的灭菌,采用干热灭菌,厚度不超过 1.3cm,温度 160℃,2h。

(九)隔离手术间的管理

1.特殊病原体分类

对传染性疾病及特殊病原体感染患者的手术,应在隔离手术间进行。特殊病原体感染目前在临床上通常有以下几类。

(1)多重耐药病原体:如耐甲氧西林金黄色葡萄球菌(MR-SA)、泛耐药鲍曼不动杆菌(PRAB)、耐万古霉素肠球菌(VRE)等。

(2)血源传播性病原体:如经血传播肝炎病毒(TTV)、乙肝病毒(HBV)、人类免疫缺陷病毒(HIV)、梅毒螺旋体等。

(3)空气飞沫传播性病原体:如 SARS、冠状病毒、结核杆菌等。

(4)外科特异性感染病原体:产气荚膜梭状芽胞杆菌、破伤风芽胞杆菌。

(5)朊毒体。

2.隔离手术间的管理

(1)凡须进入隔离手术间的手术,手术通知单应注明隔离种类和感染诊断。

(2)隔离手术间的设置应远离其他手术间,距手术室入口较近处。室内设备力求简洁实用。并挂有隔离标志。

(3)隔离手术闻专人配合,禁止参观和实习。

(4)手术间内外分别设置护理人员,参加手术人员要有明确分工,避免混乱。严格执行标准预防的原则。室内配合人员须穿隔离衣、戴手套。手术人员须戴双层手套。

(5)手术用具如手术衣、手术单、注射用具等尽可能使用一次性物品或耐高压物品。

(6)手术间备有浸泡消毒物品的消毒液。手术完毕工作人员离开手术间前要进行手消毒,脱去污染衣物,在门口换清洁鞋方能外出。

(7)术后器械和物品双消毒,手术后将一切污染物品分别泡于消毒液内进行初消,或置于室内密闭熏蒸消毒后,再依据病原体的不同按《消毒技术规范》的要求分类消毒或灭菌处理。

(8)手术间地面及 1m 以下墙壁、手术台、器械车等物品均用消毒液擦洗,手术间内所有物品及环境严格终末消毒。负压手术间应按要求更换过滤网。

(9)医疗废物应单独密闭回收,双层垃圾袋包装,并标明感染种类,集中焚烧。

第五节 围术期患者的护理

一、手术前

外科患者在手术前不仅应注意疾病本身,更要对患者的全身状况进行全方位的了解。评估是否存在增加手术危险性或使恢复不利的异常因素,包括可能影响整个病程的潜在因素,如心、肺、肝、肾、内分泌、血液、免疫系统的功能及营养、心理状态等。因此,需详细询问病史、进行全面的体格检查,了解各项辅助检查结果,以准确估计患者的手术耐受力,同时发现问题,在术前予以纠正,术后加以防治。

(一)护理评估

1.健康史

(1)现病史:询问本次发病的诱因、主诉、主要症状与体征。

(2)既往史:询问既往有无高血压、心脏病、糖尿病、肝肾疾病史;有无手术史;用药情况、有无药物过敏等。

(3)个人史:询问有无吸烟、饮酒习惯,吸烟、饮酒的量和次数;询问女性患者的月经、生育史等。

通过以上询问,评估患者对疾病的认识,了解患者对手术、麻醉、预后及对手术后康复知识的了解情况。

2.身体状况

(1)营养状态:测量身高、体重、肱三头肌皮肤皱褶厚度、上臂周径、血浆白蛋白等,全面评定患者的营养状态。

(2)体液平衡:有无体液失衡的原因,如摄入不足、发热、呕吐、腹泻、多尿、肠梗阻、急性胃扩张等,有无脱水及脱水程度、类型,有无电解质紊乱和酸碱失衡。

(3)有无感染:有无咳嗽、咽痛、体温升高等上呼吸道感染症状;观察皮肤,特别是手术区域的皮肤有无损伤和感染。

(4)重要器官的功能

1)心血管功能:血压、脉搏、心率、心律、四肢末梢循环状况,有无高血压、冠心病、贫血等增加手术危险的因素。

2)呼吸系统功能:呼吸型态,有无哮喘、咳嗽、咳痰、胸痛;有无肺气肿、支气管扩张、哮喘等增加手术危险性的因素。

3)泌尿系统功能：排尿情况，有无尿频、尿急、排尿困难等症状；观察尿量和尿液颜色、性状，肾功能监测情况，有无肾功能不全、前列腺肥大等增加手术危险的因素。

4)肝功能：有无黄疸、腹水、肝掌、蜘蛛痣、呕血、黑便等，有无肝炎、肝硬化、血吸虫病史或长期饮酒史，了解肝功能情况。

5)血液功能：有无出血倾向，如牙龈、口腔黏膜有无出血，皮肤是否有出血点和瘀斑等增加手术危险性的因素。

6)内分泌功能：有无糖尿病病史。

7)神经系统功能：有无头晕、眩晕、耳鸣、步态不稳、抽搐和昏迷等增加于术危险性的因素。

3.心理-社会状况

(1)评估心理状态：无论何种手术，患者的心理矛盾都很突出，除表现为感情脆弱、情绪波动、自尊心和依赖性增加外，最常见的心理反应是焦虑。故手术前应全面评估患者的心理状态，正确引导和及时纠正不良的心理反应，以保证各项治疗护理措施顺利进行。

(2)评估社会支持系统：了解家属、单位对疾病与手术的看法，对患者的支持、关心程度，家庭经济状况，医疗费用承受能力。

（二）护理诊断

1.焦虑和恐惧

与罹患疾病、接受麻醉和手术、担心预后及住院费用高、医院环境陌生等有关。

2.营养失调

低于机体需要量与疾病消耗、营养摄入不足或机体分解代谢增强等有关。

3.睡眠型态紊乱

与疾病导致的不适、环境改变和担忧有关。

4.知识缺乏

缺乏手术、麻醉相关知识及术前准备知识。

5.体液不足

与疾病所致体液丢失、液体摄入量不足或体液在体内分布转移等有关。

（三）护理措施

1.心理准备

(1)建立良好的护患关系：了解患者病情及需要，给予安慰。通过适当的沟通技巧，取得患者信任。

(2)认知干预：帮助患者正确认识病情，指导患者提高认知和应对能力，积极配合治疗和护理。

(3)心理支持和疏导：鼓励患者表达感受，倾听其诉说，帮助患者宣泄恐惧、焦虑等不良情绪；耐心解释手术必要性，介绍医院技术水平，增强治疗信心；动员患者的社会支持系统，使其感受到被关心和重视。

（4）制定健康教育计划：帮助患者认识疾病、手术的相关知识及术后用药的注意事项，向患者说明术前准备的必要性，逐步掌握术后配合技巧及康复知识，使患者对手术的风险及可能出现的并发症有足够的认识及心理准备。

2.一般准备与护理

（1）饮食和休息：加强饮食指导，鼓励摄入营养丰富、易消化的食物。消除引起不良睡眠的诱因，创造安静舒适的环境，告知放松技巧，促进患者睡眠。病情允许者，适当增加白天活动，必要时遵医嘱予以镇静催眠药。

（2）适应性训练

1）指导床上使用便盆的方法，以适应术后床上排尿和排便。

2）教会自行调整卧位和床上翻身的方法，以适应术后体位的变化。

3）部分患者还应指导其练习术中体位。

4）教会患者正确深呼吸、咳嗽、咳痰方法并进行练习。

（3）输血和补液：拟行大、中手术前，遵医嘱做好血型鉴定和交叉配血实验，备好一定数量的红细胞或血浆。凡有水、电解质及酸碱平衡失调和贫血者，在术前予以纠正。

（4）协助完成术前检查：遵医嘱完成术前各项心、肺、肝、肾功能及凝血时间、凝血酶原时间、血小板计数等检查，必要时监测有关凝血因子；协助医师最大程度地改善心、肺、肝、肾功能，提高患者手术耐受力。

（5）预防术后感染：及时处理已知感染灶，避免患者与其他感染者接触，遵医嘱合理应用抗生素。预防性抗生素适用于：①涉及感染灶或切口接近感染区域的手术；②开放性创伤、创面已污染、清创时间长、难以彻底清创者；③操作时间长、创面大的手术；④胃肠道手术；⑤癌肿手术；⑥涉及大血管的手术；⑦植入人工制品的手术；⑧器官移植术。

（6）胃肠道准备

1）成人择期手术前禁食 8～12h，禁饮 4h，以防麻醉或术中呕吐引起窒息或吸入性肺炎。

2）术前一般不限制饮食种类，消化道手术者，术前 1～2 日进食流质饮食。

3）术前一般无须放置胃管，但消化道手术或某些特殊疾病（如急性弥漫性腹膜炎、急性胰腺炎等），应放置胃管。

4）一般于术前 1 日晚行清洁灌肠，使术中肠腔处于空虚状态以减少并发感染的机会。

5）肠道手术前 3 日开始做肠道准备。

6）幽门梗阻者，术前洗胃。

（7）手术区皮肤准备

1）洗浴：术前 1 日下午或晚上，清洗皮肤。细菌栖居密度较高的部位（如手、足），或不能接受消毒剂强刺激的部位（如面部、会阴部），术前可用氯己定（洗必泰）反复清洗。腹部及腹腔镜手术的患者应注意脐部清洁。若皮肤上有油脂或胶布粘贴的残迹，用松节油或 75% 乙醇擦净。

2)备皮：手术区域若毛发细小，可不必剃毛；若毛发影响手术操作，手术前应予剃除。手术区皮肤准备范围包括切口周围至少 15cm 的区域。

(8)术日晨的护理

1)认真检查、确定各项准备工作的落实情况。

2)体温升高或女性患者月经来潮时，应延迟手术。

3)进入手术室前，指导患者排尽尿液；预计手术时间将持续 4h 以上及接受下腹部或盆腔内手术者，留置导尿。

4)胃肠道及上腹部手术者，留置胃管。

5)遵医嘱予以术前用药。

6)拭去指甲油、口红等化妆品，取下活动性义齿、眼镜、发夹、手表、首饰和其他贵重物品。

7)备好手术需要的病历、X 线检查片、CT 片、特殊用药或物品等，随患者带入手术室。

8)与手术室接诊人员仔细核对患者、手术部位及名称等，做好交接。

9)根据手术类型及麻醉方式准备麻醉床，备好床旁用物，如负压吸引装置、输液架、心电监护仪、吸氧装置等。

3.特殊准备与护理

(1)急症手术者：在最短时间内做好急救处理的同时进行必要的术前准备，如立即输液，改善患者水、电解质及酸碱平衡失调状况。若患者处于休克状态，立即建立 2 条以上静脉通道，迅速补充血容量、尽快处理伤口等。

(2)营养不良：生化检查血清蛋白在 30～35g/L 或以下、血清转铁蛋白低于 1.5mg/L、体重 1 个月内下降 5％者，存在营养不良。营养不良患者可引起组织水肿，影响愈合；此外，营养不良者抵抗力低下，易并发感染。因此，术前尽可能改善其营养，择期手术最好在术前 1 周左右，口服或静脉补充热量、蛋白质和维生素，以利术后组织的修复和创口愈合，提高机体抵抗力。

(3)高血压：患者血压在 160/100mmHg 以下时可不做特殊准备。高血压患者术前 2 周停用利血平等降压药。指导患者改用钙通道阻滞药或 β-受体阻断药等合适的降压药以控制血压，但不要求血压降至正常水平才手术。

(4)心脏病：伴有心脏疾患的患者，其术前准备应注意：

1)长期低盐饮食和服用利尿药物导致患者水、电解质平衡失调者，术前需纠正。

2)有心律失常者，偶发的室性期前收缩一般不需特殊处理；如有心房纤颤伴心室率≥100 次/min 以上者，遵医嘱用毛花苷 C(西地兰)，或口服普萘洛尔(心得安)，尽可能将心率控制在正常范围；老年冠状动脉粥样硬化性心脏病(冠心病)患者，若出现心动过缓(心室率≤50 次/min)，术前遵医嘱用阿托品 0.5～1.0mg，必要时放置临时心脏起搏器。

3)急性心肌梗死患者发病后 6 个月内不宜择期手术；6 个月以上无心绞痛发作者，可在良好监护下施行手术。

4)心力衰竭患者，在心力衰竭控制 3～4 周后再施行手术。

（5）呼吸功能障碍

1）术前 2 周停止吸烟。

2）伴有阻塞性肺功能不全的患者，遵医嘱行雾化吸入治疗，改善通气功能，增加肺活量。

3）哮喘患者，可口服地塞米松等药物，减轻支气管黏膜水肿。

4）痰液黏稠患者，可采用雾化吸入，或服用药物使痰液稀释，利于咳出。经常咳浓痰的患者，术前 3～5 日使用抗生素，若病情允许，指导患者行体位引流，促使脓性分泌物排出。

5）急性呼吸系统感染患者，若为择期手术应推迟至治愈后 1～2 周再行手术；若为急症手术，需用抗生素并避免吸入麻醉。

6）重度肺功能不全及并发感染者，必须采取积极措施，改善其肺功能，待感染控制后再施行手术。

（6）肝疾病手术创伤和麻醉都将加重肝脏负荷。术前做各项肝功能检查，了解患者术前肝功能情况。肝功能轻度损害者一般不影响手术耐受力；肝功能损害严重或濒于失代偿者，如有营养不良、腹水、黄疸等，或有急性肝炎患者，手术耐受力明显减弱，除急症抢救外，一般不宜手术。术前予高糖、高蛋白饮食改善营养状况。遵医嘱静脉滴注 10% 葡萄糖 1000mL、胰岛素 20U、10% 氯化钾 20mL 的混合液增加肝糖原储备，必要时输注血清蛋白、少量多次新鲜血液、维生素以纠正贫血、低蛋白血症、增加凝血因子等，改善全身情况。有胸、腹水者，限制钠盐，遵医嘱用利尿剂。

（7）肾疾病：麻醉、手术创伤、某些药物等都会加重肾负担。术前做各项肾功能检查，了解患者术前肾功能情况。依据内生肌酐清除率和血尿素氮测定值可将肾功能损害分为轻度、中度、重度 3 度。轻度、中度肾功能损害者，经过适当的内科处理多能较好地耐受手术；重度损害者需在有效透析治疗后才可耐受手术，但手术前应最大限度地改善肾功能。

（8）糖尿病：糖尿病患者易发生感染，术前应积极控制血糖及相关并发症（如心血管和肾病变）。一般实施大手术前将血糖水平控制在正常或轻度升高状态（5,6～11.2mmol/L）、尿糖为＋～＋＋为宜。如系应用长效胰岛素或口服降血糖药物者，术前均改为胰岛素皮下注射，每 4～6h 1 次，使血糖和尿糖控制于上述水甲。为避免发生酮症酸中毒，尽量缩短术前禁食时间，静脉输液时胰岛素与葡萄糖的比例按 1U：5g 给予。禁食期间定时监测血糖。

（9）妊娠：妊娠患者患外科疾病需行手术治疗时，须将外科疾病对母体及胎儿的影响放在首位。如妊娠合并阑尾穿孔，胎儿病死率为 8.7%；并发弥漫性腹膜炎的妊娠晚期患者全部早产，胎儿病死率约为 35.7%。如果手术时机可以选择，妊娠中期相对安全。如果时间允许，术前应尽可能全面检查各系统、器官功能，特别是心、肾、肝、肺等功能，若发现异常，术前尽量纠正。需禁食时，从静脉补充营养，尤其是氨基酸和糖类，以保证胎儿的正常发育。确有必要时，允许行放射线检查，但必须加强必要的保护性措施，尽量使辐射剂量低于 0.05～0.1Gy。为治疗外科疾病而必须使用药物时，尽量选择对孕妇、胎儿安全性较高的药物，如镇痛药吗啡对胎儿呼吸有持久的抑制作用，可用哌替啶代替，但应控制剂量，且分娩前 2～4h 内不用。

（10）使用影响凝血功能药物

1）监测凝血功能。

2）对于长期服用阿司匹林或非甾体药物（如布洛芬）的患者，术前7日停药。

3）术前使用华法林抗凝的患者，只要国际标准化比值维持在接近正常的水平，小手术可安全施行；大手术前4～7日停用华法林，但是对血栓栓塞的高危患者在此期间应继续使用肝素。

4）择期大手术患者在手术前12h内不使用大剂量低分子量肝素，4h内不使用大剂量普通肝素；心脏外科患者手术24h内不用低分子量肝素。

5）在抗凝治疗期间需急诊手术的患者，一般需停止抗凝治疗。用肝素抗凝者，可用鱼精蛋白拮抗；用华法林抗凝者，可用维生素K和（或）血浆或凝血因子制剂拮抗。

二、手术后

手术损伤可导致患者防御能力下降，术后切口疼痛、禁食及应激反应等均可加重患者的生理、心理负担，不仅可能影响创伤愈合和康复过程，而且可能导致多种并发症的发生。手术后患者的护理重点是防止并发症，减少痛苦与不适，尽快恢复生理功能，促进康复。

（一）护理评估

1.健康史

了解手术方式和麻醉类型，手术过程是否顺利，术中出血、输血、补液量以及留置的引流管情况等，以判断手术创伤大小及对机体的影响。

2.身体状况

（1）生命体征：评估患者回到病室时的神志、体温、脉搏、呼吸、血压。

（2）切口状况：了解切口部位及敷料包扎情况，有无渗血、渗液。

（3）引流管：了解引流管种类、数量、位置及作用，引流是否通畅，引流液量、性状、颜色等。

（4）肢体功能：了解术后肢体感知觉恢复情况及四肢活动度。

（5）体液平衡：评估术后患者尿量、各种引流的丢失量、失血量及术后补液量和种类等。

（6）营养状态：评估术后患者每日摄入营养素的种类、量和途径，了解术后体重变化。

（7）术后不适及并发症：了解有无切口疼痛、恶心、呕吐、腹胀、呃逆、尿潴留等术后不适，评估不适的种类和程度；评估有无术后出血、感染、切口裂开、深静脉血栓形成等并发症及危险因素。

3.心理-社会状况

评估术后患者及家属对手术的认识和看法，了解患者术后的心理感受，进一步评估有无引起术后心理变化的原因：

（1）担心不良的病理检查结果、预后差或危及生命。

（2）由于手术（如截肢、结肠造口等）致正常生理结构和功能改变，担忧手术对今后生活、工作及社交带来不利影响。

（3）术后出现切口疼痛等各种不适。

（4）身体恢复缓慢，出现并发症。

（5）担忧住院费用昂贵，经济能力难以维持后续治疗。

（二）护理诊断

1.疼痛

与手术创伤、特殊体位等因素有关。

2.有体液不足的危险

与手术导致失血、体液丢失、禁食禁饮、液体量补充不足有关。

3.低效性呼吸型态

与术后卧床、活动量少、切口疼痛、呼吸运动受限等有关。

4.营养失调：低于机体需要量

与术后禁食、创伤后机体代谢率增高有关。

5.活动无耐力

与手术创伤、机体负氮平衡有关。

6.潜在并发症

术后出血、切口感染或裂开、肺部感染、泌尿系统感染或深静脉血栓形成等。

（三）护理措施

1.一般护理

（1）安置患者

1）与麻醉师和手术室护士做好床旁交接。

2）搬运患者时动作轻稳，注意保护头部、手术部位及各引流管和输液管道。

3）正确连接各引流装置。

4）检查输液是否通畅。

5）遵医嘱给氧。

6）注意保暖，但避免贴身放置热水袋，以免烫伤。

（2）体位护理根据麻醉类型及手术方式安置患者体位：

1）全身麻醉未清醒者，取平卧位，头偏向一侧，使口腔分泌物或呕吐物易于流出，避免误吸；麻醉清醒后根据需要调整体位。

2）蛛网膜下隙麻醉者，取平卧或头低卧位6～8h，防止脑脊液外渗而致头痛。

3）硬脊膜外阻滞者，平卧6h后根据手术部位安置体位。

4）颅脑手术者，如无休克或昏迷，可取15°～30°头高脚低斜坡卧位。

5）颈、胸部手术者，取高半坐卧位，以利呼吸和引流。

6）腹部手术者，取低半坐卧位或斜坡卧位，以减少腹壁张力，便于引流，并可使腹腔渗血渗液流入盆腔，避免形成膈下脓肿。

7)脊柱或臀部手术者,取俯卧或仰卧位。

8)腹腔内有污染者,在病情许可的情况下,尽早改为半坐位或头高脚低位。

9)休克患者,取中凹卧位或平卧位。

10)肥胖患者可取侧卧位,以利呼吸和引流。

(3)病情观察

1)生命体征:中、小型手术患者,手术当日每小时测量一次脉搏、呼吸、血压,监测 6~8h 至生命体征平稳。对大手术、全身麻醉及危重患者,必须密切观察,每 15~30min 测量一次脉搏、呼吸、血压及瞳孔、神志,直至病情稳定,随后可改为每小时测量一次或遵医嘱定时测量,并做好记录。有条件者可使用床旁心电监护仪连续监测。

2)中心静脉压:如果手术中有大量血液、体液丢失,在术后早期应监测中心静脉压。呼吸功能或心脏功能不全者可采用 Swan-Ganz 导管以监测肺动脉压、肺动脉楔压及混合静脉血氧分压等。

3)体液平衡:对于中等及较大手术。术后继续详细记录 24h 出入量;对于病情复杂的危重患者,留置尿管,观察并记录每小时尿量。

4)其他:特殊监测项目需根据原发病及手术情况而定。如胰岛素瘤患者术后需定时监测血糖、尿糖;颅脑术后的患者监测颅内压及苏醒程度;血管疾病患者术后定时监测指(趾)端末梢循环状况等。

(4)静脉补液:由于手术的不显性液体丢失、手术创伤及术后禁食等原因,术后患者多需接受静脉输液直至恢复进食。术后输液的量、成分和输注速度,取决于手术的大小、器官功能状态和疾病严重程度。必要时遵医嘱输血浆、红细胞等,以维持有效循环血量。

(5)饮食护理

1)非腹部手术:视手术大小、麻醉方法及患者的全身反应而定。体表或肢体的手术,全身反应较轻者,术后即可进食;手术范围较大,全身反应明显者,待反应消失后方可进食。局部麻醉者,若无任何不适,术后即可进食。椎管内麻醉者,若无恶心、呕吐,术后 3~6h 可进食;全身麻醉者,应待麻醉清醒,无恶心、呕吐后方可进食。一般先给予流质,然后逐步过渡到半流质或普食。

2)腹部手术:尤其消化道手术后,一般需禁食 24~48h,待肠道蠕动恢复、肛门排气后开始进食少量流质,逐步递增至全量流质,至第 5~6 日进食半流质,第 7~9 日可过渡到软食,第 10~12 日开始普食。术后留置有空肠营养管者,可在术后第 2 日自营养管滴入营养液。

(6)休息与活动

1)休息:保持室内安静,减少对患者的干扰,保证其安静休息及充足的睡眠。

2)活动:早期活动利于增加肺活量、减少肺部并发症、改善血液循环、促进切口愈合、预防深静脉血栓形成、促进肠蠕动恢复和减少尿潴留的发生。原则上,大部分患者术后 24~48h 内可试行下床活动。病情稳定后鼓励患者早期床上活动,争取在短期内起床活动,除非有特殊制动要求(如脊柱手术后)。鼓励并协助患者在床上进行深呼吸、自行翻身、四肢主动与被动活动等。活动时,固定好各导管,防跌倒,并予协助。

(7)引流管护理:区分各引流管放置的部位和作用,并做好标记,妥善固定。保特引流通畅,若引流液黏稠,可通过负压吸引防止堵塞;术后经常检查引流管有无扭曲、压迫或堵塞。观察并记录引流液的量、性状和颜色,如有异常及时通知医师。如使用引流瓶,注意无菌操作,每日更换一次连接管及引流瓶。熟悉各类引流管的拔管指征,并进行宣教:①置于皮下等浅表部位的乳胶片一般术后 1~2 日拔除;②烟卷引流一般术后 3 日拔除;③作为预防性引流渗血的腹腔引流管,若引流液甚少,可于术后 1~2 日拔除;若作为预防性引流渗液用,则需保留至所预防的并发症可能发生的时间后再拔除,一般为术后 5~7 日;④连接胸腔引流管于水封引流瓶,24h 内引流量不超过 50~60mL,经物理诊断及胸部透视证实肺膨胀良好者,可于36~48h 内拔除;如为肺部手术,则需延至 48~96h 拔除;⑤胃肠减压管在肠功能恢复、肛门排气后拔除。其他引流管视具体情况而定。

(8)手术切口护理:观察切口有无渗血、渗液,切口及周围皮肤有无发红及切口愈合情况,及时发现切口感染、切口裂开等异常。保持切口敷料清洁干燥,并注意观察术后切口包扎是否限制胸、腹部呼吸运动或指(趾)端血液循环。对烦躁、昏迷患者及不合作患儿,可适当使用约束带并防止敷料脱落。

缝线拆除时间根据切口部位、局部血液供应情况和患者年龄、营养状况决定。一般头、面、颈部为术后 4~5 日拆除,下腹部、会阴部为术后 6~7 日拆除,胸部、上腹部、背部和臀部为术后 7~9 日拆除,四肢为术后 10~12 日(近关节处可适当延长)拆除,减张缝线为术后 14 日拆除。青少年患者拆线时间可以适当缩短,年老、营养不良的患者拆线时间适当延迟。切口较长者先间隔拆线,1~2 日后再将剩余缝线拆除。用可吸收缝线行美容缝合者可不拆线。

(9)其他做好口腔、皮肤等基础护理,保持口腔、皮肤的清洁,预防感染。

2.术后不适的护理

(1)切口疼痛

1)常见原因:麻醉作用消失后,患者开始感觉切口疼痛,在术后 24h 内最剧烈,2~3 日后逐渐减轻。剧烈的疼痛可影响各器官的正常生理功能和休息,故需关心患者,并给予相应的处理和护理。

2)护理措施

①评估和了解疼痛的程度,采用口述疼痛分级评分法、数字疼痛评分法、视觉模拟疼痛评分法等。

②观察患者疼痛的时间、部位、性质和规律。

③鼓励患者表达疼痛的感受,简单解释切口疼痛的规律。

④遵医嘱给予镇静、镇痛药,如地西泮、布桂嗪(强痛定)、哌替啶等。

⑤大手术后 1~2 日内,可持续使用患者自控镇痛泵进行镇痛。患者自控镇痛(PCA)是指患者感觉疼痛时,通过按压计算机控制的微量泵按钮,向体内注射医师事先设定的药物剂量进行镇痛;给药途径以静脉、硬膜外最为常见,常用药物有吗啡、芬太尼、曲马多或合用非甾体抗

炎药等。

⑥尽可能满足患者对舒适的需要,如协助变换体位,减少压迫等。

⑦指导患者运用正确的非药物镇痛方法,减轻机体对疼痛的敏感性,如分散注意力等。

(2)发热:发热是术后患者最常见的症状。由于对手术创伤的反应,术后患者的体温可略升高,变化幅度在 0.1~1℃,一般不超过 38℃,称之为外科手术热或吸收热,术后 1~2 日逐渐恢复正常。

1)常见原因:术后 24h 内的体温过高(>39℃),常为代谢性或内分泌异常、低血压、肺不张和输血反应等。术后 3~6 日的发热或体温降至正常后再度发热,应警惕继发感染的可能,如手术切口、肺部及尿路感染。如果发热持续不退,要密切注意是否因更为严重的并发症所引起,如体腔内术后残余脓肿等。

2)护理措施

①监测体温及伴随症状。

②及时检查切口部位有无红、肿、热、痛或波动感。

③遵医嘱应用退热药物或物理降温。

④结合病史进行胸部 X 线片、B 超、CT、切口分泌物涂片和培养、血培养、尿液检查等,寻找病因并针对性治疗。

(3)恶心、呕吐

1)常见原因

①最常见的原因是麻醉反应,待麻醉作用消失后症状常可消失。

②开腹手术对胃肠道的刺激或引起幽门痉挛。

③药物影响,常见的如环丙沙星类抗生素、单独静脉使用复方氨基酸、脂肪乳剂等。

④严重腹胀。

⑤水、电解质及酸碱平衡失调等。

2)护理措施

①呕吐时,头偏向一侧,及时清除呕吐物。

②行针灸治疗或遵医嘱给予镇吐药物、镇静药物及解痉药物。

③持续性呕吐者,应查明原因并处理。

(4)腹胀

1)常见原因:术后早期腹胀是胃肠蠕动受抑制所致,随胃肠蠕动恢复即可自行缓解。若术后数日仍未排气且兼有腹胀,可能是腹膜炎或其他原因所致的肠麻痹。若腹胀伴有阵发性绞痛、肠鸣音亢进,可能是早期肠粘连或其他原因所引起的机械性肠梗阻,应做进一步检查。

2)护理措施

①胃肠减压、肛管排气或高渗溶液低压灌肠等。

②协助患者多翻身,下床活动。

③遵医嘱使用促进肠蠕动的药物如新斯的明肌内注射。

④若是因腹腔内感染,或机械性肠梗阻导致的腹胀,非手术治疗不能改善者,做好再次手术的准备。

(5)尿潴留

1)常见原因

①合并有前列腺增生的老年患者。

②蛛网膜下隙麻醉后或全身麻醉后,排尿反射受抑制。

③切口疼痛引起后尿道括约肌和膀胱反射性痉挛,尤其是骨盆及会阴部手术后。

④手术对膀胱神经的刺激。

⑤患者不习惯床上排尿。

⑥镇静药物用量过大或低血钾等。

对术后 6～8h 尚未排尿或虽排尿但尿量较少者,应在耻骨上区叩诊检查,明确尿潴留。

2)护理措施

①稳定患者情绪,采用诱导排尿法,如变换体位、下腹部热敷或听流水声等。

②遵医嘱采用药物、针灸治疗。

③上述措施无效时在无菌操作下导尿,一次放尿不超过 1000mL,尿潴留时间过长或导尿时尿量超过 500mL 者,留置导尿管 1～2 日。

(6)呃逆

1)常见原因:术后呃逆可能是神经中枢或膈肌直接受刺激所致,多为暂时性。

2)护理措施

①术后早期发生者,压迫眶上缘,抽吸胃内积气、积液。

②遵医嘱给予镇静或解痉药物。

③上腹部手术后出现顽固性呃逆者,要警惕吻合口漏或十二指肠残端漏、膈下积液或感染的可能,做超声检查可明确病因。一旦明确,配合医师处理。

④未查明原因且一般治疗无效时,协助医师行颈部膈神经封闭治疗。

3.术后并发症的观察与护理

(1)出血

1)常见原因:术中止血不完善、创面渗血未完全控制、原先痉挛的小动脉断端舒张、结扎线脱落、凝血功能障碍等是术后出血的常见原因。可发生于手术切口、空腔脏器及体腔内。

2)护理措施

①严密观察患者生命体征、手术切口,若切口敷料被血液渗湿,可怀疑为手术切口出血,应打开敷料检查切口以明确出血状况和原因。

②注意观察引流液的性状、量和颜色变化。如胸腔手术后,若胸腔引流血性液体持续超过 100mL/h,提示有内出血。

③未放置引流管者,可通过密切的临床观察,评估有无低血容量休克的早期表现,如烦躁、心率增快(常先于血压下降)、尿量少、中心静脉压低于 $5cmH_2O(0.49kPa)$ 等,特别是在输入足

够的液体和血液后,休克征象仍未改善或加重,或好转后又恶化,都提示有术后出血。

④腹部手术后腹腔内出血,早期临床表现不明显,只有通过密切的临床观察,必要时行腹腔穿刺,才能明确诊断。

⑤少量出血时,一般经更换切口敷料、加压包扎或全身使用止血剂即可止血;出血量大时,应加快输液速度,遵医嘱输血或血浆,做好再次手术止血准备。

(2)切口裂开:多见于腹部及肢体邻近关节部位。常发生于术后1周左右或拆除皮肤缝线后24h内。患者在一次突然用力或有切口的关节伸屈幅度较大时,自觉切口剧痛,随即有淡红色液体自切口流出,浸湿敷料。切口裂开可分为全层裂开、深层裂开和皮肤缝线完整的部分裂开。腹部切口全层裂开可有内脏脱出。

1)常见原因:营养不良使组织愈合能力差、缝合不当、切口感染或腹内压突然增高,如剧烈咳嗽、喷嚏、呕吐或严重腹胀等。

2)护理措施

①对年老体弱、营养状况差、估计切口愈合不良的患者,术前加强营养支持。

②对估计发生此并发症可能性大的患者,在逐层缝合腹壁切口的基础上,加用全层腹壁减张缝合,术后用腹带适当加压包扎切口,减轻局部张力,延迟拆线时间。

③及时处理和消除慢性腹内压增高的因素。

④手术切口位于肢体关节部位者,拆线后避免大幅度动作。

⑤一旦发生大出血,立即平卧,稳定患者情绪,避免惊慌,告知患者勿咳嗽和进食进饮;用无菌生理盐水纱布覆盖切口,用腹带轻轻包扎,与医师联系,立即送往手术室重新缝合;凡肠管脱出者,切勿将其直接回纳腹腔,以免引起腹腔感染。

(3)切口感染

1)常见原因:切口内留有无效腔、血肿、异物或局部组织供血不良,合并有贫血、糖尿病、营养不良或肥胖等。

2)护理措施

①术中严格遵守无菌技术原则、严密止血,防止残留无效腔、血肿或异物等。

②保持伤口清洁、敷料干燥。

③加强营养支持,增强患者抗感染能力。

④遵医嘱合理使用抗生素。

⑤术后密切观察手术切口情况。若术后3～4日,切口疼痛加重,切口局部有红、肿、热、压痛或波动感等,伴有体温升高、脉率加速和白细胞计数升高,可怀疑为切口感染。感染早期予局部理疗,使用有效抗生素;化脓切口需拆除部分缝线,充分敞开切口,清理切口后,放置凡士林油纱条(布)引流脓液,定期更换敷料,争取二期愈合;若需行二期缝台,做好术前准备。

(4)肺部感染:常发生在胸部、腹部大手术后,特别是老年患者、有长期吸烟史、术前合并急或慢性呼吸道感染者。

1)常见原因:术后呼吸运动受限、呼吸道分泌物积聚及排出不畅是引起术后肺部感染的主要原因。

2）护理措施

①保持病室适宜温度（18～22℃）、湿度（50%～60%），维持每日液体摄入量在2000～3000mL。

②术后卧床期间鼓励患者每小时重复做深呼吸5～10次，协助其翻身、叩背，促进气道内分泌物排出。

③教会患者保护切口和进行有效的咳嗽、咳痰的方法，即用双手按住季肋部或切口两侧以限制咳嗽时胸部或腹部活动幅度，保护手术切口并减轻因咳嗽震动引起的切口疼痛，在数次短暂的轻微咳嗽后，再深吸气用力咳痰，并做间断深呼吸。

④协助患者取半卧位，病情许可尽早下床活动。

⑤痰液黏稠者予雾化吸入。

⑥遵医嘱应用抗生素及祛痰药物。

（5）尿路感染：尿路感染常起自膀胱，若上行感染可引起肾盂肾炎。急性膀胱炎主要表现为尿频、尿急、尿痛，伴或不伴排尿困难，一般无全身症状。急性肾盂肾炎多见于女性，表现为畏寒、发热、肾区疼痛等。

1）常见原因：尿潴留、长期留置导尿管或反复多次导尿是术后尿路感染的常见原因。

2）护理措施

①术前训练床上排尿。

②指导患者术后自主排尿。

③出现尿潴留及时处理，若残余尿量在500mL以上，留置导尿管，并严格遵守无菌原则。

④鼓励患者多饮水，保持每日尿量在1500mL以上。

⑤观察尿液并及时送检，根据尿培养及药物敏感试验结果选用有效抗生素控制感染。

（6）深静脉血栓形成：多见于下肢。起初患者常感腓肠肌疼痛和紧束，或腹股沟区出现疼痛和压痛，继而出现下肢凹陷性水肿，沿静脉走行有触痛，可扪及条索变硬的静脉。一旦血栓脱落可引起肺动脉栓塞，导致死亡。

1）常见原因

①术后腹胀、长时间制动、卧床等引起下腔及髂静脉回流受阻（特别是老年及肥胖患者）、血流缓慢。

②手术、外伤、反复穿刺置管或输注高渗性液体、刺激性药物等致血管壁和血管内膜损伤。

③手术导致组织破坏、癌细胞的分解及体液的大量丢失致血液凝集性增加等。

2）护理措施

①加强预防：鼓励患者术后早期下床活动；卧床期间进行肢体的主动和被动运动；按摩下肢比目鱼肌和腓肠肌，促进血液循环；术后穿弹力袜以促进下肢静脉回流；对于血液处于高凝状态者，可预防性口服小剂量阿司匹林或复方丹参片。

②正确处理

a.严禁经患肢静脉输液,严禁局部按摩,以防血栓脱落。

b.抬高患肢、制动,局部 50%硫酸镁湿热敷,配合理疗和全身性抗生素治疗。

c.遵医嘱输入低分子右旋糖酐和复方丹参溶液,以降低血液黏滞度,改善微循环。

d.血栓形成 3 日内,遵医嘱使用溶栓剂(首选尿激酶)及抗凝剂(肝素、华法林)进行治疗。

(7)压力性损伤:是术后常见的皮肤并发症。

1)常见原因:术后患者由于切口疼痛、手术特殊要求需长期卧床,局部皮肤组织长期受压,同时受到汗液、尿液、各种引流液等的刺激以及营养不良、水肿等原因,导致压力性损伤的发生率较高。

2)护理措施

①积极采取预防措施,定时翻身,每 2h 翻身 1 次;正确使用石膏、绷带及夹板;保持患者皮肤及床单清洁干燥,使用便盆时协助患者抬高臀部;协助并鼓励患者坚持每日进行主动或被动运动,鼓励早期下床;增进营养。

②去除致病原因。

③小水疱未破裂可自行吸收;大水疱在无菌操作下用注射器抽出疱内液体,再用无菌敷料包扎。

④浅度溃疡用透气性好的保温敷料覆盖;坏死溃疡者,清洁创面、去除坏死组织、保持引流通畅。

(8)消化道并发症:常见急性胃扩张、肠梗阻等并发症。腹腔手术后胃肠道功能的恢复往往需要一定时间。一般肠道功能的恢复在术后 12～24h 开始,此时可闻及肠鸣音;术后 48～72h 整个肠道蠕动可恢复正常,肛门排气、排便。预防措施:①胃肠道手术前灌肠、留置胃管。②维持水、电解质和酸碱平衡,及早纠正低血钾、酸中毒等。③术后禁食、胃肠减压。④取半卧位,按摩腹部。⑤尽早下床活动。

4.心理护理

加强巡视,建立相互信任的护患关系,鼓励患者说出自身想法,明确其所处的心理状态,给予适当的解释和安慰;满足其合理需要,提供有关术后康复、疾病方面的知识,帮助患者缓解术后不适;帮助患者建立疾病康复的信心,告知其配合治疗与护理的要点;鼓励患者加强生活自理能力,指导患者正确面对疾病及预后。

第六章 麻醉护理

第一节 麻醉前工作

任何麻醉都可能给患者带来不同程度的损害和风险。为了保障患者在麻醉期间的安全，增强患者对手术和麻醉的耐受性，避免麻醉意外，减少麻醉后并发症，必须做好麻醉前病情评估和准备工作。

一、麻醉前病情评估

麻醉医师一般在麻醉前 1～3 日访视患者，了解患者的病情，解答患者对麻醉的疑问，使患者对麻醉过程有较全面的了解，消除其对麻醉和手术的恐惧心理。根据患者的诊断、病史记录及与麻醉有关的检查结果分析具体病情特点；同时与手术医师沟通，了解手术的范围、危险性、大约出血量、是否需要特殊的麻醉处理等，以制订最佳麻醉方案。

一般认为，第 Ⅰ～Ⅱ 级患者对麻醉和手术的耐受性良好，风险性较小。第 Ⅲ 级患者对麻醉和手术的耐受能力减弱，风险性较大，但若术前准备充分，尚能耐受麻醉。第 Ⅳ 级患者因器官功能代偿不全，麻醉和手术的风险性很大，即使术前准备充分，围手术期的死亡率也很高。第 Ⅴ 级为濒临死亡的患者，麻醉和手术都异常危险，不宜行择期手术。

二、麻醉前准备

（一）患者准备

1.心理准备

患者对于麻醉和手术，常感到紧张、焦虑，甚至恐惧。这些心理反应对其生理功能有不同程度的干扰，并可能对整个围手术期产生不良影响。术前应有针对性地消除其思想顾虑和焦虑心理，耐心听取并解答其疑问。过度紧张者，可给予药物辅助治疗；有心理障碍者，应请心理专家协助处理。

2.身体准备

麻醉前应尽量改善患者状况，纠正紊乱的生理功能和治疗潜在的内科疾病，使患者各脏器功能处于较好状态。特别注意做好胃肠道准备，以免手术期内发生胃内容物反流、呕吐或误吸而致窒息或吸入性肺炎。成人择期手术前应禁食 8～12h，禁饮 4h，以保证胃排空；小儿术前应禁食(奶)4～8h,禁水 2～3h。急症手术患者也应充分考虑胃排空问题。

(二)麻醉物品的准备

为确保麻醉和手术能安全顺利地进行,防止任何意外事件发生,麻醉前必须充分准备好麻醉所需物品。药品准备包括麻醉药和急救药,器械准备包括吸引器、面罩、喉镜、气管导管、供氧设备、麻醉机、监测仪等,并保证仪器设备的功能正常。

(三)麻醉前用药

1.用药目的

麻醉前用药是为了消除患者紧张、焦虑及恐惧心理,稳定患者情绪,确保麻醉顺利实施;减少麻醉药用量,减轻麻醉药的毒副作用;提高患者的痛阈、维持呼吸道通畅、抑制不良反射等。常用的麻醉前用药有以下几种,一般根据医嘱,多在术前 30～60min 应用。

2.常用药物

(1)镇静药和催眠药:具有镇静、催眠、抗焦虑及抗惊厥作用,对局麻药的毒性反应也有一定的预防作用。①巴比妥类:苯巴比妥钠(鲁米那),成人肌内注射剂量为 0.1～0.2g;司可巴比妥(速可眠),肌内注射剂量为 0.1～0.2g;②苯二氮䓬类:地西泮(安定),成人口服或静脉注射剂量为 5～10mg。咪达唑仑(咪唑安定),成人口服剂量为 7.5mg,肌内注射剂量为 5～10mg。

(2)镇痛药:具有镇静及镇痛作用,与全麻药有协同作用,可以减少麻醉药用量。椎管内麻醉时作为辅助用药,能减轻内脏牵拉反应。常用药物:吗啡,成人肌内注射剂量为 10mg;哌替啶,成人肌内注射剂量为 25～50mg。

(3)抗胆碱能药:抑制腺体分泌,减少呼吸道和口腔分泌物,解除平滑肌痉挛及迷走神经兴奋对心脏的抑制作用,有利于保持呼吸道通畅。常用药物有阿托品,成人肌内注射剂量为 0.5mg;东莨菪碱,成人肌内注射剂量为 0.3mg。

(4)抗组胺药:可以拮抗或阻滞组胺释放。H_1 受体阻滞剂作用于平滑肌和血管,解除其痉挛。常用药物为异丙嗪,肌内注射剂量为 12.5～25mg。

第二节　局部麻醉

广义的局部麻醉(局麻)包括椎管内麻醉,但由于后者有其特殊性,故习惯于将其作为单独的麻醉方法。局麻是一种简单安全,并发症较少的麻醉方法,根据麻醉药的作用部位可分为表面麻醉、局部浸润麻醉、区域阻滞麻醉、神经干(丛)阻滞麻醉等。

一、常用局麻药物

1.酯类

包括普鲁卡因、丁卡因等。酯类药在血浆内被胆碱酯酶分解,在肝硬化、严重贫血、恶病质和晚期妊娠等情况下胆碱酯酶的量可减少,所以使用该类药物时须谨慎。

2.酰胺类

包括利多卡因、布比卡因等。酰胺类局麻药在肝内被肝微粒体酶系水解,肝功能不全者慎用。

二、常用局麻方法

1.表面麻醉

将渗透强的局麻药作用于局部黏膜表面,使其透过黏膜而阻滞黏膜下神经末梢,产生麻醉作用的方法,称为表面麻醉。多用于眼、鼻腔、口腔、咽喉、气管及支气管、尿道等处的浅表手术或检查。常用药物为0.5%～1%丁卡因,2%～4%利多卡因。根据手术部位不同,选择不同给药方法。如眼科手术用滴入法;鼻腔、口腔手术用棉片贴敷法或喷雾法;尿道和膀胱手术用注入法等。

2.局部浸润麻醉

沿手术切口线分层注入局麻药,阻滞神经末梢而起到麻醉作用,称为局部浸润麻醉。常用药物为0.5%普鲁卡因或0.25%～0.5%利多卡因。如无禁忌,局麻药中可加入少量肾上腺素,减少局麻药毒副反应。

3.区域阻滞麻醉

围绕手术区,在其四周和底部注射局麻药,以阻滞支配手术区神经纤维的方法称为区域阻滞。用药同局部浸润麻醉。适用于局部肿块切除,如乳腺良性肿瘤切除术。

4.神经干(丛)阻滞

将局麻药注入神经干、丛、节的周围,阻滞相应区域的神经冲动传导而产生麻醉作用,称神经阻滞或神经丛阻滞。其操作较简单,注射一处即可获得较大区域的阻滞麻醉。临床常用臂丛神经阻滞、颈丛神经阻滞、肋间神经阻滞和指(趾)神经阻滞等。常用1%～2%利多卡因,0.5%～0.75%丁卡因。

三、常见护理诊断/问题

潜在并发症:局麻药毒副反应。

四、护理措施

1.毒性反应的观察与护理

导致毒性反应的常见原因有:①用药过量;②误注入血管内;③注射部位血液供应丰富或局麻药中未加入血管收缩药;④患者全身情况差,对局麻药耐受能力降低等。

(1)观察中枢神经系统和心血管系统毒性反应:中枢毒性表现为舌或口唇麻木、头痛头晕、耳鸣、视物模糊、言语不清、肌抽搐、意识不清、惊厥、昏迷,甚至呼吸停止。心血管毒性表现为传导阻滞、血管平滑肌和心肌抑制,出现心律失常、心肌收缩力减弱、心排出量减少、血压下降,甚至心脏停搏。

(2)护理措施：一旦发生，立即停药、尽早给氧、加强通气。遵医嘱予地西泮5～10mg静脉或肌内注射；抽搐、惊厥者还加用2.5%硫喷妥钠缓慢静脉注射。必要时行气管插管控制呼吸。有呼吸抑制或停止、严重低血压、心律失常或心搏骤停者，加用升压药、输血输液，行心肺脑复苏。

(3)预防措施：①一次用药量不超过限量；②注药前回抽无回血方可注射；③根据患者具体情况及用药部位酌减剂量；④如无禁忌，局麻药内加入适量肾上腺素；⑤麻醉前给予巴比妥类或苯二氮䓬类药物，以提高毒性阈值。

2.过敏反应

临床上酯类局麻药过敏者较多，酰胺类极罕见。表现为，在使用少量局麻药后，出现荨麻疹、咽喉水肿、支气管痉挛、低血压及血管神经性水肿等，严重时可危及生命。一旦发生，立即停药、保持呼吸道通畅、给氧；遵医嘱注射肾上腺素，同时给予糖皮质激素和抗组胺药。因局麻药皮肤试验的假阳性率高达50%，故不必常规行局麻药皮试，若患者有过敏史，可选用酰胺类局麻药。

第三节 椎管内麻醉

一、蛛网膜下隙阻滞

蛛网膜下隙阻滞，又称腰麻，是将局麻药注入蛛网膜下腔，作用于脊神经前根和后根，产生不同程度的阻滞。

（一）适应证与禁忌证

1.适应证

适用于2～3h以内的下腹部、盆腔、下肢及肛门会阴部手术。

2.禁忌证

①中枢神经系统疾病，如脊髓病变、颅内高压者；②败血症、穿刺部位或附近皮肤感染者；③休克、脊椎外伤或有严重腰背痛疾病史者，有凝血功能障碍或腹内压明显增高者；④高血压合并冠心病者；⑤精神病及不合作的小儿等。

（二）常用药物

常用的麻醉药有丁卡因、普鲁卡因、利多卡因和布比卡因等，加入10%葡萄糖溶液可配制成重比重液；加入注射用水可配制成轻比重液。最常用的丁卡因重比重液常俗称为1:1:1液，即1%丁卡因、3%麻黄碱及10%葡萄糖溶液各1mL混合成3mL溶液；将丁卡因10mg溶于10mL注射用水内，即配成0.1%轻比重液。

（三）常见护理诊断/问题

潜在并发症：血压下降、心率减慢、恶心、呕吐、呼吸抑制、头痛、尿潴留等。

（四）护理措施

1.术中并发症的观察与护理

（1）血压下降或心率减慢：血压下降可因脊神经被阻滞后，麻醉区域血管扩张，回心血量减少，心排出量降低所致。若麻醉平面超过 T_4，心脏加速神经被阻滞，迷走神经相对亢进，引起心率过缓。血压下降者，先加快输液速度，增加血容量；必要时用麻黄碱 15～20mg 静脉注射，以收缩血管、维持血压；心率过缓者可静脉注射阿托品。

（2）恶心、呕吐：由低血压、迷走神经功能亢进、手术牵拉内脏等因素所致。针对原因进行处理，给氧、升高血压，暂停手术牵拉以减少迷走神经刺激，必要时用氟哌利多 2.5mg 镇吐。

（3）呼吸抑制：常见于胸段脊神经阻滞，表现为肋间肌麻痹、胸式呼吸减弱、潮气量减少、咳嗽无力、发绀。应谨慎用药，给氧。一旦呼吸停止立即行气管插管人工呼吸或机械通气。

2.术后并发症的观察与护理

（1）头痛：发生率为 4%～37%。主要因腰椎穿刺时刺破硬脊膜和蛛网膜，脑脊液漏出，导致颅内压下降和颅内血管扩张刺激所致。头痛多出现在麻醉作用消失后 6～24h，2～3 日最剧烈，7～14 日消失，个别患者可持续 1～5 个月甚至更长时间。预防措施：①麻醉时采用细穿刺针，提高穿刺技术，避免反复穿刺，缩小针刺裂孔；②保证术中、术后输入足量液体；③术后常规去枕平卧 6～8h。护理措施：①平卧休息，每日补液或饮水 2500～4000mL；②遵医嘱给予镇痛或安定类药物；③严重者于硬膜外腔注入生理盐水或 5%葡萄糖溶液，必要时采用硬膜外充填疗法。

（2）尿潴留：因支配膀胱的副交感神经恢复较晚，下腹部、肛门或会阴部手术后切口疼痛，手术刺激膀胱或患者不习惯床上排尿所致。预防和护理措施：①术前指导：解释术后易出现尿潴留的原因，指导患者练习床上排尿，并嘱术后一旦有尿意，及时排尿。②促进排尿：可针刺足三里、三阴交等穴位，或热敷、按摩下腹部、膀胱区。③必要时留置导尿管。

二、硬脊膜外阻滞

硬脊膜外阻滞，又称硬膜外麻醉，是将局麻药注入硬脊膜外间隙，阻滞脊神经根，使其支配区域产生暂时性麻痹。与腰麻不同，硬脊膜外阻滞通常采用连续给药法，根据病情、手术范围和时间分次给药，使麻醉时间按手术需要延长。

（一）适应证与禁忌证

1.适应证

最常用于横膈以下各种腹部、腰部和下肢手术；颈部、上肢和胸壁手术也可应用，但在管理上较复杂。

2.禁忌证

与腰麻相似,严重贫血、高血压及心功能代偿功能不良者慎用;低血容量、进针部位感染、菌血症、凝血功能障碍或处于抗凝治疗期间者禁用。

(二)分类

根据硬膜外阻滞部位的不同,可分为高位、中位、低位及骶管阻滞。①高位阻滞:穿刺部位在 C_6~T_6,适用于甲状腺、上肢或胸壁手术;②中位阻滞:穿刺部位在 T_6~T_{12},适用于腹部手术;③低位阻滞:穿刺部位在腰部各棘突间隙,适用于下肢及盆腔手术;④骶管阻滞:经骶裂孔穿刺,适用于肛门、会阴部手术。

(三)常用麻醉药

常用麻醉药物有利多卡因、丁卡因和布比卡因。利多卡因常用浓度为 1.5%~2%,5~15min 起效,维持 1~2h,反复用药后易出现快速耐药性;丁卡因常用浓度为 0.2%~0.3%,15~20min 起效,维持 1.5~3h;布比卡因常用浓度为 0.5%~0.75%,10~20min 起效,维持2~4h。

(四)影响麻醉平面的因素

1.穿刺间隙

麻醉平面高低取决于穿刺间隙的高低。如果穿刺间隙选择不当,可使麻醉平面与手术部位不符而致麻醉失败,或因麻醉平面过高致呼吸循环功能抑制。

2.局麻药容积和注药速度

注入局麻药容积越大、注射速度越快,扩散范围越广,阻滞平面也越宽。

3.导管位置和方向

导管方向影响药物的扩散方向。导管向头端插入时,药液易向胸、颈段扩散;向足端插入时,则易向腰、骶段扩散。导管口偏向一侧,可出现单侧麻醉。

4.其他

如药液浓度、注药方式、患者情况和体位等对麻醉平面也有影响。

(五)常见护理诊断/问题

潜在并发症:全脊椎麻醉、局麻药毒性反应、血压下降、心率减慢、呼吸抑制、恶心、呕吐等。

(六)护理措施

1.术中并发症的观察与护理

(1)全脊椎麻醉:是硬膜外麻醉最危险的并发症,是局麻药全部或大部分注入蛛网膜下腔而产生全脊神经阻滞的现象。主要表现为患者在注药后迅速出现呼吸困难、血压下降、意识模糊或消失,甚至呼吸、心跳停止。一旦发生,立即停药,行面罩正压通气,必要时行气管插管维持呼吸;加快输液速度,遵医嘱给予升压药,维持循环功能。

(2)局麻药毒性反应多因导管误入血管内或局麻药吸收过快所致。因此注药前必须回抽,检查硬膜外导管内回流情况。

(3)血压下降:因交感神经被阻滞,阻力血管和容量血管扩张所致。尤其是上腹部手术时,因胸腰段交感神经阻滞范围较广,并可阻滞心交感神经引起心动过缓,更易发生低血压。一旦发生,加快输液速度,必要时静脉注射麻黄碱 $10\sim15mg$,以提升血压。

(4)呼吸抑制:与肋间肌及膈肌运动抑制有关。为减轻对呼吸的抑制,采用小剂量、低浓度局麻药,以减轻运动神经阻滞。同时在麻醉期间,严密观察患者的呼吸,常规面罩给氧,并做好呼吸急救准备。

2.术后并发症的观察与护理

(1)脊神经根损伤:穿刺针可直接损伤或因导管质硬而损伤脊神经根或脊髓。表现为局部感觉或(和)运动的障碍,并与神经分布相关。在穿刺或置管时,如患者有电击样异感并向肢体放射,说明已触及神经,应立即停止进针,调整进针方向,以免加重损伤。异感持续时间长者,可能损伤严重,应放弃阻滞麻醉。脊神经根损伤者,予对症治疗,数周或数月即自愈。

(2)硬膜外血肿:若硬膜外穿刺或置管时损伤血管,可引起出血,血肿压迫脊髓可并发截瘫。患者表现为剧烈背痛,进行性脊髓压迫症状,伴肌无力、尿潴留、括约肌功能障碍,直至完全截瘫。一旦发生,尽早行硬膜外穿刺抽除血液,必要时切开椎板,清除血肿。

(3)导管拔除困难或折断:因椎板、韧带及椎旁肌群强直致导管难以拔出,也见于置管技术不当、导管质地不良、拔管用力不当等情况。如遇到拔管困难,切忌使用暴力,可将患者置于原穿刺体位,热敷或在导管周围注射局麻药后再行拔出。若导管折断,无感染或无神经刺激症状者,可不取出,但应密切观察。

参考文献

[1]武淑萍,杨晶,杨阳.老年呼吸专科护理技术[M].北京:科学出版社,2019.

[2]杨莘,程云.老年专科护理[M].北京:人民卫生出版社,2019.

[3]邬远林,单娟,隋瑾.妇产科护理学[M].武汉:华中科技大学出版社,2018.

[4]姜梅.妇产科护理指南[M].北京:人民卫生出版社,2018.

[5]张秀平.妇产科护理学[M].3版.北京:人民卫生出版社,2018.

[6]郝群英,魏晓英.实用儿科护理手册[M].北京:化学工业出版社,2018.

[7]张琳琪,王天有.实用儿科护理学[M].北京:人民卫生出版社,2018.

[8]吕艳.中医护理[M].北京:中国中医药出版社,2018.

[9]范玲,沙丽艳.儿科护理学[M].3版.北京:人民卫生出版社,2018.

[10]兰华,陈炼红,刘玲贞.护理学基础[M].北京:科学出版社,2017.

[11]安力彬,陆虹.妇产科护理学[M].6版.北京:人民卫生出版社,2017.

[12]崔焱.儿科护理学[M].6版.北京:人民卫生出版社,2017.

[13]王丽芹,池迎春,陈叶蕾.儿科护理细节管理[M].北京:科学出版社,2017.

[14]黄人健,李秀华.妇产科护理学高级教程[M].北京:中华医学电子音像出版社,2016.

[15]郭莉.手术室护理实践指南[M].北京:人民卫生出版社,2016.

[16]张晓念,肖云武.内科护理[M].上海:第二军医大学出版社,2015.

[17]李卡,许瑞华,龚姝.普外科护理手册[M].北京:科学出版社,2015.

[18]李秀云,殷翠.临床护理实践[M].北京:人民卫生出版社,2014.

[19]石兰萍.临床内科护理基础与实践[M].北京:军事医学科学出版社,2013.

[20]温茂兴.中医护理学[M].4版.北京:人民卫生出版社,2018.

[21]皮红英.内科疾病护理指南[M].北京:人民军医出版社,2016.

[22]姚美英.常见病护理指要[M].北京:人民军医出版社,2015.

[23]叶政君,雷光锋.临床护理常规[M].北京:科学技术文献出版社,2014.